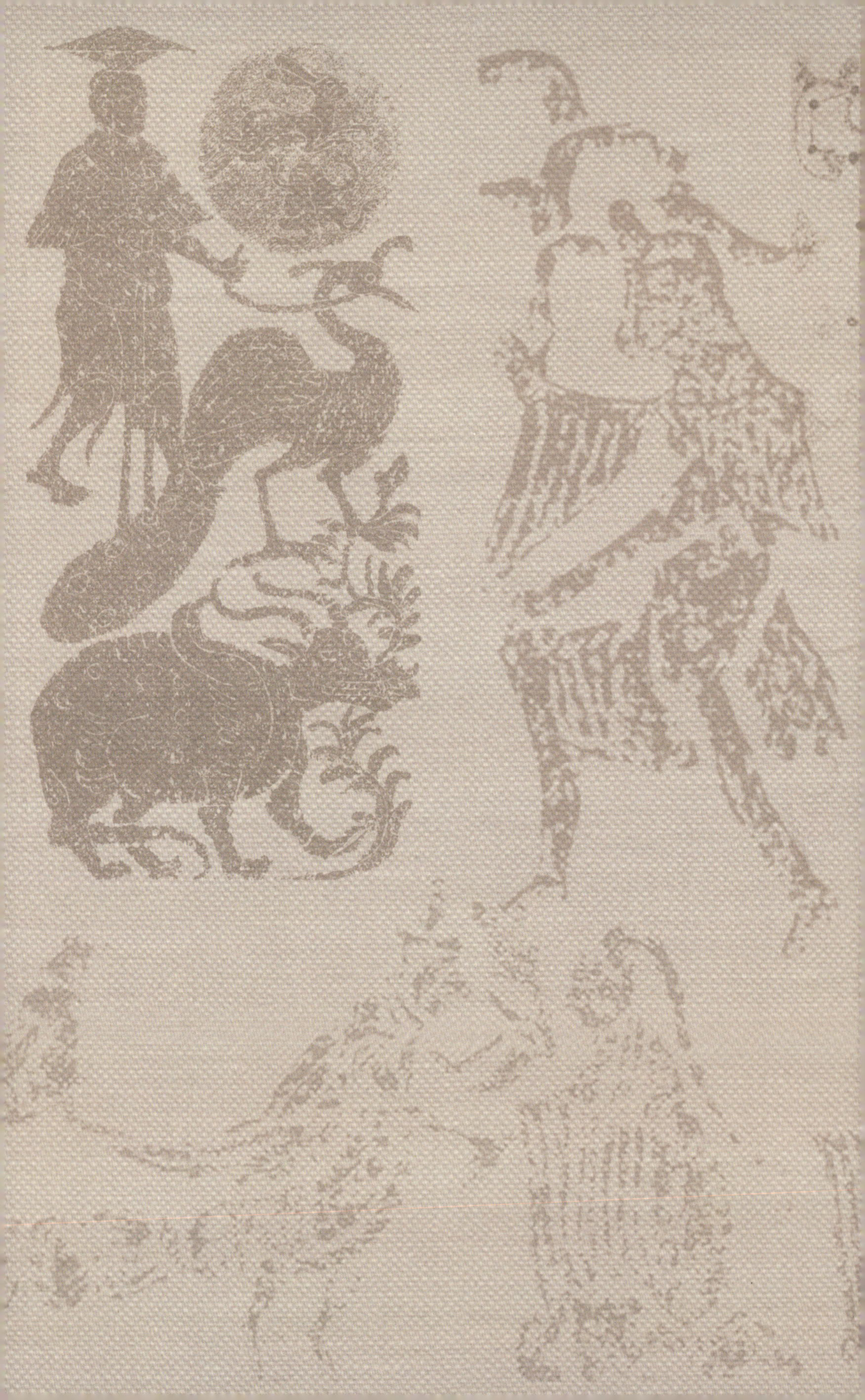

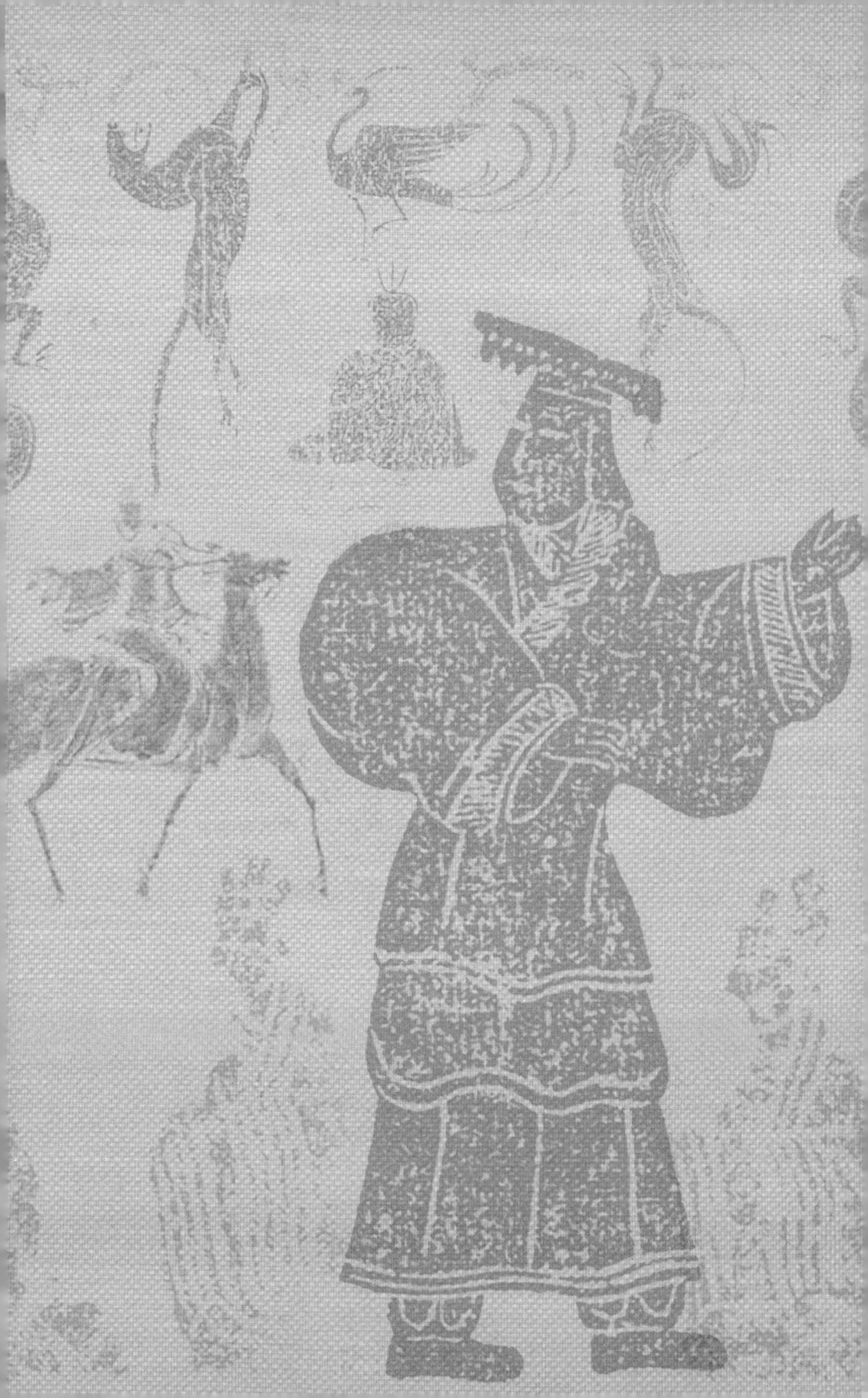

中国古医籍整理丛书

目经大成

清·黄庭镜　著

汪　剑　张晓琳　徐　梅　校注

中国中医药出版社

·北　京·

图书在版编目（CIP）数据

目经大成／（清）黄庭镜著；汪剑，张晓琳，徐梅校注．—北京：中国中医药出版社，2015.12（2024.7 重印）
（中国古医籍整理丛书）
ISBN 978－7－5132－2945－6

Ⅰ.①目… Ⅱ.①黄… ②汪… ③张… ④徐… Ⅲ.①中医五官科学—眼科学—中国—清代 Ⅳ.①R276.7

中国版本图书馆 CIP 数据核字（2015）第 275960 号

中国中医药出版社出版
北京经济技术开发区科创十三街 31 号院二区 8 号楼
邮政编码 100176
传真 010 64405721
北京盛通印刷股份有限公司印刷
各地新华书店经销
*
开本 710×1000 1/16 印张 24 字数 234 千字
2015 年 12 月第 1 版 2024 年 7 月第 2 次印刷
书 号 ISBN 978－7－5132－2945－6
*
定价 60.00 元
网址 www.cptcm.com

服务热线 010 64405510
购书热线 010 64065415 010 64065413
微信服务号 zgzyycbs
书店网址 csln.net/qksd/
官方微博 http://e.weibo.com/cptcm
淘宝天猫网址 http://zgzyycbs.tmall.com

国家中医药管理局
中医药古籍保护与利用能力建设项目
组织工作委员会

主　任　委　员　王国强
副 主 任 委 员　王志勇　李大宁
执行主任委员　曹洪欣　苏钢强　王国辰　欧阳兵
执行副主任委员　李　昱　武　东　李秀明　张成博
委　　　　员

各省市项目组分管领导和主要专家

（山东省）武继彪　欧阳兵　张成博　贾青顺
（江苏省）吴勉华　周仲瑛　段金廒　胡　烈
（上海市）张怀琼　季　光　严世芸　段逸山
（福建省）阮诗玮　陈立典　李灿东　纪立金
（浙江省）徐伟伟　范永升　柴可群　盛增秀
（陕西省）黄立勋　呼　燕　魏少阳　苏荣彪
（河南省）夏祖昌　刘文第　韩新峰　许敬生
（辽宁省）杨关林　康廷国　石　岩　李德新
（四川省）杨殿兴　梁繁荣　余曙光　张　毅

各项目组负责人

王振国（山东省）　王旭东（江苏省）　张如青（上海市）
李灿东（福建省）　陈勇毅（浙江省）　焦振廉（陕西省）
蔡永敏（河南省）　鞠宝兆（辽宁省）　和中浚（四川省）

项目专家组

顾　问　马继兴　张灿玾　李经纬

组　长　余瀛鳌

成　员　李致忠　钱超尘　段逸山　严世芸　鲁兆麟
郑金生　林端宜　欧阳兵　高文柱　柳长华
王振国　王旭东　崔　蒙　严季澜　黄龙祥
陈勇毅　张志清

项目办公室（组织工作委员会办公室）

主　任　王振国　王思成

副主任　王振宇　刘群峰　陈榕虎　杨振宁　朱毓梅
刘更生　华中健

成　员　陈丽娜　邱　岳　王　庆　王　鹏　王春燕
郭瑞华　宋咏梅　周　扬　范　磊　张永泰
罗海鹰　王　爽　王　捷　贺晓路　熊智波

秘　书　张丰聪

前言

中医药古籍是传承中华优秀文化的重要载体，也是中医学传承数千年的知识宝库，凝聚着中华民族特有的精神价值、思维方法、生命理论和医疗经验，不仅对于传承中医学术具有重要的历史价值，更是现代中医药科技创新和学术进步的源头和根基。保护和利用好中医药古籍，是弘扬中国优秀传统文化、传承中医学术的必由之路，事关中医药事业发展全局。

1949年以来，在政府的大力支持和推动下，开展了系统的中医药古籍整理研究。1958年，国务院科学规划委员会古籍整理出版规划小组在北京成立，负责指导全国的古籍整理出版工作。1982年，国务院古籍整理出版规划小组召开全国古籍整理出版规划会议，制定了《古籍整理出版规划（1982—1990）》，卫生部先后下达了两批200余种中医古籍整理任务，掀起了中医古籍整理研究的新高潮，对中医文化与学术的弘扬、传承和发展，发挥了极其重要的作用，产生了不可估量的深远影响。

2007年《国务院办公厅关于进一步加强古籍保护工作的意见》明确提出进一步加强古籍整理、出版和研究利用，以及

"保护为主、抢救第一、合理利用、加强管理"的方针。2009年《国务院关于扶持和促进中医药事业发展的若干意见》指出，要"开展中医药古籍普查登记，建立综合信息数据库和珍贵古籍名录，加强整理、出版、研究和利用"。《中医药创新发展规划纲要（2006—2020）》强调继承与创新并重，推动中医药传承与创新发展。

2003～2010年，国家财政多次立项支持中国中医科学院开展针对性中医药古籍抢救保护工作，在中国中医科学院图书馆设立全国唯一的行业古籍保护中心，影印抢救濒危珍本、孤本中医古籍1640余种；整理发布《中国中医古籍总目》；遴选351种孤本收入《中医古籍孤本大全》影印出版；开展了海外中医古籍目录调研和孤本回归工作，收集了11个国家和2个地区137个图书馆的240余种书目，基本摸清流失海外的中医古籍现状，确定国内失传的中医药古籍共有220种，复制出版海外所藏中医药古籍133种。2010年，国家财政部、国家中医药管理局设立"中医药古籍保护与利用能力建设项目"，资助整理400余种中医药古籍，并着眼于加强中医药古籍保护和研究机构建设，培养中医古籍整理研究的后备人才，全面提高中医药古籍保护与利用能力。

在此，国家中医药管理局成立了中医药古籍保护和利用专家组和项目办公室，专家组负责项目指导、咨询、质量把关，项目办公室负责实施过程的统筹协调。专家组成员对古籍整理研究具有丰富的经验，有的专家从事古籍整理研究长达70余年，深知中医药古籍整理研究的重要性、艰巨性与复杂性，履行职责认真务实。专家组从书目确定、版本选择、点校、注释等各方面，为项目实施提供了强有力的专业指导。老一辈专家的学术水平和智慧，是项目成功的重要保证。项目承担单位山东中医药大学、南京中医药大学、上海中医药大学、福建中医药大学、浙江省中医药研究院、陕西省中医药研究院、河南省中医药研究院、辽宁中医药大学、成都中医药大学及所在省市中医药管理部门精心组织，充分发挥区域间互补协作的优势，并得到承担项目出版工作的中国中医药出版社大力配合，全面推进中医药古籍保护与利用网络体系的构建和人才队伍建设，使一批有志于中医学术传承与古籍整理工作的人才凝聚在一起，研究队伍日益壮大，研究水平不断提高。

本着“抢救、保护、发掘、利用”的理念，该项目重点选择近60年未曾出版的重要古医籍，综合考虑所选古籍的保护价值、学术价值和实用价值。400余种中医药古籍涵盖了医经、基础理论、诊法、伤寒金匮、温病、本草、方书、内科、外科、女科、儿科、伤科、眼科、咽喉口齿、针灸推拿、养生、医案医话医论、医史、临证综合等门类，跨越唐、宋、金元、明以迄清末。全部古籍均按照项目办公室组织完成的行业标准《中医古籍整理规范》及《中医药古籍整理细则》进行整理校注，绝大多数中医药古籍是第一次校注出版，一批孤本、稿本、抄本更是首次整理面世。对一些重要学术问题的研究成果，则集中收录于各书的“校注说明”或“校注后记”中。

“既出书又出人”是本项目追求的目标。近年来，中医药古籍整理工作形势严峻，老一辈逐渐退出，新一代普遍存在整理研究古籍的经验不足、专业思想不坚定等问题，使中医古籍整理面临人才流失严重、青黄不接的局面。通过本项目实施，搭建平台，完善机制，培养队伍，提升能力，经过近5年的建设，锻炼了一批优秀人才，老中青三代齐聚一堂，有效地稳定了研究队伍，为中医药古籍整理工作的开展和中医文化与学术的传承提供必备的知识和人才储备。

本项目的实施与《中国古医籍整理丛书》的出版，对于加强中医药古籍文献研究队伍建设、建立古籍研究平台，提高古籍整理水平均具有积极的推动作用，对弘扬我国优秀传统文化，推进中医药继承创新，进一步发挥中医药服务民众的养生保健与防病治病作用将产生深远影响。

第九届、第十届全国人大常委会副委员长许嘉璐先生，国家卫生计生委副主任、国家中医药管理局局长、中华中医药学会会长王国强先生，我国著名医史文献专家、中国中医科学院马继兴先生在百忙之中为丛书作序，我们深表敬意和感谢。

由于参与校注整理工作的人员较多，水平不一，诸多方面尚未臻完善，希望专家、读者不吝赐教。

国家中医药管理局中医药古籍保护与利用能力建设项目办公室

二〇一四年十二月

许 序

“中医”之名立，迄今不逾百年，所以冠以“中”字者，以别于“洋”与“西”也。慎思之，明辨之，斯名之出，无奈耳，或亦时人不甘泯没而特标其犹在之举也。

前此，祖传医术（今世方称为“学”）绵延数千载，救民无数；华夏屡遭时疫，皆仰之以度困厄。中华民族之未如印第安遭染殖民者所携疾病而族灭者，中医之功也。

医兴则国兴，国强则医强。百年运衰，岂但国土肢解，五千年文明亦不得全，非遭泯灭，即蒙冤扭曲。西方医学以其捷便速效，始则为传教之利器，继则以“科学”之冕畅行于中华。中医虽为内外所夹击，斥之为蒙昧，为伪医，然四亿同胞衣食不保，得获西医之益者甚寡，中医犹为人民之所赖。虽然，中国医学日益陵替，乃不可免，势使之然也。呜呼！覆巢之下安有完卵？

嗣后，国家新生，中医旋即得以重振，与西医并举，探寻结合之路。今也，中华诸多文化，自民俗、礼仪、工艺、戏曲、历史、文学，以至伦理、信仰，皆渐复起，中国医学之兴乃属必然。

迄今中医犹为国家医疗系统之辅，城市尤甚。何哉？盖一则西医赖声、光、电技术而于20世纪发展极速，中医则难见其进。二则国人惊羡西医之“立竿见影”，遂以为其事事胜于中医。然西医已自觉将入绝境：其若干医法正负效应相若，甚或负远逾于正；研究医理者，渐知人乃一整体，心、身非如中世纪所认定为二对立物，且人体亦非宇宙之中心，仅为其一小单位，与宇宙万象万物息息相关。认识至此，其已向中国医学之理念“靠拢”矣，虽彼未必知中国医学何如也。唯其不知中国医理何如，纯由其实践而有所悟，益以证中国之认识人体不为伪，亦不为玄虚。然国人知此趋向者，几人？

国医欲再现宋明清高峰，成国中主流医学，则一须继承，一须创新。继承则必深研原典，激清汰浊，复吸纳西医及我藏、蒙、维、回、苗、彝诸民族医术之精华；创新之道，在于今之科技，既用其器，亦参照其道，反思己之医理，审问之，笃行之，深化之，普及之，于普及中认知人体及环境古今之异，以建成当代国医理论。欲达于斯境，或需百年欤？予恐西医既已醒悟，若加力吸收中医精粹，促中医西医深度结合，形成21世纪之新医学，届时“制高点”将在何方？国人于此转折之机，能不忧虑而奋力乎？

予所谓深研之原典，非指一二习见之书、千古权威之作；就医界整体言之，所传所承自应为医籍之全部。盖后世名医所著，乃其秉诸前人所述，总结终生行医用药经验所得，自当已成今世、后世之要籍。

盛世修典，信然。盖典籍得修，方可言传言承。虽前此50余载已启医籍整理、出版之役，惜旋即中辍。阅20载再兴整理、出版之潮，世所罕见之要籍千余部陆续问世，洋洋大观。

今复有“中医药古籍保护与利用能力建设”之工程，集九省市专家，历经五载，董理出版自唐迄清医籍，都400余种，凡中医之基础医理、伤寒、温病及各科诊治、医案医话、推拿本草，俱涵盖之。

噫！璐既知此，能不胜其悦乎？汇集刻印医籍，自古有之，然孰与今世之盛且精也！自今而后，中国医家及患者，得览斯典，当于前人益敬而畏之矣。中华民族之屡经灾难而益蕃，乃至未来之永续，端赖之也，自今以往岂可不后出转精乎？典籍既蜂出矣，余则有望于来者。

谨序。

第九届、十届全国人大常委会副委员长

许嘉璐

二〇一四年冬

王 序

中医学是中华民族在长期生产生活实践中，在与疾病作斗争中逐步形成并不断丰富发展的医学科学，是中国古代科学的瑰宝，为中华民族的繁衍昌盛作出了巨大贡献，对世界文明进步产生了积极影响。时至今日，中医学作为我国医学的特色和重要医药卫生资源，与西医学相互补充、相互促进、协调发展，共同担负着维护和促进人民健康的任务，已成为我国医药卫生事业的重要特征和显著优势。

中医药古籍在存世的中华古籍中占有相当重要的比重，不仅是中医学术传承数千年最为重要的知识载体，也是中医为中华民族繁衍昌盛发挥重要作用的历史见证。中医药典籍不仅承载着中医的学术经验，而且蕴含着中华民族优秀的思想文化，凝聚着中华民族的聪明智慧，是祖先留给我们的宝贵物质财富和精神财富。加强对中医药古籍的保护与利用，既是中医学发展的需要，也是传承中华文化的迫切要求，更是历史赋予我们的责任。

2010 年，国家中医药管理局启动了中医药古籍保护与利用能力建设项目。这既是传承中医药的重要工程，也是弘扬优秀民族文化的重要举措，不仅能够全面推进中医药的有效继承和创新发展，为维护人民健康做出贡献，也能够彰显中华民族的璀璨文化，为实现中华民族伟大复兴的中国梦作出贡献。

相信这项工作一定能造福当今，嘉惠后世，福泽绵长。

国家卫生与计划生育委员会副主任

国家中医药管理局局长

中华中医药学会会长

王国强

二〇一四年十二月

马 序

新中国成立以来，党和国家高度重视中医药事业发展，重视古籍的保护、整理和研究工作。自1958年始，国务院先后成立了三届古籍整理出版规划小组，分别由齐燕铭、李一氓、匡亚明担任组长，主持制订了《整理和出版古籍十年规划（1962—1972）》《古籍整理出版规划（1982—1990）》《中国古籍整理出版十年规划和“八五”计划（1991—2000）》等，而第三次规划中医药古籍整理即纳入其中。1982年9月，卫生部下发《1982—1990年中医古籍整理出版规划》，1983年1月，中医古籍整理出版办公室正式成立，保证了中医古籍整理出版规划的实施。2002年2月，《国家古籍整理出版“十五”（2001—2005）重点规划》经新闻出版署和全国古籍整理出版规划领导小组批准，颁布实施。其后，又陆续制定了国家古籍整理出版“十一五”和“十二五”重点规划。国家财政多次立项支持中国中医科学院开展针对性中医药古籍抢救保护工作，文化部在中国中医科学院图书馆专门设立全国唯一的行业古籍保护中心，国家先后投入中医药古籍保护专项经费超过3000万元，影印抢救濒危珍、善、孤本中医古籍1640余种，开展了海外中医古籍目录调研和孤本回归工作。2010年，国家财政部、国家中医药管理局安排国家公共卫生专项资金，设立了“中医药古籍保护与利用能力建设项目”，这是继1982～1986年第一批、第二批重要中医药古籍整理之后的又一次大规模古籍整理工程，重点整理新中国成立后未曾出版的重要古籍，目标是形成并普及规范的通行本、传世本。

为保证项目的顺利实施，项目组特别成立了专家组，承担咨询和技术指导，以及古籍出版之前的审定工作。专家组中的许多成员虽逾古稀之年，但老骥伏枥，孜孜不倦，不仅对项目进行宏观指导和质量把关，更重要的是通过古籍整理，以老带新，言传身教，培养一批中医药古籍整理研究的后备人才，促进了中医药古籍保护和研究机构建设，全面提升了我国中医药古籍保护与利用能力。

作为项目组顾问之一，我深感中医药古籍保护、抢救与整理工作的重要性和紧迫性，也深知传承中医药古籍整理经验任重而道远。令人欣慰的是，在项目实施过程中，我看到了老中青三代的紧密衔接，看到了大家的坚持和努力，看到了年轻一代的成长。相信中医药古籍整理工作的将来会越来越好，中医药学的发展会越来越好。

欣喜之余，以是为序。

中国中医科学院研究员

马继兴

二〇一四年十二月

校注说明

《目经大成》为中医眼科名著，清乾隆年间医家黄庭镜著。黄庭镜，字燕台，号不尘子，又名黄必昌，福建濉川人。所著《目经大成》四卷，卷之一、卷之二、卷之三每卷又分上下，另有卷首“形图”。《目经大成》著于乾隆六年（1741）至乾隆三十九年（1774），乾隆三十九年定稿后，并未立即刊行，而是用于授徒课子。黄庭镜去世后，弟子邓赞夫“盗刻”《目经大成》，将《目经大成》改换书名为《目科正宗》，并删除凡例，改易移植篇章，署上自己的名字，于嘉庆十年（1805）刊刻为《目科正宗》。后黄庭镜之孙黄璧峰将家藏旧本加以校订，于清嘉庆二十二年（1817）将《目经大成》由达道堂刊行于世。《目经大成》与《秘传眼科龙木论》《银海精微》《审视瑶函》等眼科名著齐名，堪称中医眼科经典，对后世中医眼科有着深远的影响。

山东省图书馆所藏《目经大成》清嘉庆二十二年丁丑（1817）达道堂刻本为最早刻本，保存较好，卷帙完整，序跋齐全，字迹清楚，故本次整理选用山东省图书馆所藏达道堂刻本为底本。河南省图书馆所藏《目经大成》清嘉庆两仪堂刻本也保存完好，字迹清楚，故选为主校本（简称两仪本）。以山东省图书馆所藏文馨堂刻本、上海中医药大学图书馆所藏宏道堂刻本为参校本。他校以上海市图书馆馆藏《目科正宗》南城邓氏家刻本及《目经大成》所引文献如《黄帝内经素问》《灵枢经》《难经》《伤寒论》《秘传眼科龙木论》《审视瑶函》《原机启微》等之通行本为校本。

现将校注中有关情况说明如下：

1. 采用现代标点方法，对原书进行标点。将原书中繁体字竖排改为规范简体字横排。原书中“右”字用以代表前文者，改为“上”字；代表后文“左”字，改为“下”字。

2. 原书中一般笔画之误，如“已”“巳”不分等，予以径改，不出校。

3. 异体字、古今字径改，不出校记。

4. 通假字，一律保留，并出校记说明。

5. 原书中避讳字径改，如“玄妙”作“元妙”、“玄府”作“元府”、“幽玄”作“幽元”、“玄机”作“元机”、“玄黄”作“元黄”不出校注。

6. 原书文字误、脱、衍、倒者，有本校或他校资料可据者，则据本校或他校资料改，无本校或他校资料可据者，则据文义或医理改，并出校。

7. 原书中药名用字一律径改为现行通用规范药名，如“黄耆”改为“黄芪”、“青相子”改为“青葙子”、“芝苓”改为“猪苓”、“兔丝子”改为“菟丝子”、“山查”改为“山楂”、“石羔”改为“石膏”、“故芷”改为“故纸”等，但卷三诗词方歌中如“黄耆”的“耆”字有一语双关之文学含义，既指中药黄芪，又引申为“老宿”之义时，则保留“耆”字。

8. 原书中身体部位名用字一律径改为现行通用名用字，如“膀光”改为“膀胱”、“胃腕”改为“胃脘”。

9. 原书中病证名，除“努肉”改为“胬肉”外，其余一律保留原病证名。

10. 原书中独立成段方药中药名后的炮制、用量等，用小字另体。

11. 原书中疑难字词、生僻典故，予以简注。

12. 对个别冷僻字予以注音和解释。

13. 原书引用前代文献，与原文有出入，影响文意者，出校说明。原文有出入，不影响文意者，不出注。

14. 原书每卷前有作者及门人、族人名号，今一并删去。

15. 原书有序文多篇，魏定国序、李明序、冶子裘兄序三篇序文皆用“序”为篇题，现为示以区分，三篇序文篇题根据作者及原书书口篇题分别定为“魏序”“李序”“兄序”。黄璧峰之序文与黄庭镜自序，原书正文前无篇题，亦根据作者及原书书口篇题，篇题标以“序”“自序”。

16. 原书有跋文一篇，系黄庭镜门人童德敦所撰，原在卷三下之目录前，现按跋文习惯将“童跋”置于文末。

17. 原书目录设在每卷之前，现将各卷目录汇总列于前。

18. 卷三目录有“补阵”“和阵”“寒阵”“热阵”“攻阵”“散阵”“固阵”“因阵”八阵，而正文无此标题，据目录补。

19. 原书凡例每段段前有“——”字线，今一并删除，不出校记。

魏　序

尝谓临民不爱钱，能为循吏；视疾不爱钱，能为良医。吏与医，境相远，而恫瘝①在抱，福惠元元，于以人德一也。是故阿堵物虽卫生所必需，非分所当得，取尚廉而与不伤惠可矣。爱则涉欲，欲则贪念生，所为不可告人。予承先宗伯庭训，成进士，历官少宰，寡过未能，“不爱钱”三字守颇坚。年七十有二，蒙圣天子予告归田，复覃恩特加一品，得力亦未必不在此。黄庭镜，濉水一寒儒耳，藉眼医活二十余口，宜以钱为性命。观其行事及所著书，宛合循吏风范，不谓寄迹技流，深造能如是耶？因喜而为序，且于其行大书“八闽高士”以赠。虽然天官职秉铨衡②，斯人有有为之才，不及身亲举用，周游湖海而仅以良医闻，不亦滋愧已乎！

平昌慎斋魏定国撰

① 恫瘝（tōngguān 通关）：病痛，疾苦。

② 铨衡：考核选拔人才。

校刊目经大成序

闽中濉水族兄庭镜手著《目经大成》，而自为序例，魏相国定国表而章之。其为书分论、症、方，各为上、下卷。近盱江邓氏改名《目科正宗》，去其序例，任意窜易，攘为己有。而玉峰氏瑛怀，族兄嫡孙也，乃以家藏本校而刊之，去伪存真，悉还其旧。嗟乎！祖宗有田宅，他人冒而侵之，其子孙能厘清疆界以复故业，犹谓之孝。况是书之有功于世，本所心得，精思审定，岂容妄庸子窜易一字，使贻祸无穷哉？夫人盲于目犹可言也，医盲于心不可言也。然盲心之医，祸至盲百数十人之目而止。若既自盲于心矣，又欲尽盲天下后世之医之目，使之真伪不辨，伥伥①焉维吾所出入，而奉以为师，相与盲其心焉，此其祸不胥天下后世之有目者而尽盲之不止。则玉峰之汲汲是书，为天下后世之有目者杜绝受祸之原因，非第为其祖之书计也，盖用心可为至矣！玉峰能世其医，且立心行己有祖风，客信州，所传渐广。而是书之校刊，予尤嘉其志焉，因著之于简端。

嘉庆戊寅上饶族祖香泉序

---

① 伥（chāng 昌）伥：无所适从貌。《荀子·修身》：“人无法则伥伥然。”杨倞注：“伥伥，无所适貌，言不知所措履。”

李 序

黄子不尘，明同学弟也。天姿灵爽，博学多能。其为诗、古文、词不落言筌，自成一家。向有《抒愫居存草》，见者每击节，想见其为人。怪帖括一道不事，事人示以疵醇嘱，然似不屑听，余尝痛责之曰：求名不务此，是犹南辕而北辙也。数年离索而处，与黄子日疏阔，方意帖括售知，悔以诗、古文、词为累，不谓弃经史治岐黄，变好古之心而好术也，亦已久矣。夫以黄子之才，吾党素所推服，使善其所养，将立德立功，匪异人任①，驽骀如余，莫得追其后尘。顾不自爱，惜甘心降志以混迹于眼科中也，悲夫！厥后遨游名胜，颇有远名，窃疑聪明欺人，未始为异。适余病，明几丧，遇治而痊。因问果何神秘，奏效乃尔。黄子逡逡谢勿敏也。发箧得《目经》三卷，读之喟然曰：不尘子游心斯艺也，一精至此乎！余虽不识医，觉医之源委洞辙，若不止为专经而设，抑且罕譬快论惊心解颐，又若并忘其医书者，知非破格以耸观览，实不失好古之本色云。是集出，定争存草先传不朽，视揣摩帖括，老死牖下而湮没不彰者，相去何如？黄子雅有卓见，而不为自爱也。嗟夫！天与不尘之镜，化成重离②之书，将照耀于天下后世，而盲者赖以不盲。彼昏不知学，或等诸寻常方脉，至

① 匪异人任：即“非异人任”，表示责任不能推诿，应由自己负责。异人，别人。任，承担。语出《左传·襄公二年》：“楚君以郑故，亲集矢于其目，非异人任，寡人也。”

② 重离：指太阳。《易·离》：“明两作离，大人以继明照于四方。”“离”卦为离上离下相重，故以“重离”指太阳。

欲訾议于其间者，其为盲也，虽黄子亦无术以救之矣。

同学兄李明谨题

兄序

《目经》一书，裘同母弟庭镜所编著也。庭镜甫成童，轩轩霞举，颖敏过人。老父特爱之，寝处与俱，逐事提训，一一理会。比长，博涉古学。时老父殢①于酒，凡应酬笔墨皆弟出，爱益至。居尝语母大人曰："鸡鸣②一鞭③，裘为先着矣，然承予之志，终镜也。否则坠厥业。"逮裘叨附诸生，老父寻朅谢尘土。弟既文战不利，又当大事，哀毁过情，双睛不利于用。乃放浪形骸，每花辰月夕，与二三知己或扁舟，或名园，或溪桥山寺，随在有觥觞具、丝竹具、茶具、文具，啸嗷其间，几不知有身世，家人亦莫测所往。已而博古为师，刀圭丹灶，自作周旋。病忽瘥，遂以儒易医，不复问制科事矣。近年游艺湖海，贸不较利，戴德者转相牵引，车马往来无虚日。虽一时声施藉甚，而家私销耗不少，盖交游广则费用不赀，四体惰而百务莫给也。况弟年三十有四，子八人且抱孙耳，非惜福养财，何以为燕贻谋④。一日徐及先子之语，弟面热不自安，既而曰：缓急人所时有，能使镜无内顾忧，有所成就，眼前名不与若争也。明发结装，告母氏以服贾。自豫

---

① 殢（tì替）：沉溺于。

② 鸡鸣：此为及时奋起之义。《晋书·祖逖传》："与刘琨俱为司州主簿，情好绸缪，共被就寝。中夜闻鸡鸣，蹴琨觉曰：'此非恶声也。'因起舞。"后以"鸡鸣"为身逢乱世当及时奋起之典。

③ 一鞭：即"一鞭先着"，此为先行之义。《晋书·刘琨传》："少负志气，与范阳祖逖为友，共以收复中原为志，曾与亲故书曰：'吾枕戈待旦，志枭逆虏，常恐祖生先吾著鞭。'"后以为争先的典实。

④ 为燕贻谋：为后嗣作好打算。出自《诗经·大雅·文王有声》："诒厥孙谋，以燕翼子。"后以"贻谋"指父祖对子孙的训诲，称善为子孙谋虑曰"燕翼"。燕，安逸、安乐。贻，遗留。

而吴，五载旋家，风仪言笑，前后判若两人。有顷，出是书印可，细绎个中妙理，在古人未言与言过处，侧锋谐语，随叙随断，又有所见，皆借题发挥其抱负。根柢既积，见地自高，较诸坊本何啻霄壤！始悟畴昔怏怏而去者，盖以为今日地也。嗟夫！木槿夕死朝荣，士固不长贫也，东方曼倩不云乎。弟有才如此而流落不偶，正天诱其衷，成兹学术，秘不授人，尽可世收其利。似裘矻矻①穷年，徒读父书，未能出朋辈一头地，遑计身后名、眼前名耶？于以叹老父知子之明，而嘉弟立志之远。更喜北堂爱日，母大人娱乐如初，谨陈巅末，以启嗣子之善承厥业而不坠。海内医家知汲古有识如庭镜，观摩砥砺，亦可奋然兴矣。

同怀兄冶子裘序

① 矻（kū 窟）矻：辛勤、努力貌。

序

先大父燕台公精眼科，本其心得，著为笔乘，颜曰《目经大成》。藏诸家，以授先考在田公暨不肖瑛，未遽付剞劂也。时盱江邓君赞夫者叩门请业，大父乐育为怀，不靳授受，出所著予以录读，赞夫于是有其书矣。逮大父谢世，欲镌板，力未及。厥后，闻赞夫已为付梓，窃谓大父姓氏由是益著，深归功赞夫，其复更有他虑耶？岁甲戌，瑛游信江郡侯篑山，王公相召，适晤赞夫，索刻本阅之，竟署曰《目科正宗》，邓某著辑。吁！胡为冒其名以自见耶？夫名者，因实而著也。实之不立，名将焉附？是书也，即赞夫自序黄某先生所授《目经》云云，亦知实有不容掩者，奈何复冒其名以自见耶？虽然吾于赞夫何尤，但细阅书内舛谬殊甚，淄渑并泛，不独有负先志，抑且贻误后人。中夜辗转，思更梓传，又苦力难支，抑郁者久之。饶邑族祖香泉先生，家素丰而笃义举，弃儒业治岐黄，究心方书。瑛以《目经》进，不胜击节，曰：吾兄深造若此，殆远胜古人。子荷其薪传，技臻神妙，亦固其所知。予力难更梓，为之抚然者累日，爰命表弟胡君鹏南、四令郎文标共师事焉，倾金勒为成书。此其欲得予术以共济世欤！抑以广大父之传而无致湮没不彰欤！嗟夫！先生于先祖遗书，一见犹惓惓①如是，若赞夫亲炙门墙，讵忘教泽？读其书想见其为人，刻以垂世而没其名，是诚不可解也。今幸雕工告峻，缕陈颠末，惟冀吾祖、吾父在天之灵，闵其不逮，默为佑启，庶家学渊源不致或坠。

① 惓（quán 拳）惓：深切思念，念念不忘。

而叔祖同胡君赞襄之力，亦并垂不朽也夫！

孙璧峰瑛怀氏熏沐谨序

族弟潆回澜氏谨书

自　序

理通太元者莫如医，而医责十全者尤在目。盖目为人身至宝，匪明则无以作哲，古立专科有以也。今人以外症易识，往往枵腹①从事，郁②学究间及之，狃③于小道贱役，薄不经意，故书无佳本，授受不得其人。余时命不犹，因先子见背，明欲丧，学殖顿荒。先儒谓：虚度岁月，无恩泽及人，直造化中赘物。乃广购方书，凡涉眼症者考特力，自治、治人，功效倍于老宿，遂藉此为修德补过也。然内障、头风，针砭未窥其秘，不免缺而不全之讥。或言：培风山人工是术，所许治无弗瘥，有心人愿见之乎？亟恳为介绍，速而来。洎至，风仪肃整，伟然一丈夫也。与语益异，即日请受业焉。夫培风固江夏旧家，道高望重，口不言钱，相与客次名区，携囊挥洒殆尽，是假游艺而游侠者。夙夜谨事，无敢怠山人。度得其心法，坚辞南归。爰治具郊饯，时山叶翳红，江涛飞白，歔欷起吟曰：马耳批风进八闽，星霜三易鬓垂银。命续之。余曰：知君到处留青眼，长恐江湖断送人。语冷而隽，山人以为知言，大笑策马而去。呜呼！以庭镜之才，未为驽下，顾一事之微，用心如此，费资斧如此，恭以礼人又如此，而其技始克进。孰谓太元之理，医不通儒，而十全之责，目不当严于他病乎？博古尚论，实有不容已者。岁辛酉，春雨洽旬，检所笔乘症治，

---

① 枵腹：比喻腹中空虚无物。
② 郁：村。
③ 狃（niǔ 扭）：拘泥、因袭。

分汇成卷，署名《目经大成》，燕石①自藏，无敢问世。冢宰②魏大人一见悦服，曰：此有用之书，愿与天下共之。为序，趣付梓。冢宰钜乡大儒，言论不苟。伏乞当代高贤，雌黄损益，以教不逮。

濉川不尘子黄庭镜自序

---

① 燕石：典出《后汉书》，此为自谦之意。燕石，喻不足珍贵之物。

② 冢宰：在六部指吏部尚书。魏定国官至吏部侍郎。

凡　例

眼科古无善本，名家亦绝少发挥。行世者，惟《龙木论》《七十二症》《良方》《银海精微》诸俗刻。《原机启微》仅通，然太容易。《审视瑶函》系抄汇成书，疵弊多端。至时师症方串歌，尤鄙俚不足道也。若夫刀针等治，未需片药，盲瞽立开，何如神妙，以学难而教亦不易，精斯道，世无几人。前书不自贬损，行且诋之，益可发噱①。兹集无法不备，无微不显，敢谓经术湛深，颇得自家意思。

本经三卷，上卷立论，中卷考症，下卷类方。论未明详于症，症未明释于方。书不尽言，辞且难记，立案作诗以括之。言不尽意，理有难明，旁通曲喻以晓之。在此在彼，后先辉映。

钩割针烙，有时日人神禁忌；痘疹疟疫，有水碗符咒口气，杂见方书，遍传人世。以余观之，直鬼道耳！人而笃信，窃恐为鬼所笑。故凡涉荒诞邪辟，以祸福惑人者，语虽恺切②，斥而不录。

前贤医案，尽有神识，不惟当标集首，即录数则于座隅，足当举一。然效颦之士，未得其清，先得其隘，守株失事，略不惩儆，翻执此典故以为口实，所谓兴一利又生一弊也，不载。愚间有案者，乃印证病情事体，故立于本方本症之下，观者察之。

药用汤者，盖荡之也，治暴病用之。散者散也，治急病用之。丸者完也，治缓病用之。一剂一料，作者曲尽匠心，病情合度，实为功用。间有不胜，药势与药力不充，无妨对症增删。张氏谓

① 发噱：引人发笑，可笑。

② 恺切：恳切。

古方今病决不能相值，然则今症古论，又曷足以相从？元素之语亦过矣。其分两，丸散三五钱、汤剂一两为中正，年壮、症险者倍之，小儿与不耐毒者减半。尝见浅人治病，无长幼，无轻重，无论汤剂丸散，少以分计，多则钱许，是将病试药，以药酿病也。班氏曰：不服药为中医，殆为此辈而发耶！

服药节度，历来有食前、食远、食后之分，胡为不列方后？凡人饮食入胃，脾火变化，然后分布脏腑。盖胃为人身分金之炉，脾为薪炭也。若上膈之药须令食后，中膈之药须令食前，下膈之药须令食远，则治头之汤以头濡之，治足之汤以足濯之，岂不更快？何必纳入胃中而俟渠传送耶？至于眼病，窍居极上，其丝脉又在肉理之内，药之渣滓如何能到？所到者，不过性气耳。必食后服之，胃中先为若物所填，直待前者化完方及后来，是欲速而反缓、欲纯而反杂也。汪讱庵明其道，而谓不敢擅改，然不能无疑，腐儒无勇决类如此。制药勿委童妇，药料须拣道地，若为伪抵真，卤莽将就，徒费功力。如炮煨者，以整药面裹，或湿纸重裹，入于灰火中，煨令药外有裂纹、内无白点方熟，附子、南星、豆蔻之类是也；炙者，以整药涂蜜或姜汁、酥油，用炭火炙，令香熟，甘草、黄芪、龟板、鳖甲之类是也；煅者，以整药置炉中，炭火装好，烧红，或淬以醋、酒、童便，牡蛎、石决明、炉甘石、磁石之类是也；飞者，一切金石之品，任经细筛，终乎粗硬，安可使入肠胃？须用活水和药加研，飞取其标，落底者再研、再飞，以手拈如粉为度，朱砂、磁石、自然铜、铁英之类是也；焙者，以绵纸盛药，火烘干劲，天麦门冬、葳蕤、石枣之类是也；炒者，以铜锅、砂锅炒，候香熟得宜，毋致焦枯；炼者，以银器、锡器炼至稠黏则止，不可太过。

汤液之升、合、铢、两虽有定式，亦当因时制宜，不必泥古。仲景为医方宗匠，录其方而铢两不载，盖猛重太过，恐我无彼见，病非昔比，不敢妄用治人。他方亦尔者，示人以活法耳。李东垣谓：古之三两即今之一两，古之一升即今之一大白盏，非惟强解，实觉背谬。何为？即如桂枝汤，桂枝三两，大枣十二枚；竹叶石膏汤，石膏半斤，竹叶一把。诚如垣言，桂枝但只一两，大枣何用许多？石膏虽过倍桂枝，竹叶亦不消一把。难道先朝花果数目，色色与东汉迥异耶？

某症列某方，不过提起大纲，如笼灯就月，引人上道。欲窥全豹，必八阵精熟，精熟之至，尚须以意圆通，庶方为我有，可出而治人。若泥定成法，白首亦只庸流。

是集不曰纂辑编著，而曰笔乘。乘也者，统所见所闻，姑凭臆裁，备载成书，犹"晋乘""家乘""文乘"之谓。其中集腋为裘①，浑忘所自，安能直注某句系某人之言，某段出某书之论？间有引古折证，及独出机抒、翻驳成说者，特欲质诸慧眼，不得不标姓字，以便参考，非敢点金成铁，而又冒美眩名。

从来方书，节要者不无缺漏，铺衍者未免雷同。兹集症、因、脉、治，纲目井然，似乎详略得中，且章法整而句调明达。懒医不艰博涉，通儒亦可旁求，飙馆披函，帷灯搦管，载评载读，自有合辙逢原之妙。

古今至言妙理，直从肺腑中流出。既无雕饰，讵论出处。如"环滁皆山也"，不过即目，"枫落吴江冷"，亦只意想。必欲讲求故实，则六经皆杜撰矣。又凡文章不险不奇，题义越难越易。盖文有文心，题有题窍，任枯窘无情，认定窍在某处，便从某处构思，思通机到，心花顿开，更用侧笔、衬笔、反笔，隽语、警语、

① 集腋为裘：即"集腋成裘"，原指狐狸腋下的皮毛虽小，但聚集起来就能制成皮衣，后喻积少成多。语出《慎子·知忠》："故廊庙之材，盖非一木之枝也；粹白之裘，盖非一狐之皮也。"

未经人道语、人不敢道语，切实刻入，自尔夺目惊人。譬邓士载袭川①，凿石登巇，费尽艰辛，一望断崖千尺，上下如削，稍前令人破胆，惶愧无地，然卒奋其智勇，一鼓成功，非越难越易，不险不奇乎！徒以熟而铺叙，博而织砌，所谓饾饤②与空疏，均非作手。甚而佶倔聱牙③，艰深费解，此文坛悭鬼，亟宜屏绝。治病亦当作如是观。是故本集寓儒于医，不落铅椠④家蹊径。后之人法吾言而行吾志，则书有传人，不忧覆酱⑤。若夫附青云、声施后世，繄⑥唯名山事业⑦，非庭镜所敢望。

以上凡例俱先祖自著，赞夫刊本一概削去。又书中凡属先祖庭镜名字亦尽抹消，盖欲掩其冒刻耳。其刊本字句舛谬错落，难以枚举，今悉照先祖原稿刊印，阅者鉴诸。瑛又识。

① 邓士载袭川：邓士载即邓艾。公元263年，邓艾与钟会分别率军攻打蜀汉，邓艾在马阁山身先士卒，用毛毡裹身滚下山坡，率先攻入成都，使得蜀汉灭亡。

② 饾饤（dòudìng 豆定）：比喻堆砌、杂凑。

③ 聱（áo 熬）牙：语句念着不顺口，谓文词艰涩。聱，话不顺耳。

④ 椠（qiàn 欠）：书的刻本。

⑤ 覆酱：即覆酱瓿、盖酱坛。比喻著作毫无价值，或无人理解，不被重视。

⑥ 繄（yī）：惟。《左传》“尔有母遗，繄我独无。”

⑦ 名山事业：可以藏之名山，世代流传的事业。多指著书立说。《史记·太史公自序》：“藏之名山，副在京师，俟后世圣人君子。”

目　录

卷之一下

卷之二上

卷之二下

卷之三上

卷首形图

脏腑表里三阳三阴轮廓贯通

命门膻中立辨于后	手厥阴命门	手少阴心经	手太阴肺经	手少阳膻中	手阳明大肠	手太阳小肠
	足厥阴肝经	足少阴肾经	足太阴脾经	足少阳胆经	足阳明胃经	足太阳膀胱

五运之图

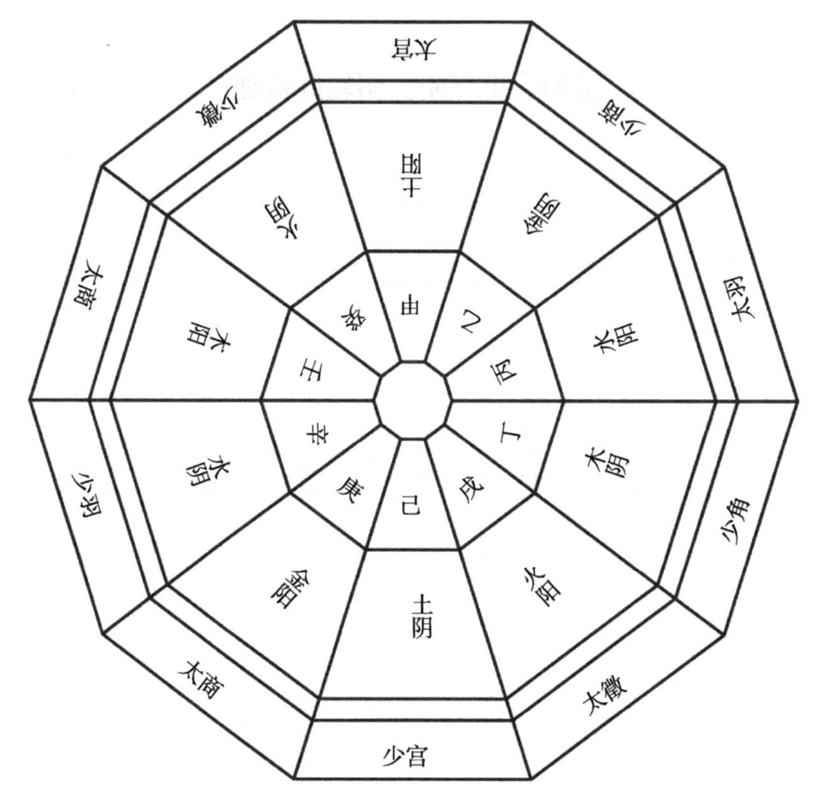

丁壬之年，木运，恶寒而又怕燥，宜和剂以平之；
戊癸之年，火运，宜寒不宜热，宜凉剂以解之；
甲己之年，土运，爱暖而不爱寒，宜温剂以助之；
乙庚之年，金运，宜清不宜燥，宜平剂以清之；
丙辛之年，水运，欲暖而寒则凝，宜热剂以温之。

六气之图

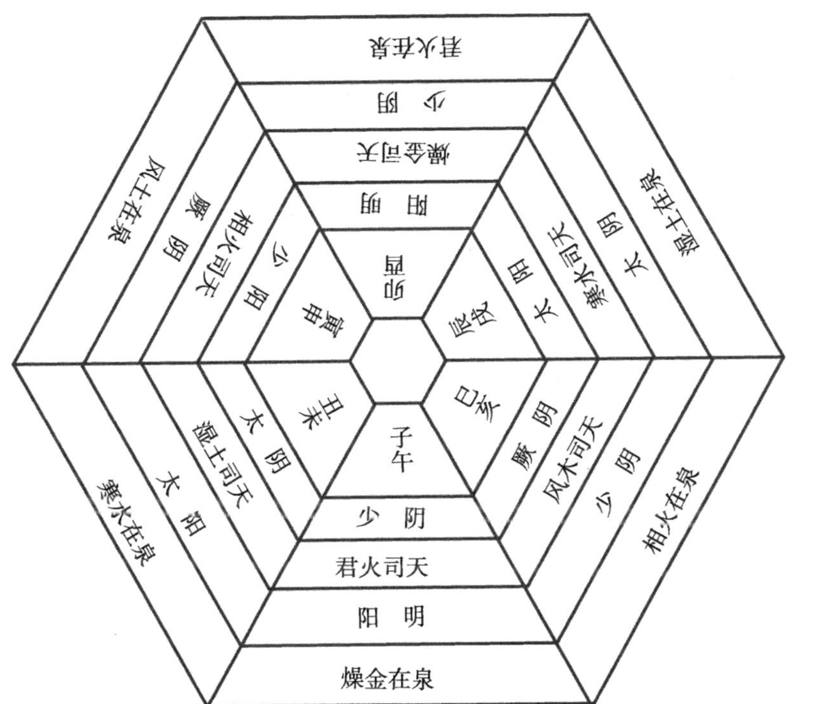

子午卯酉年，少阴君火，阳明燥金，司天在泉，宜清之；

寅申巳亥年，少阳相火，厥阴风木，司天在泉，宜凉以和之；

辰戌丑未年，太阴湿土，太阳寒水，司天在泉，宜温之。

然当察病调治，不可执。

五轮主属形图

小角名锐眦，属小肠；大角名内眦，为血轮，属心；乌珠为风轮，属肝；白珠为气轮，属肺；上胞名上睑，为肉轮，属土；下胞名下睑，为肉轮，属胃；瞳神为水轮，属肾。

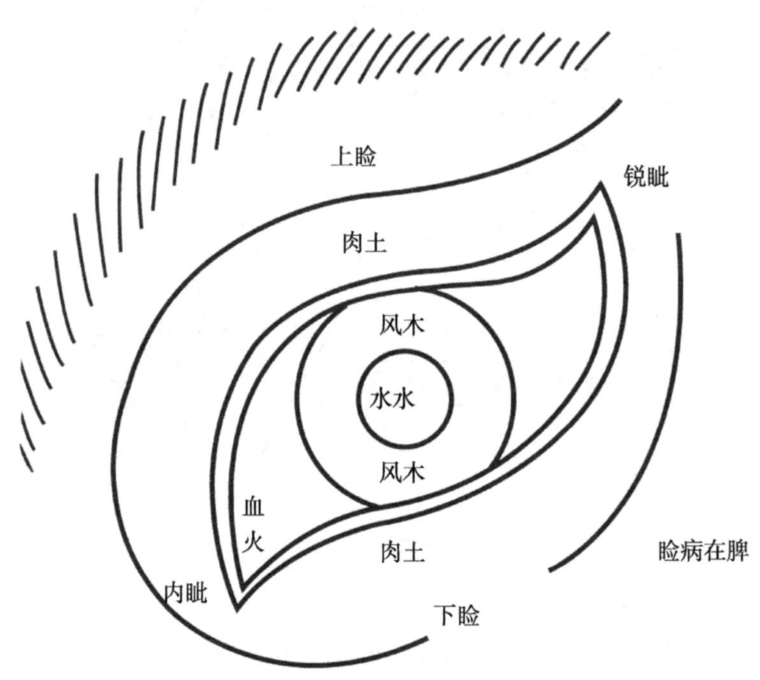

血轮属火主治心，风轮属木主治肝，水轮属水主治肾，肉轮属土主治脾，气轮属金主治肺。

五轮定位形图

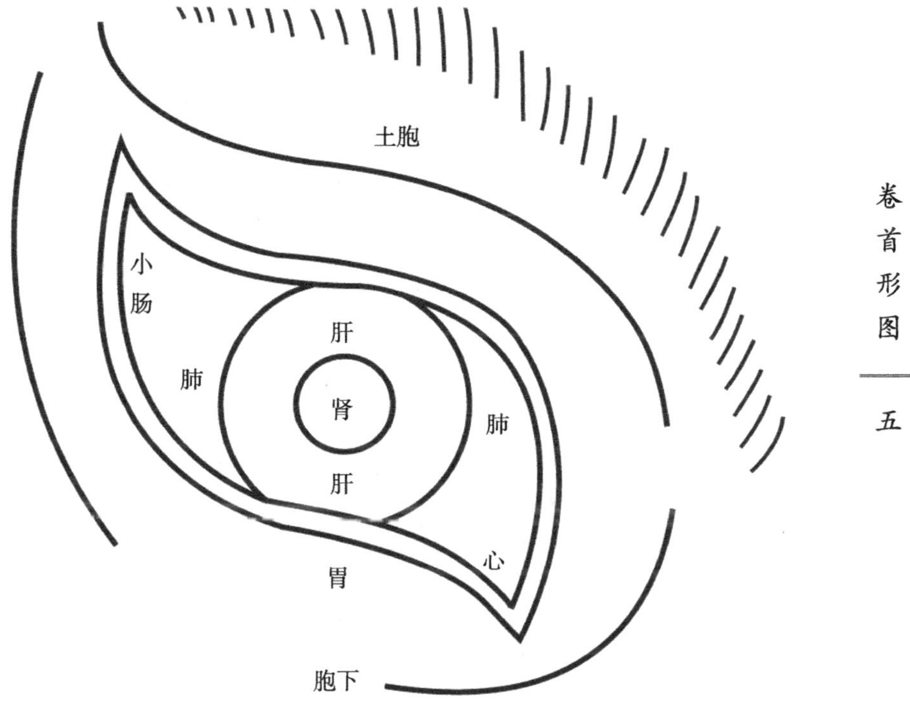

大角属心，为血；小角属心、小肠，仍血轮；白珠属肺，为气轮；乌珠属肝，为风轮；上胞属脾，为土；下胞属胃，为土；瞳神属水，为水轮。

肺为金位主气，脾为土位主肉，肾为水位主水，肝为木位主风，心为火位主血。

八廓定位形图

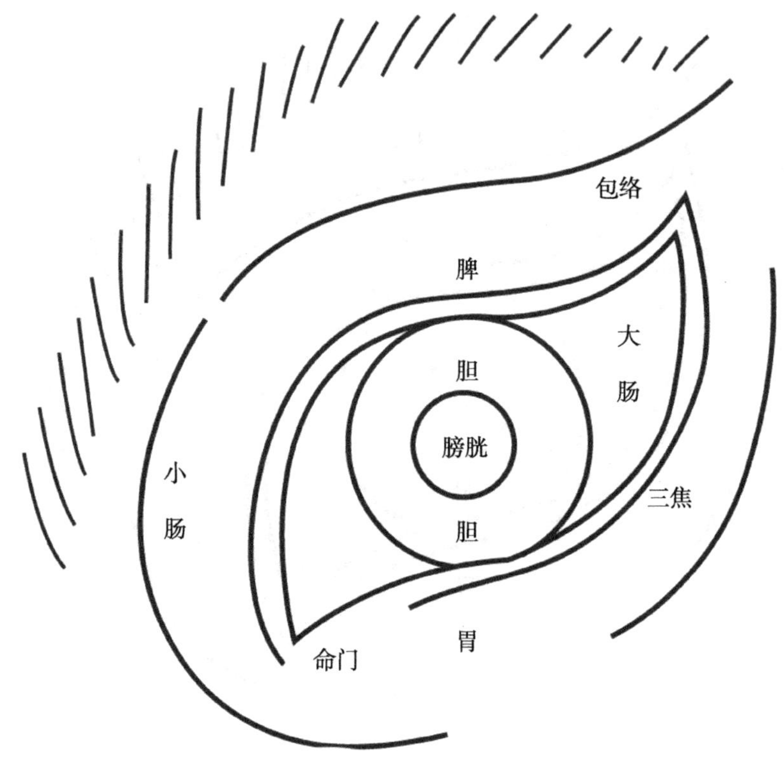

艮位包络，坤位胃，震位命门，兑位三焦，乾位大肠，巽位胆，坎位膀胱，离位小肠。

兑为泽，三焦位，成能廓；乾为天，肺、大肠位，行健廓；坎为水，肾、膀胱位，宣化廓；艮为山，包络位，育德廓；震为雷，命门位，靖镇廓；巽为风，肝、胆位，定光廓；离为火，心、小肠位，虚灵廓；坤为地，脾、胃位，资生廓。

八廓分属形图①

巽为风，坎为水，离为火，震为雷，乾为天，坤为地，艮为山，兑为泽。

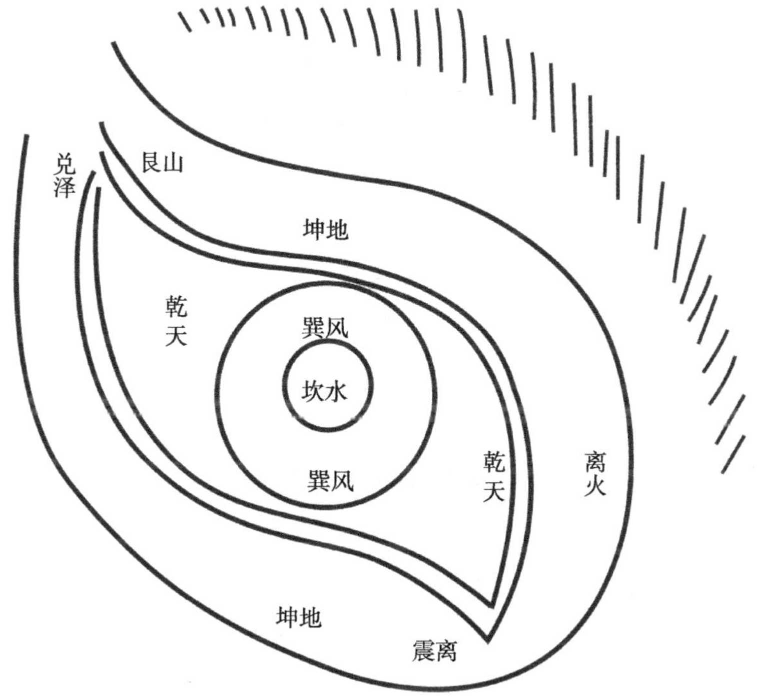

水廓属膀胱，名宣化廓；风廓属胆，名靖镇廓；天廓属大肠，名行健廓；地廓属胃，名资生廓；火廓属小肠，名虚灵廓；雷廓属命门，名育德廓；山廓属包络，名成能廓。

① 八廓分属形图：图中标注有误、有缺。据本书卷之一上“八廓”篇，“风廓属胆，名靖镇廓”当为“风廓属胆，名定光廓”；“雷廓属命门，名育德廓”当为“雷廓属命门，名靖镇廓”；“山廓属包络，名成能廓”当为“山廓属包络，名育德廓”。另缺“泽廓属膻中，名成能廓”条。

开导前面针穴图

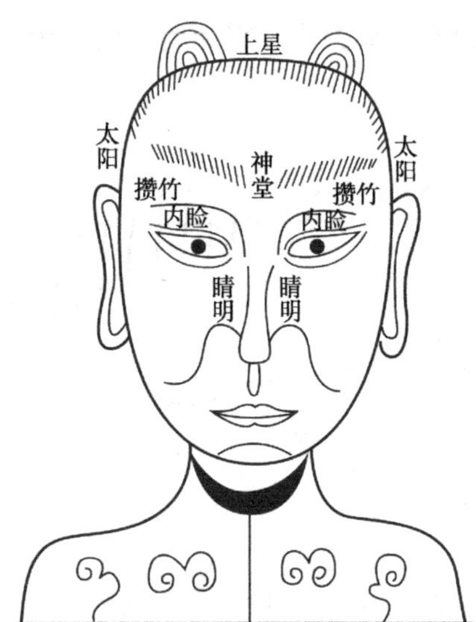

开导背面针穴图

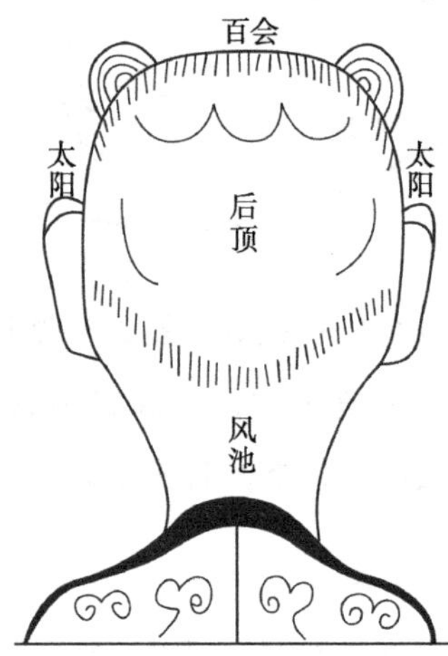

太极阴阳动静致病图

		太极		
元	亨		利	贞
春	夏	阴静 阳动	秋	冬
木	火	土	金	水
肝	心	脾	肺	肾
黑睛	大小眦	上下睑	白睛	瞳神

肝气不和，昏暗黑花头痛，多翳膜蟹睛或陷冷泪；心气不和，昏热肿痛，两眦赤烂，生浮翳，血灌瞳神；脾气不和，眼胞肿起，弦烂胬肉，或睑翻偷针拳毛；肺气不和，白睛肿起，多瘀肉滞血，白膜侵睛泪眵；肾气不和，瞳青绿，视物若堆烟，太阳如水花冷泪。

针割钩烙图式

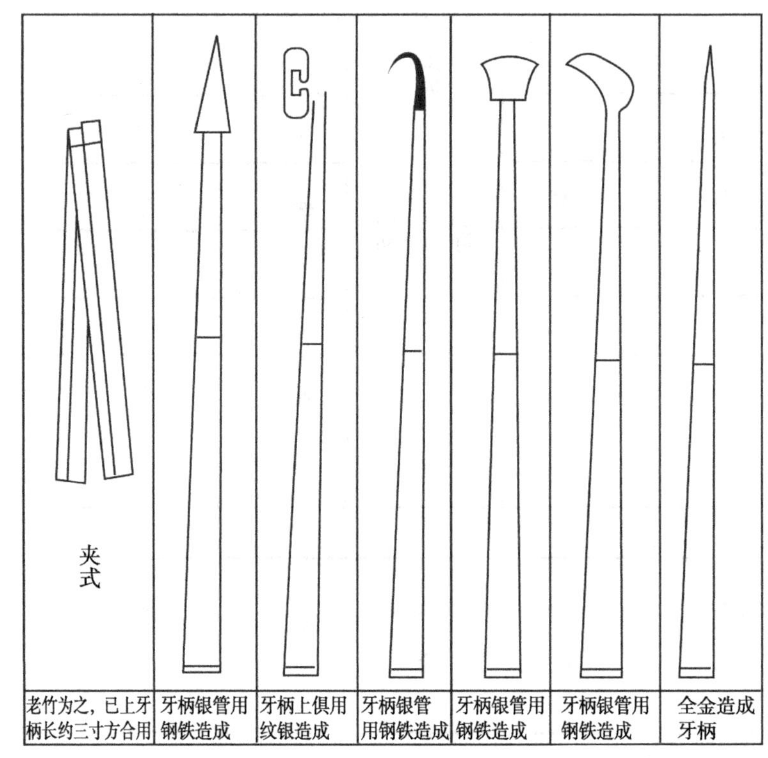

针割钩烙用法

金针，凡遇内障瞳神反背用之。

刀，遇胬肉攀睛及蚬肉用之。

铲，为椒疮粟疮及睑外生疮俱用之。

钩，割胬肉攀睛帮刀用之。

烙，宜残风眩风用之。

三棱针，为急症开导放血用之。

夹，惟拳毛倒睫用之。

已上用法详列于后各症论内。

卷之一上

五　轮

不尘子曰：目之为体，圆灵照耀，稽其元始，乃火蕴血，血化水，水养膏，膏护瞳神，气为运用，精华具萃，毫忽昭明，方以日月，定名曰轮。五行之迹，着于轮中，左阴右阳，顺逆旋转，名因之。上下两胞为睑，属土，内应乎脾，轮曰肉。夫脾体阴而用阳，动则消磨水谷，静则收摄血气，动静决于睑。凡人烦劳欲得食，倦逸则思睡，此其征也。又土质敦厚，发育万物，故四轮皆渠涵养而开阖以时。肉轮两角为眦，外决于面者为锐眦，近鼻者为内眦，眦头有肉如珠，属火，内应乎心，轮曰血。心之外有小心，亦属火。本经曰：心，君火也，人火也，通于内眦；命门，相火也，天火也，通于锐眦。然相火代君行令，虽有两心，其轮则一。白睛属金，应乎肺，轮曰气。气之周流，如环无端。金之刚劲，是轮独坚。造化之理，元妙如此。气轮中之青睛则属木应肝，轮曰风，世称神珠，至清至脆，不可磨涅。晶莹如小儿之目为正，今人黄浊者，不饮食郁气，即情欲耗血，非本色也。又木春生夏长，根枝连理，故人身筋系于肝，而相火亦寓焉。风轮下一圈收放者为金井，井内黑水曰神膏，有如卵白涂以墨汁。膏中有珠，澄澈而软，状类水晶棋子，曰“黄精”，总名瞳神，均属乎肾。肾为水火真源，神光幽潜之所，四轮不能视物，惟此明察秋毫，轮曰水。诗曰：肝木风轮乃青睛，肉轮黄土睑脾荣，水轮肾水瞳神黑，肺本金轮白气清，两眦血轮心火赤，五轮元自五行生。五行分演成八卦，轮廓兼并脏腑明。要知脏应五轮，一归乎气。

经曰：诸气膹郁，皆属于肺是也。所以者何？肺位至高，外主皮毛，六气乘之，先发红肿，为眵为泪等，次第而起。且火居金上，气满则妄动，金受火克，气轮愈赤。金又围在水外，金能胜木，其病辄及风轮，风轮损，瞳神亦无用者，唇亡齿寒、辅车相依之理也。若夫情志自病，为祸或倍于六气，即传并亦不常。大概心主血，血在目为神火，过于思虑则扰攘而赤脉隐涩，脉粗不断，渐成胬肉，所谓火生土也。再有激触，势必翳蚀，风火合病矣。脾主肉，骋其齿牙以杀生命，亦能暴发肿痛与疮疡、菌毒。经曰：饮食自倍，肠胃乃伤。盖一切飞潜动植，安得与气禀咸宜？但病属有形，可施攻伐，未若饥苦内伤，浸淫至于皮急残风，终身治而无效。肝主风，见义敢为，其人必善怒，怒则相火上腾，头痛发热，甚而障膜顿生，畏光多泪，绝似外感，但脉不浮数，时瘥时复。肺主气，抑郁不舒，不时悲哭，则形容憔悴，双睛陷而不润，金水相生，内外神膏多有因是而枯败者。肾主水，水热则沸，寒则冰，动辄乱明，静能照物，此脏由房劳致戾盲者万千。虽水木同位，别因亦常相牵损，只在神膏金井，绝无内外症。人如积气生精，炼精化气，年登耄耋，夜能读细书。倘未老昏花泣出，无故视而惑妄者，皆深病也。统而言之，经曰：精液之体重浊，静而属阴；神气之体轻清，动而属阳。阴阳违和，而目本病矣。本病标现，详其始自何轮，得何色，在气在血，某虚某实，了然方寸，则乘侮制化之理不思而得，而逆顺隔夺之治，自尔不勉而中，旋乾转坤，直令人目光照耀如日月矣。爰合五行主属，象形会意曰五轮，以便呼名云。

八　廓

不尘子曰：八廓备位八卦，脉络左右经纬，贯通脏腑以应乎八卦之象，又张小使大，开扩五轮之旨，故曰廓。如乾为白珠，络通大肠之腑，脏属于肺。肺者相傅之官，治节出焉。大肠者传导之官，变化出焉。肺与大肠相为表里，主分疏泾渭，上运清纯，下输糟粕，曰行健廓。坎为神膏，络通膀胱之腑，脏属于肾。肾者作强之官，技巧出焉。膀胱者州都之官，津液藏焉。肾与膀胱相为表里，主陶冶情气，气布出溺，情翕构精，曰宣化廓。震为青睛，络通胆之腑，脏属于肝。肝者将军之官，谋虑出焉。胆者中正之官，决断出焉。肝胆相为表里，主鼓发生机，怒不可逢，邪莫能犯，曰镇靖廓。离为内眦，络通小肠之腑，脏属于心。心者君主之官，神明出焉。小肠者受盛之官，化物出焉。心与小肠相为表里，主会通水火，下济上行，品物咸章，曰虚灵廓。坤为下睑，络通胃之腑，脏属于脾。脾胃者仓廪之官，五味出焉。脾胃相为表里，主腐熟水谷，保合太和，司培元气，曰资生廓。艮为上睑，络通命门，脏固脾属，脾命者，亭毒之官①，性质委焉。脾命相为表里，主细缊②化醇，生而无灭，予而无夺，曰育德廓。巽为金井，经引髓海，络连肝膈。髓海水之源，肝膈木之寄也。肝膈与髓海相为表里，主血脉舒敛，舒则敷荣，敛生内照，曰定光廓。兑为锐眦，经走膻中，络及肾脂。膻中火之帅，肾脂体之充也。膻中与肾脂相为表里，主宗气动息，动应无方，息乃贞固，曰成能廓。诗曰：气轮行健始天工，水游神膏宣化同，育德上胞山在位，资生下睑地归功，青睛靖镇须雷动，内眦虚灵任火通，再益成能锐眦泽，定光金井静无风。其中脏腑相配，一遵古人成法，而八廓命名及黜三焦，以髓海膻中另配肝肾脂膈者，此不尘

---

① 亭毒之官：语出《道德经·第五十一章》："故道生之，德畜之，长之，育之，亭之，毒之，养之，覆之。"亭之，即使之成长自立之义；毒之，即使之成熟之义。亭毒之官指脾命有长养化生之功。

② 细缊：指天地阴阳二气交互作用的状态。《易·系辞下》："天地细缊，万物化醇；男女构精，万物化生。"

之创见。盖目窍专于肝，目光主于肾，合有二络之分司也。抑且右目属阳，阳道顺行，右目病来速而去亦速；左目属阴，阴道逆行，左目病来迟而去亦迟。夫二目功效既法两仪，而八廓体用，一谐卦象，自然之序，非强合也。人知身体小天地，则天地定位、山泽通气之道明；人知物理有制化，则雷风相薄、水火不相射之义得矣。勿谓八廓犹三焦，有名无实，而鄙夷其说，亦毋泥八廓即八卦，义精理微，而穿凿其论。

内景图说

脏腑内景，各有区别。咽、喉二窍同出一脘，喉在前主出，咽在后主吞。喉系坚空，接肺本，为气息之门。咽系柔空，接胃本，为饮食之路。二者并行，各不相犯。盖饮食必历气口而下，气口有一会厌，每物将咽，会厌即垂，气口乃闭。言语呼吸则会厌开张，故当食答话，触着喉脘，遂呛而咳矣。喉下为肺，两叶白莹，虚如蜂窠，下无透窍，吸则满，呼则虚，经谓之华盖，取上覆而下能灌注之义。肺下为心，尖长而圆，色赤，内孔数多寡不等，上通于舌，下无透窍。心下有包络，即膻中也，象如仰盂，心处其中，寂然不动。脾、胃、肝、胆、两肾、膀胱各有系系于旁，听其臣使。如外邪乘侮，只干包络，心不能犯，犯心死不治。此下有膜膈，与脊胁周回相着，遮闭浊气，使不得上熏心肺。膈膜之下为肝，肝为血海，有独叶者，有二三叶者，短叶中则胆附焉，胆有绿汁，藏而不泻，上通于目，下亦无窦，书谓肝窍通目，实胆也。此喉之一窍以成脉络，以奉生身者如此。咽下为胃，水谷等物一居其所，粮运之关津也。胃左则脾附其上，色元黄，形类刀镰，动则磨胃，食乃消化。胃之左右则小大肠环回周叠，充满少腹。大肠左侧为膀胱，乃津液之腑，上无入窍，止有下口，全假气化施行，气不能化，则溲溺不通而病矣。凡胃中腐熟水谷，其精气自胃之上口（曰贲门）传于肺，肺播于诸脉。其渣滓自胃之下口（曰幽门）传于小肠，至小肠下口（曰阑门）泌别其汁，清者渗出小肠，而渗入膀胱，渣秽之物转入大肠，再停广肠，始直下。此咽之一窍，资培气血、传送糟粕者如此。三焦，据经曰：上焦如雾，中焦如沤，下焦如渎。又曰：三焦者，决渎之官，水道出焉。不轨而荒，惑人探讨，素心人阅愚辨自见。肾有二，精所舍也，生脊膂十四柱下，而曲附脊旁，形如豇豆相并，色黑，外裹黄膜，内各具白带二条，上条系于心胞，下条过屏翳穴，趋脊骨而通髓海。两肾俱属水，左为阴水，右为阳水。命门即在两肾曲并中间，主持诸气，陶养真火。男女交媾，先有火会而后精聚，可见天地生物，火在水之先。第生在先，灭亦在先耳。是故赵养葵全部医书以真火为宗旨，而加意于命门，盖欲世之爱身者，毋日夜残贱此火，治病者毋苦寒直泄此火。即使火似有余，缘真水之不足也，毫不敢去火，只补水以配火。火之不足，亦未必水定有余也，更不须泻水，就于水中补火。明此水火枢要，其脏腑内景，可类推矣。经曰：纪于水火，余气可知①。

十二经经络贯通血气并手厥阴、手少阳改错

手少阴经经络心，足少阴经经络肾，手太阴经经络肺，足太阴经经络脾，手少阳经经络膻中，足少阳经经络胆，手厥阴经经络命门，多气少血；足厥阴经经络肝，手太阳经经络小肠，足太阳经经络膀胱，多血少气；手阳明经经络大肠，足阳明经经络胃，多血多气。诗曰：手足少阴心肾是，肺脾同在太阴住，膻中

① 纪于水火余气可知：语出王冰《补注黄帝内经素问·至真要大论》注文。

及胆居少阳，六经少血而多气；多血多气阳明经，手盖大肠足乃胃，厥阴专属命门肝，太阳小肠膀胱系，四经除命与肾同，多气少血君须记。愚按：经者，指脏腑血气流行，经常不息而言。经络者，该人身筋脉而言，直者为经，横者为络，始自脏腑，末应百骸，阴生于脏，阳生于腑。少阴尽于心肾，太阴尽于脾肺，两阴交尽，是曰厥阴，命门与肝寓焉。少阳明于膻中、胆，太阳明于小肠、膀胱，两阳合明，是曰阳明，大肠与胃系焉。此古圣贤分布脏腑经络，后人莫敢更张。独手足二字，不能无疑。切谓手之三阴从脏走至手，足之三阴从足走入腹，则上下不交；切谓手之三阳从手走至头，足之三阳从头走至足，则经络失本。或曰三阴三阳，脏腑之别名也，手、足其姓尔，知其名不必究其别名，焉问姓？至哉斯言！如必欲从古，务加经络二字，庶于手足稍有着落。

手少阴一云膻中，系心之胞络。经曰：膻中者，臣使之官，喜乐出焉。是君以心，臣以膻中，命门虚位耳。一云小心系命门。经曰：七节之旁，中有小心。是正以心，副以命门，膻中虚位耳。两说皆自先哲，不知何者为当。人谓小心即膻中，玩诸《内景明堂》按胞络于戌上，图命门于肾中，明是两物，哪得强合为一？况命门一阳陷于二阴之间，男女欢会，令司出纳，故凡欲一动，阳火感而势举，势与阴交则精泄。譬诸天地，阳蒸湿气为云，云被阴抑成雨，盖此类也。膻中固心臣使，底事确无证据？又且命门，阴中之阳，元气之精，生发之原也，不独专守相职。譬诸鳌山走马之灯，拜者、舞者、行者、走者，皆此一点真火以致之，此火一灭，万象无有。膻中但胞之物，而能灵明若是乎？此手厥阴属命门，言下了然矣。若夫十二经之官，惟三焦无形无位，即如雾、如沤、如渎之体，不过莫须有之体，即有运精、运神、运气之用，亦不过想当然之用，怎见得为手少阳，而可以手厥阴为脏腑耶？按膻中既与脏腑一路，则膻中代三焦居少阳，命门代膻中居厥阴，焦字易膻字，岂不精赅？乃舍此不论，而以命门、胞络二三其说，此古人言未尽善，庭镜敢得而私议焉。以故定十二经经络，断以膻中为手少阳，以命门为手厥阴云。

六腑三焦辨

自古腑脏表里相配者，肾合膀胱，壬癸水也；心合小肠，丙丁火也；肝合胆，甲乙木也；肺合大肠，庚辛金也；脾合胃，戊己土也。阴阳五行，所地所天，一五一十，自然之序也。奈何脏言五而腑独言六者，何居？曰：维三焦。按：三焦虽经云为决渎之官，其实无气无形。夫形气都无，则子虚乌有已矣，而乃与众腑并列，切于至理有碍，所以后世纷纷无所凭据，有分前后三焦者，有分手足三焦者，有言为肾旁之脂，有言护诸阳之火，非惟画蛇添足，竟是指鹿作马。《雪潭医约》① 谓三焦确有一腑，名曰孤府。其言曰：三焦所以际上极下，象同六合，而无所不包，盖即脏腑之外、躯体之内，包罗万象，一腔之大腑也。所以中渎是孤之名，亦有大腑之形，《难经》谓其有名无形，诚一失也，是盖譬诸探囊计物，而忘其囊之为物耳。较前数说尤觉可笑，请即其辞而明辨之：彼既知三焦为腑，则为胆、胃、膀胱、大小肠相等，何腑有偶，此独为孤？脏腑之外，驱体之内，则膈膜膏脂而已，哪得有大腑之形而包罗诸脏？其际上极下，无所不包，有形有名，如囊如橐，除肚皮更无别物，孤腑却是什么？且自家又云：肠胃诸物，以其皆有盛贮，因名为腑。三焦盛贮何物？怎见得为孤腑？

---

① 雪潭医约：即明代医家陈澈所著《雪潭居医约》，约成书于公元1641年，凡八卷。

张浮驾诞[1]，簧鼓痴人[2]，盖如此夫。嗟嗟！理有一定，事岂偶然，传讹日久，阙疑可也，苟有成见，辨而正之亦无害。如《内经》三焦、六腑之义，似明实晦，宜大家各抒所见。惜皆无当至道，令人愈博愈惑，不得不妄驳其谬，非敢故议前人而取罪当世也。读者幸相审且相谅云。

运气正误

太极肇分，而有阴阳，阴阳变化而有干支。天干配合则为五运，地支对冲则为六气。五运者，木火土金水也。六气者，风火暑湿燥寒也。天道始于甲，地道始于子，天地相并，故曰甲子。天德终于癸，地德终于亥，道德已成，故曰癸亥。其中历数相因，有主运焉，有客运焉，有主气焉，有客气焉。主运主气万世不易，客运客气每岁迭迁。请申其说：甲乙东方木也，丙丁南方火也，戊己中央土也，庚辛西方金也，壬癸北方水也。木为初之运，火为二，土为三，金为四，水为五。诗曰：大寒木运始行初，清明前三火运居，芒种后三土运到，立秋后六金运施，立冬后九水运伏，周而复始万年如。此主运也。甲与己合而化土，乙与庚合而化金，丙与辛合而化水，丁与壬合而化木，戊与癸合而化火。甲己之岁，土运统之，乙庚之岁，金运统之，丙辛之岁，水运统之，丁壬之岁，木运统之，戊癸之岁，火运统之。诗曰：甲己化土乙庚金，丙辛为水木丁壬，戊癸火乡名五运，五运生生岁首寻。此客运也。假如甲己年，甲为土运，正月建丙寅，火生土，初之运即土也。土生金，二之运即金也。金生水，三之运即水也。水生

---

① 张浮驾诞：意谓空乏不切实际的荒诞之语。张，夸张。浮，空虚，无根据。驾诞，犹荒诞。

② 簧鼓痴人：意谓用动听的言语迷惑人。《庄子·骈拇》："枝于仁者，擢德塞性，以收名声，使天下簧鼓以奉不及之法，非乎？"

木，四之运即木也。木生火，五之运即火也。每一运主旺七十二日，此天干在上为阳，所以主乎运也。寅卯属春，木也。巳午属火，夏也。辰戌丑未属四季，土也。申酉属秋，金也。亥子属水，冬也。初之气为风，二为火，三为暑，四为湿，五为燥，终为寒。诗曰：大寒厥阴气之初，春分二气少阴居，小满少阳为三气，大暑太阴四气徂①，秋分阳明气位五，小雪太阳六气都。此主气也。子对午为少阴君火，丑对未为太阴湿土，寅对申为少阳相火，卯对酉为阳明燥金，辰对戌为太阳寒水，巳对亥为厥阴风木。子午之岁君火主之，丑未之岁湿土主之，寅申之岁相火主之，卯酉之岁燥金主之，辰戌之岁寒水主之，巳亥之岁风木主之。诗曰：子午燥金在泉壤，君火对待先居上。丑未寒水地中行，湿土司天靖风浪。寅申相火孕生机，下喜风木相摩荡②，卯酉辰戌巳亥年，司天在泉应交换。此客气也。假如子午年，少阴君火司天，阳明燥金司地。上者右行，太阴湿土为天之左间，厥阴风木为天之右间，所以面南而命其位也。下者左行，太阳寒水为地之左间，少阳相火为地之右间，所以面北而命其位也。一气在下，一气在上，二气在右，二气在左。地之左间为初之气，天之右间为二之气，司天为三之气，天之左间为四之气，地之右间为五之气，司地为终之气。每一气主旺六十日，此地在下为阴，所以主乎气也。人禀阴阳之精而囿于两间，所具脏腑应乎气运，气运相得则和，不相得则逆。客运加于主运之上，主气临于客气之下，天时所以不齐，民病所由生也。从其气运，调其主客，无使伤沴，何疾弗克。虽

① 徂（cú）：及，至。

② 摩荡：相切摩而变化。《易·系辞上》："是故刚柔相摩，八卦相当。"

然，前说乃魏晋后数学人亿中①，犹推卜星舆等书，人以是受病有之，医以是克病，愚窃以为未然。且夫天地之间，物理有常有变，运气所主者常也，异于所主者皆变也。常则如本位，变则无所不至，而各有所占，故其候有从逆、淫郁、胜复、太过、不及。如厥阴风木用事，惠风和畅，草木荣茂，此之谓从；天气明洁，燥而无风，此之谓逆；太虚沉霾，流水不冰，此之谓淫；大风折木，云物混扰，此之谓郁；山泽焦枯，草木黄落，谓之胜；大暑燔燎，虻蝗为灾，谓之复；山崩地震，昏埃时作，谓之太过；阴森无时，密云昼布，谓之不及。往往数里之隔，一日之内，气候不齐，而所应全异，随其所应，疾病因之，法当杂合以治，勿问运气。况运气各主一时，当其时则为主，为司天，非其时而有其气，则为客。客气既行，主气伏而不见为在泉。益宜体会天时，天时胜，则舍人之病而从天之时，人病胜，则舍天之时而从人之病，用热远热，用寒远寒。经曰：必先岁气，毋伐天和是也。即春夏养阴，秋冬养阳之义。故又曰不知年之所加，气之盛衰，不可以为工。区区年月干支，配合对冲，天下皆同，四时不变之候，遽谓通达运气，彼人有病，演禽检历，而决其死生，何异以管窥天、以蠡测海②矣！其不胶定运气，而运气默契元中者，差可以谈太极阴阳变化无穷之妙。

五行存疑

五行者，水火木金土也。何云乎行？五者之气行乎两间，所

① 亿中：意谓料事能中。《论语·先进》："赐不受命，而货殖焉，亿则屡中。"

② 以蠡测海：意谓用瓢量海水，比喻以浅陋之见揣度事物。蠡，瓠瓢，用葫芦做的瓢。《文选·东方朔〈答客难〉》："语曰：以管窥天，以蠡测海，以莛撞钟。"

以神变化而妙万物者也。古人以五行配干支、配八卦、配四方、四时，暨身体、脏腑、声色、臭味，无不相配，言之数数，再见不鲜。但相生相克处，据医理多有不符，谁曰无疑？顾可存而不问焉。是故赵养葵曰：世人皆曰水克火，而予独曰水养火。世人皆曰金生水，而予独曰水生金。世人皆曰土克水，而予独于水中补土。世人皆曰木克土，而予独升木以培土。益水克火者，后天有形之水火也。水养火者，先天无形之水火也。海中之金不着况土，淘以砂石，不假煅炼。人声肺金所系，清浊轻重出自丹田。且肺金之气，夜卧则归藏于肾水之中，肾中有火，金畏热而不敢归；肾中无火，金畏寒亦不敢归。故气从脐下逆奔而上者，此肾虚不能纳气归元也。土有坤有艮，坤土是离火所生，艮土则生于坎水。每湿胜肿满者，导之不得，补土以制可也。若寒泄洞泄，必补命门相火，俾火能生土，土强则有以防水，阳能化阴，阴化秽溺分通矣。木藉土生，岂有相克之理。惟土郁于上，则其根下克，雷以动之，风以散之，雨以润之，日以晅之，自然生机勃发。逮既说乎兑矣，于是艮以止之，坤以藏之，以为来春发生之本，焉可以其克土而动欲伐之也？况五行生克，独木无苛政，纵具颓垣断井之能，不知历几多甲子，顾一日二日之木病，遂谓其克土而遽伐之耶。不尘子曰：世人只谓水生木，不知土亦生木；世人只谓土生金，不知火亦生金；世人只谓火生土，不知土自为土；世人只谓金生水，不知水由土生。夫木之发也，气也，春升之气也，阳气也，元气也，胃气也，同出而异名也，虽得水则生，假无土以栽培，是水自旺而木自凋也。观归脾、逍遥二方，则滋水不若疏土之为快者，可概见矣。金在矿中，非火不能炼出，出则又非火不成器，不克木，不畏火。所以洛书火七居西，金九居南，亭之毒之，荡摩其形质也。以故养心诸汤，强半都是肺药，不啻金土相生，而兼理脾胃也。土衰补火，欲其暖而育物耳，生字断讲不去。悬想自古及今，同此天地，何有损益？使期间沧桑迭变，不过移东就西，并不从生化得来。或有以陶器取譬，去理益远。夫生者自无而有，化者自有而无，化生者无而复有。器固火化，实土坯也，谓之火生石似矣。土云乎哉，至若甲己化土、戊癸化火暗生土，朱元晦①曰：混沌初开，何尝有土，自天一生水，而水之凝成处乃为土，坚者为石，最坚者为金，涌起者为山，故山具水浪之形。然则水银、丹砂、石炭、石膏、绿矾、硫黄等，软坚、寒热、五色、五味同出山土，却是何物凝成？又曰：天在地外，天外无水，地下是水载，故地浮在水上，与天相接。夫既云天在地外，则载地者天也，洪钧②一气也。岐伯曰：地居天中，大气举之。邵尧夫因其说曰：天依形，地附气，其气最紧，故能扛得地住，何以言水？地浮水上，不崩必沉，讵能接天？且地须水载，而载水者却是什么？若曰仍是地，则水而地、地而水，将千万重而未有底止也。不经臆说，乍可田父樵子，豆棚斗茗，一资噱嗢③。肺金生水，气化有之，若大江东去，不舍昼夜，特地气上腾耳。看高山之上瀑布飞流，僻壤之中清泉溢出，汝、汉、淮、泗，由此汇而下注。李白诗曰：黄河之水天上来，奔流到海不复回。曾谓何物，金神而能生生若是乎？抑且水火随处有生机，端不全仗金木，如方诸聚，金茎④取水，呵气取水，锤铁取火，击石取火，圆镜取火。水中有火，火中有水。有木中水火，金中水火，土中水火。水有阳有阴，火有阴有阳。阳火者，天日之火也，六气为暑病，即伤暑中热，可以凉水沃之，可以苦寒解之。阴火者，

① 朱元晦：南宋理学家、思想家朱熹，字元晦，一字仲晦，世称朱子。

② 洪钧：即鸿钧，指自然。

③ 噱嗢（juéwà 觉袜）：谈笑。噱，大笑也。嗢，咽也。

④ 金茎：用以擎承露盘的铜柱。《文选·班固〈西都赋〉》："抗仙掌以承露，擢双立之金茎。"

灯烛之火也，须以膏油养之，不得杂一滴水气，得水即灭矣。水中火者，龙雷之火也，无质有形，得雨而炽，得阳而熄，人身相火亦犹是也。平日不能节欲，致阳衰阴盛，龙火无藏身之位，时游于上而不归，是有上膈烦热咳嗽等症，善治者以温肾之药投之，一霎乌有矣。土中之火者，乃炉灶中无焰炭火，得木则然，见湿徐灭，实以温灰，经宿不烬，故脾胃中火多以甘温养之，职是故也。木中之火，缘有活水滋灌，略不外现，若干柴生火，燎原不可遏抑，力穷乃止。人身肝火内炽，郁闷烦躁，须以辛凉发达之品使遂其性。否则，寒药投之恐愈郁，热药投之恐愈炽矣。金中之火，凡山中旧有金银矿或五金瘗埋处，日久夜常耀熠，此金郁土中，不得泄其精灵，时有坚光发越于外。人身皮毛空窍中，觉如针刺蚊咬，及项背如火炙者，此肺金气虚，火乘虚而现也。又或珠藏川媚，玉韫山辉，宝气使然。观人气盛则丰仪华丽，可会其意。阴水者，雨、露、雾是也，在人为汗、为泪、为涕。阳水者，沟渎是也，在人为便、为淋。木中之水，木中之脂液是也，在人为髓。火中之火，冶中之熔金是也，在人为血。土中之水，井泉是也，在人为唾。金中之水，水银是也，在人为精。又五行生中有克，克中有生，生不敢生，克不敢克，亦有至理未经阐发，故举一以该其余。生肝者肾也，有日干涸，不能得水而反得火，木既失水，容易枯槁，再受火传，则龙雷并发，必致焚裂之祸。克水者土也，不制其胜，火不敢近，何以生物？然水得土为疆界，则渊源有自，故水衰补肺以滋之，尤当培土以蓄之。心为肝子，木不敢生火何也？不见肺邪盛而肝畏克乎，己身不保，安能庇人？要知欲其生，防其克则生不掣肘，忽其克，助其生，则克且剥肤。水虽阴险，土奚畏而不敢克？盖肺金之气王尔。金王生水，势益跋扈，心知纵恣不可奈，权已下移，骤欲威屈奉命，变生叵测。其它有曰君火生土，土复能生相火，故五行独一，惟火有二，究竟似是而非。有曰木乃生生之原，天地无木，成何世界？有曰肺金位高，百脉皆朝于肺。有曰心火一身之主，主不明则十二官危。有曰土为万物之母，补肾不如补脾。有曰水为万化之源，于脉为尺，人之有尺，犹树之有根，虽困无能为害，似乎责重太偏。再则有曰，惟土与金，随母寄生，夫金为乾为天，土为坤为地，乾父坤母，万物资生，万物资其生，自身恶得言寄？岂女娲属渠母氏，而盘古乃外祖乎。即就五脏而言，金主肺，居身极上，统气摄血以养百骸，不信系出脾土。脾土运化水谷，众胜倚为性命，何乃寄食心火。且金生于土，土生于火，火未托生时，竟无脾肺、竟无天地尔？开眼遗溺，令人喷饭。有曰戊土生寅死申，己土生申死寅，不闻坤厚载物，悠久无疆，戊己人世何土，寅申迭为生死？穿凿纰谬，求道之明，为道之晦矣。嗟夫！一五行耳，一脏腑耳，颠倒持论如此，而犹不得其情，此所以神变化而妙万物者也。若夫天数五，地数五，五位相得而各有合，因而干支错配五行八卦，流行对待，以成律历、星卜、风鉴、地舆之书，后人奉为津梁，岂五行之外别有一木火土金水乎？然则不尘、养葵之说，非惟有乖经旨，于自家著作仍多不符，是尚望后人之敬听者哉。存而不问，又谁曰不然？

血气体用说

太极之道，动而生阳，静而生阴，是气血人身之两仪也。血为荣，气为卫，荣行脉中，卫行脉外，是气血阴阳之体用也。以体言，飞扬蓊郁者云也，故气象云。沂浴泽沛者水也，故血象水。以用言，轻清上覆，无形而致形者为天，故气拟天。重浊下载，无物而育物者为地，故血拟地。天降地升，云腾水流，万物适其性而发荣。阳平阴秘，气行血随，百骸得其调而大治。反此则脏腑违和，能上空窍作病。是故血虽静，欲使其行，不行则凝，凝则经络不通。气虽动，欲使其聚，不聚则散，散则经络不收。不通不收，邪则乘间而入，为阴病从本生也。经曰：足阳明胃之脉常多血多气，又曰常生气生血。手少阳小肠之脉斜络于目眦，足太阳膀胱之脉起于目内眦，二经多血少气，生多无益，少则固能为祸。且肠胃如市，无物不藏，遇风则暴露；肠胃如炉，无物不化，遇寒则阻抑。一阻一暴，邪则乘时而出，为阳病从末生也。再饮食不节，无时劳怒，凝则愈凝，散者愈散，本末俱生，遂混而成结，结则无所去还，故为疣、为疮、为丝泪、为翳障，毕具于两目之中，而变化莫测焉。于以知血气之体犹太极，气血之用犹阴阳。以其盛也，斫之丧之，而乃与荆蔓争腐。以其衰也，培之渥之，而乃与松柏并寿矣。是为说。

情气从召说

天以阴阳五行而成四时，其生长收藏者则在厥阴风木、少阳相火、少阴君火、阳明燥金、太阴湿土、太阳寒水，是谓六气。六气之发耶，发而皆中节，则万物俱生。六气之止耶，止而皆不宜时，则万物俱死，故曰生于六，死于六。人身脏腑百骸而总万事，其老病死苦者，则为喜伤阳、怒伤肝、忧伤心、思伤脾、悲伤肺、恐伤肾、惊伤胆，是谓七情。七情之来耶，薄以待之，其去也速，则九窍俱生。七情之感耶，溺而爱之，其陷也惨，则九窍俱死，故曰生于七，死于七。目窍，其一也，极芒毫①之细，极山川之大，与云霄之高、泉沙之深，精华洞彻，容光必照，盖生生自然之神，即造物亦莫能究其所以然也。乃人不珍惜，七情内召，六气外从，且从且召，则生生自然之体，不为生生自然之用，以故克我冲我，乘我侮我，未能承制于阴阳脏腑之间，乃致其病。

① 芒毫：即“毫芒”，喻极细微。

其病不一，大而言之，凡病凡因，莫不由此始。小而言之，固只六气七情而已。虽然气则六矣，夫人所以干犯斯六者，书无注释。情则七矣，其书所以体贴斯七者，吾不服膺。何则？六气本言景运，既与人身相涉，曷不究其所自。且分布阴阳与脏腑不符，如肺与大肠为脏腑，肺为金，大肠为阳明，何燥金不在肺而在大肠？相火者，命门也，肝也，何乃又属少阳？且命门与肝两阴交尽，何火为少阳而木为厥阴耶？七情拂人天性，其原皆根于心，然后各从其属，何可忧之事则伤心，而有所思者独伤脾乎？且喜居泰道，亦云伤阳，则天下除土俑木偶以外，无一非带伤之人矣。吾日持此数说，质诸老宿，卒无有折衷者，其言自可寝尔。但思有济于物，不得不强作解事，使人于六气、七情，得其体贴，知所干犯而已矣，岂故好为穿凿，贻笑于大方家也哉！其略曰：劳役躁暴之人，所动者阳，故风木从之；忧郁过虑之人，所夺者神，故君火从之；酒肉困瘦之人，所停者痰，故湿土从之；好勇斗狠之人，所激者气，故燥金从之；妄想作强之人，所输者精血，故相火从之；沉静衰迈之人，所淫者阴，故寒水从之。夫如是而注释，则六气属两仪，为四象，总可以不问矣。思而固结主伤乎心，怒而嫚骂主伤乎肝，馋而极味主伤乎脾胃，哭而失声主伤乎肺，恐而战栗主伤乎肾，惊而震跳主伤乎胆，欲而瘫痿主伤乎命门。夫如是而体贴，则七情归某脏，移某腑，庶几或妥当矣。人知天气即人情，阴阳即脏腑，则知情气元不干人，顾人自召而从之耳。七情弗召，六气曷从，故曰生于六，死于六，生于七，死于七。君子曰：夫夫也，不揣谫陋，轻议古人，庭镜有罪焉。而曰尽信书则不如无书，理至义晰，何妨自我作古，庭镜少逃其责。

乙癸同源说

古称乙癸同源，肝肾同治，其说维何？盖火分君相，君火居乎上而主静，相火处乎下而主动。君火惟一，心主是也。相火有二，乃肾乃肝。肾应北方壬癸，于卦为坎，于象为龙，龙潜海底，龙起而火随之。肝应东方甲乙，于卦为震，于象为雷，雷藏泽中，雷起而火随之。泽也，海也，无非水也，无非下也，故曰乙癸同源。东方者，天地之春也，勾萌①甲拆②，气满乾坤。在人为怒，怒则气上而居七情之升。在天为风，风则气鼓而为百病之长。怒而补之，将逆而郁结。风而补之，将暴而摧折矣。北方者，天地之冬也，草木黄落，六宇萧条。在人为恐，恐则气下而居七情之降。在天为寒，寒则气惨而应万象之衰。恐而泄之，将怵而颠扑。寒而泻之，将敛而战栗矣。所谓东方之木，非虚勿补，补肾即所以补肝。北方之水无实毋泻，泻肝乃所以泻肾，中有至理也，故曰肝肾同治。虽然木既常实耳，水既常虚耳，又言补肝泻肾者何哉？盖邪不可亢，亢则害正，泻之犹补之也。正宜长固，固则御邪，补之犹泻之也。若夫血不足者濡之，水之属也，滋水之源，木赖以荣。气有余者泄之，木之属也，伐木之干，水用而充，则又是肝肾同治矣。少火生气，气有余便是火。壮火食气，气不足便是寒。泻木所以抑气，补水所以制火，气即火，火即气，则又是乙癸同源矣。是为说。

水火说赞

天地生化之机，水火而已矣。宜平不宜偏，宜合不宜分。火性炎上，有以下之。水性就下，有以上之。浃洽③于中，无致盈

---

① 勾萌：草木的嫩芽。曲者为勾，直者为萌。《淮南子·本经训》：“草木之勾萌衔华戴实而死者，不可胜数。”

② 甲拆：亦作“甲坼”，谓草木发芽时种子外皮裂开。《易·解》：“天地解而雷雨作，雷雨作而百果草木皆甲坼。”

③ 浃洽：意谓贯通。浃，深入，融洽；洽，浸润。

亏，名之曰交。交则为既济，不交则为未济。交者生之象，不交者死之征也。夫亢旱不生物，火偏胜也。泛滥物亦不生，水偏盛也。风露和均，雨旸时若，承平之瑞也。承平既久，民物雍熙，国运日以兴隆。人身之水火，即气血也，即阴阳也。孤阴则阳无以生，独阳则阴无以化。气化则为火，血化则为水。气血争化，并行不悖，阴阳各得其所，然后水生木而肝荣，木生火而心旺，火生土而脾健，土生金而肺润，金生水而肾足，转转相生，百骸九窍力司厥职，生长收藏，与时偕行矣。或谓凡物孕于阴，而诞于阳。孕者蕴积其中，血疑有余。诞者发泄于外，气应不足。不足、有余亦是偏，偏则不合。故气血俱要，但益气宜倍于补血，非特抑水昂火，盖天包乎地，阳统乎阴，不如此不得其调匀也。所以阴症用热药，热则助其气。阳症用寒药，寒则凉其血。由偏而使之平。火一炎上，苦咸以降。水一就下，辛温以升。由分而使之合。若升之不上，降之不下，热之不热，寒之不寒，是曰未济，未济则病日趋愈下，而命将绝焉。故曰交者生之象，不交者死之征也。不观之釜甑爨①乎？水居其上，火处其下，水火一交，生气沸腾，五谷随熟，人乃得而食之，是人所赖以滋培者，不在五谷而在水火也。然则人身也，天地也。天地也，水火也。生之化之，既济未济，不言嘿喻②矣。

赞曰：

天一之精，地六之灵，其色元苍，其性和平，其德务滋，有涸靡盈，防之如城，守之如瓶，既清既静，乃能神明。太极未分，命寓无极，太极既分，数成以七，泽被生民，无声无色，消则阴

---

① 爨（cuàn 窜）：炉灶。

② 嘿喻：犹意会。

霾，长则炎赫，允执厥中①，是谓至德。

治效异同对

或问：古之上工，先精学业，次达人事，见机而作，圆融通变，所谓症同而治异者，有诸？曰：夫人病有男妇婴娃、鳏寡老弱、胎前产后、久因新感、虚实轻重，与夫平时之性气、近日之苦乐、曾否服药、已未成症，千态万状，不可胜纪，安可一概而施？或曰：今之时手，有易于富贵、难于贫贱，有贫更易于富、贵更难于贱，所谓治同而效异者何为？曰：纨绮之属，多志乐性骄，博奕饮酒，云雨不节，一有所忤，暴怒叫跳，再或好猎、好地、好讼，不舍昼夜，致五内之火俱动，且汤液委之童妇，煎制切恐失宜，责以近功速应，难矣。至若起居颐养，从心所欲，堂上一呼，阶下百诺，则此似为易易。清操家命苦形劳，菽粟往往不继，遑计药料，一暴十寒，调燮大费工程。至若风露经惯，些须外邪，驱之便去，即藜藿素虚，随与甘温重剂，一补而愈。或曰：人生斯世，行乐及时，维情维欲，贤不肖皆不免而难戒。但他病肢体疲癃，诸缘放下，不戒犹戒也。目病虚实皆火，精力时与平居争强，所可守者其身，而不可问者其心，戒犹未戒也。必不得已而去，不知何者为先，曰怒与色，下而赌。盖怒似风狂，于象为雷，语曰雷自木发，枯根引之。且雷风相搏，非木不助其威。是以圣人作易，凡涉乎震体者，示警尤严焉。色为情祖，一名肾贼，人身脏腑皆火，赖此一点真水以滋之，岂可暴殄。丹溪曰：人心君火一动，相火即起，虽不交而精亦暗流。彼阴虚火动，不自将息，反假房事以泄其火，转恐火未熄而焰愈炽，焰愈炽则

---

① 允执厥中：谓言行符合不偏不倚的中正之道。《尚书·大禹谟》："人心惟危，道心惟微，惟精惟一，允执厥中。"

势益举，交益久，泄益多，宁有不竭之精，不丧之元者乎？赌搏，犯法伤财，而游民浪子视若性命，庭镜实不能解。谓其贪得使然，顾挥金若土，全不珍惜。谓其遣怀而致，却角气焦思，神常失守，甚而典卖净尽，廉耻不顾，其不为梁上君子几希。夫目为肝肾外候，未有外病而内无恙者。不去乎此三事，则轻证变重，重证变为不治。司是业者，当直言无隐，不则善为辞以讽之，或先是其所以取怒牵情之故，逮机投言进，徐徐以理劝其可止，自然气平心冷，用药任错综变化，靡不合道，虽症有不同而治效则一，庶本科无不起之病云。

暑火燥热异同论

暑热同气也，昔分为二。燥火异体也，今合为一。李明之曰：静而得之为伤暑，动而得之为中热。盖谓闲逸人，偶憩广亭高榭，为水木阴寒所抑，天气不伸而伤暑。辛苦人负重劳作，耦耕远役，火暑迸逐而热中。王安道以静得者即是阴症，非暑也。邵行甫曰：暑与热同气而异名，大概谓日中火烈，行人趱程，未能便食，口体如烧，卒然昏蹶，不省人事，为中暍，名中热亦可也。素封家无长幼，寒暄皆不能耐，甫入夏即池亭水阁安其身，沉李浮瓜爽其口，昼则环冰挥扇，夜卧以竹簟藤床，炎蒸不来，清风满座，内有伏阴，外受凉气，汗不出则阴愈入而阳愈不发，一时昏晕，寒热交作，呕吐腹痛，乃夏月感寒，不可执暑令之说，而用治暑之剂也。三说行甫为优，安道次之。愚意大暑流行，无所不至，纵凉以冰扇水石，终不到凛冽地位，且外寒所遏，暑火不伸，则寒为标，热为本，只先以轻清散其表，继以凉平清其里，终以辛甘温遂其初，无不愈者。若便名阴症，名感寒，一用辛热之物，亦已过矣。神静阴生，形役阳亢。生阴者，脏腑天成之火，真火也。亢阳者，物欲过极，扰乱逆郁，脏腑之火迭起，名曰五志之火，邪火也。天成之火生生不已，五志之火乃能为病。火分邪正，燥一于虚。经曰：诸涩枯涸，皴揭干劲，皆属于燥。河间曰：风、热、火，同阳也；燥、湿、寒同阴也。第燥金虽属秋阴，而异于寒湿，反同其风热。东垣曰：饥饱劳役损伤脏气，及食辛热厚味，助火耗血，致真阴亏少，便难燥结。然亦有风热阴阳，临事当分别主治。如火盛风生，风能胜湿，风燥也。风胜生热，耗其津液，热燥也。阳实阴虚，丙火熬干癸水，阳燥也。风劲清肃，燥气人里，出于皮肤，阴燥也。若夫内外发热，暑、火、燥皆有之，望、问不得其情，须征以诊切。客感风寒发热，脉浮紧，头痛鼻涕，明知其热在外，汗之而已。内伤饮食发热，脉滑数，胸满噫气，明知其热在内，消导则安。热发脉无神力，四肢倦怠，有汗，不恶寒，此劳损表里虚症，补养自退。阳虚发热，不任风寒，自汗，脉浮濡或大而无力。阴虚发热，脉数而微芤或涩小，多作于午后。郁热者，手足心热，肌肤不甚热，热不伸越也。烦热者，即虚烦躁热也。痨热者，其热在骨，骨蒸热是也。总而言之，热有虚有实，虚者燥，实者火也。热有中有发，中自外来，发由内出，虽欲合之，焉得而合之。暑热之中人，发于症为火，是暑即火、火即暑也。火威之炎烈，冷物近之必热，是燥即火、火即燥也，虽欲分之，焉得而分之。嗟夫！暑火燥热，体气异同如此，昔分今合，固在圆机者默相商榷也。故谚有之曰：后之视今，犹今视昔，此合彼分，是二是一。

头　风

头风即首风也。经曰：首风之状，头面多汗，恶风，当先风一日则头痛甚，至其风日少愈。一风气循风府而上则脑痛，曰脑风。经曰：头风者，本风寒入于脑髓也。头痛数岁不愈，当犯大寒。其人素有痰火，风寒客之，则热郁而瞀闷，似痛非痛，曰头晕。有目花黑暗，视定犹动，且身转耳聋，如立舟车之上，起则欲倒，甚而呕吐，饮食罕御，此肝木为风所撼，鼓动其气，痰火随气上逆。倘因吐衄、崩漏而致，此脾虚不能收摄血气，使诸血失道。或酒色过度，肾虚不能纳气，逆奔而上，或虚极乘寒得之，曰头眩。若头暴痛不可忍，有如劈如绞者，但名头痛，深而久而愈，名头风亦可。痛风必害眼者，经曰春气在头，风气通于肝，肝窍开于目故也。要当首辨六经，次厥痛、偏痛、真痛，次血虚、气虚、湿热、寒湿不等。如太阳头痛者，恶风寒，脉浮紧，痛在巅顶两额角；少阳头痛者，寒热往来，脉弦，痛连耳根；阳明头痛者，发热自汗，脉浮大，痛在巨阳穴，连目眦齿颊；太阴头痛者，必有痰，体重或腹痛，脉沉迟，头重；少阴头痛者是寒气逆，为寒厥，脉沉小；厥阴头痛者，吐痰沫，厥冷，脉浮缓，痛引目系。此六经头痛多挟外邪也。血虚头痛者，自鱼尾上攻，脉浮而无力；气虚头痛者，耳鸣，九窍不利，脉沉濡；湿热头痛者，心烦恶热，头重而天阴转甚；寒湿头痛者，气上而不下，或时泄，近湿热之物则稍松；偏头痛者，邪正相持，势不中立，邪气运行，正气则壅遏而痛，在左主风、主血虚，在右主气、主痰热，亦间有虚寒者；厥头痛者，所犯大寒至骨髓，髓以脑为主，脑逆故头痛，脉沉迟；真头痛者，痛甚连脑户，手足寒至节，脉迟极而止，旦发夕死，夕发旦死。此七种头痛多由内生也。外此，若眉棱骨痛甚，既而上攻头角、下注目睛者，有属心肝壅热，有属风痰上逆，有湿气内郁，有风寒外挟。才见光明则眶痛者，此肝虚。痛而眼不可开，昼静夜剧，此脾胃停饮，土木不和。头痛旋去旋来，倏在此一点，在彼一片，此下虚上实，游风流火。丹溪曰：头痛多主于痰，甚者火，有可吐，有可下者。此未窥全豹，不可轻从。执事者必先视其所挟，究其所因，定以经络，参合脉理，然后施以某阵某方，庶可差救其弊。中工知头风于目不利，绝不考其所自。粗工只就目论症，连头风都不识得，甚至有妄乱激成头风者，为之太息。是故本集于风之一字，言外三致意焉。头风虽另列症内，终乎分辨不清，因不厌琐细，谨编如上，兼志其眩晕、头痛云云。

治病必求其本论

家师尝讲《内经》，至“治病必求其本”之句，余于言下顿悟，乃瞿然而起，喟然而叹曰：有是哉，轩岐之入人深也。一贯之传，宁必口授者之为有得耶？刍荛①之言，敢请尽陈于前席。曰：夫目本阴阳五行，相生相配而神明，少有偏损，六淫之客气乘之，其所以为疾者，固非见症医症之所能治也。经又有曰：资其化源，则求本之义著则明矣。故夫脾土虚者温暖以益火，肝木虚者濡润以壮水，肺金虚者甘缓以培土，心火虚者酸收以滋木，肾水虚者辛润以保金，此顾母之本也。木欲实，金当平之；火欲实，水当平之；土欲实，木当平之；金欲实，火当平之；火欲实，土当平之。此对待之本也。金为火克，泻心在保肺之先；木受金残，平肺在补肝之先；土当木贼，损肝在扶脾之先；水被土乘，清脾在滋肾之先；火承水制，折肾在养心之先。此闲邪之本也。金太过则木不胜，而金亦虚，火来复母之仇；木太过则土不胜，而木亦虚，金来复母之仇；水太过则火不胜，而水亦虚，土来复母之仇；火太过则金不胜，而火亦虚，水来复母之仇；土太过则水不胜，而土亦虚，木来复母之仇。皆亢而承制，法当平其所复，扶其不胜。经曰：无翼其胜，无赞其复。此防患之本也。木极而似金，盖木高密则招风，风胜则折，非金伐也，宜泻青而

---

① 刍荛（chúráo 除饶）：意谓割草打柴，也指割草打柴的人。刍，割草也。荛，薪也。《诗经·大雅·板》：“先民有言，询于刍荛。”

兼导赤。火极而似水，盖火炙热则汗流，汗过则冷，非水伏也，宜降心而兼清脾。土极而似木，盖土湿则崩，燥则裂，非木疏也，宜理肌而兼调气。金极而似火，盖金熔则毁物，击则生火，非火炼也，宜泻白而兼利水。水极而似土，盖水凝则冰，冰坚则任重可载，非土填也，宜暖肾而兼平肝。此释疑之本也。至于热极则生寒，寒极则生热，譬诸天时，朔风凛冽，繁霜大雪，天必晴。南风烦闷，础润苔霉，天必雨。夏至一阴生，冬至一阳生，物极必反，理之自然，此变病之本也。大寒正盛，热之不热，倏忽往来，时发时止，是无火也。大热正盛，寒之不寒，昼见夜伏，夜见昼止，时节而动，是无水也。无水者壮其主，无火者益其源。经曰：诸寒之而热者取之阴，诸热之而寒者取诸阳，即此义也。此求属之本也。大热发躁，口舌燥渴，非阳症乎？倘视其面色赤，此戴阳也。切脉沉小而无力，或豁大不伦，此系阴盛于下，逼阳于上，假阳之症，试以假寒之药，从其性而折之，顷刻平矣。披裘向火，手足厥冷，非阴症乎？倘视其色滞，切脉微大而数，重按益有力，此寒在皮肤，热在骨髓，假寒之症，以辛凉之品温而行之，一汗而愈，此识症之本也。若乃六淫客气，虽有定例，第人感深感浅难以定论。仅谓风兼寒、兼湿当从温散，兼热当辛凉，独寒、温、热兼湿当燥渗，中暑从清解加益气，湿外受当温散，内生温补兼热当从清利。燥本枯槁之象，内伤者强半，当清温，不可过凉，盖凉属秋令，既戕戊土，复凌乙肝，纵得燥去，而土木焦槁耳。火之原，元在水中，与真精相为运用。火之邪，游行水外，与元气势不两立。故有火者，必元气伤者半，阴水亏者半，正治益炽，从治乃息。惟骤受外感，郁而成热，暂行凉平。此慎药之本也。夫目不求五行制化、阴阳六气之本，见红退红，见肿消肿，寒不应则热之，热不应则寒之，是疾不废而人速其废也。虽废乎证，其实废乎药也。况且世人之驱多真虚假实，本科之症多上热下寒，始而凉剂进之，上膈非不爽快，医者病者无不以为道在是矣。稍久则食减，又以为食不化而消耗之。再久热愈甚，烦躁愈加，痰嗽愈多，犹谓药力欠到，寒凉增进，而湿泄腹胀之疾作矣，改用宽胸快气。至此不败，将待何时！是故咳嗽吐血，时时发热，未必成瘵，服四物、知柏之类不已，则瘵成矣；胸腹膨满，悒悒不快，未必成胀，服山楂、曲麦不已，则胀成矣；面浮跗肿，小便秘涩，未必成水，气滞膈塞，饮食难入，未必成噎，八正、四苓渗利不已，则水成，青皮、枳壳消耗不已，则噎成矣；筋骨掣痛，涣散无用，未必成痹，睛久赤痛，沙涩难开，未必成障，搜风化痰不已，则痹成，发表攻里不已，则障成矣。成则不可复药，乃曰病犯条款。虽性命之重无可如何，是尚论眼目乎哉！所以治病必求其本，良有以也。总而言之，死以生为本，欲救其死，勿伤其生。邪以正为本，欲攻其邪，必顾其正。阴以阳为本，阳存则生，阳尽则死。静以动为本，有动则活，无动则止。血以气为本，气来则行，气去则凝。症以脉为本，脉吉则吉，脉凶则凶。先者后之本，从此来者须从此去。内者外之本，宣明者顺，潜蕴者逆。上下迭为本，病在上者，散之不得，必引而通之，使邪从下出；病在下者，伐之不得，必提归阳道，使邪从气化。缓急虚实互为本，病属于实，宜治以急，盖实者邪盛，苟不即逐，为祸蔓延，故治实有巧法而无迟法；病属于虚，宜治以缓，盖虚者精夺，惟一于补，且无近功，故治虚无巧法，亦无速法。若夫医家之本在学力，学力不到，不识现在，安能经方致远。尤忌者，不矜慎而自是。病家之本在隆师，遇士无礼，不可以得贤，曷望回天转日。尤忌者，好兼听而无断。是故列子曰：圣人不察已然，而察其所以然。淮南子曰：所以贵扁鹊者，知病之所由生；所以贵圣人者，知乱之所由起。此知本之言也。君不见栽花木乎？根本被锄，生机已损，未欲萎耳，不培植水土，而又修以刀剪，未有不槁而焚者。鄙见如此，不识有合于大道否。家师心初薄之，至是亦瞿然而起，喟然而叹曰：大哉论乎！闯然入轩岐之室矣。命笔之书，以俟精医学印正焉。

五脏苦欲补泻解

五脏各有天性，遂其性则欲，违其性则苦，本脏所苦为泻，本脏所欲为补。盖指水润下作咸，火炎上作苦，木曲直作酸，金从革作辛，土稼穑作甘。五味而言，如肝苦急，急食甘以缓之。肝欲散，急食辛以散之，以辛补之，以酸泻之。心苦缓，急食酸以收之。心欲软，急食咸以软之，以酸补之，以甘泻之。脾苦湿，急食苦以燥之。脾欲缓，急食甘以缓之，以甘补之，以苦泻之。肺苦气上逆，急食苦以泄之。肺欲收，急食酸以收之，以酸补之，以辛泻之。肾苦燥，急食辛以润之。肾欲坚，急食苦以坚之，以苦补之，以咸泻之。虽然苦者直行而泄，过苦则伤气，须咸以佐，辛者横行而散，过辛则伤皮毛，须苦以佐。酸者束而收敛，过酸则伤筋，须辛以佐。咸者止而软坚，过咸则伤血，须甘以佐。甘之一味，可上可下，土位居中而兼五行也，过甘则伤胃，须酸以佐。淡品无味，五脏无归，专入太阳，微利小便，过利乃伤，须统五味而消息之。知此数者，其于苦欲补泻益得共平，而心肝脾肺肾各尽其性矣。

品药制方治病解

万物皆药也。利而行之，无有窒碍，方书之所以作也。是故阴中阳，阴中阴，阳中阴，阳中阳，品药之性也。君为王，臣为辅，佐为助，使为用，制方之旨也。逆则衰，从乃制，经以时，权得中，治病之法也。辛甘味薄为阳，辛甘则发散，味薄则通，阴中阳也；酸苦味厚为阴，酸苦则收降，味厚则泄，阴中阴也；味咸气薄为阴，味咸则滋利，气薄则和解，阳中阴也；味淡气厚为阳，味淡则渗泄，气厚则温热，阳中阳也。必热必寒，必固必散，君之主也；不宣不明，不授不行，臣之辅也；或劫或和，或发或补，佐之助也；能升能降，能合能开，使之用也。殛①暴须夺，破留须行，溃坚须攻，除湿须泄，"逆则衰"也；热病用寒药而导寒攻热者必热，阳明病发热大便硬者，大承气汤，酒制大黄热服之类也；寒病用热药而导热去寒者必寒，少阴病下利，服附子、干姜不止，白通汤加人尿、猪胆汁之类也；塞病用通药而导通除塞者必塞，胸闷烦惊，小便不利，柴胡加龙骨牡蛎汤之类也；通病用塞药而导塞止通者必通，太阳中风，下利，心下痞硬，十枣汤之类也，"从乃制"也。惊者平之，劳者温之，散者收之，损者益之，"经以时"也；治远以大，治近以小，治主以缓，治客以急，"权得中"也。易曰：同声相应，同气相求，水流湿，火就燥，本乎天者亲上，本乎地者亲下，物各从其类也。为其从类，乃依类品药，缘药制方，按方治病，荡荡平平，与物皆春，功其成也。或曰：药阴则无阳，药阳则无阴，眼药杂沓，无用君臣佐使，眼病纯一，不必逆从经权，此齐东野人②，谓之瞽而惑于大道者也。

点服之药用须适宜说

眼科之药，外治曰点，内治曰服。有点而不服，有服而不点，有点服并行，此何以故？盖病分内外，治有轻重。内症已成，外

---

① 殛（jí级）：惩罚。《说文解字》："殛，诛也。"

② 齐东野人：指从事耕作的农民，此谓愚昧无知之人。《孟子·万章上》："孟子曰：'否，此非君子之言，齐东野人之语也。'"

象都无，不必点，惟以服药为主。假初起轻发，不过微邪，邪退之后又为余邪，点固可消，服药夹攻亦可。若内病方殷，外症又险，必须标本合理，故点服俱行。夫药所以补偏救弊，非不得已，二者都可不必。今人喜点恶服，或癖服毁点，壹皆见之偏也。总之，本重于标，点维从轻，所谓止其流者，莫若濬其源，伐其枝者，莫若断其根，扬汤止沸，不如釜底抽薪。标重于本，服维从轻，所谓物秽当浣，镜垢须磨。汗液盐卤，着刀剑必锈，不经磨砺，焉能利用。一执己之肤见，则标本遂乱，标本乱而病能愈者，未之有也。谚云：伐标仍审本，顾本勿忘标。主内失外谓之痴，治内失外谓之愚，内外兼理是为良医。

制药用药论

制药如理刑，出入寒热之间，生死所系。用药如将兵，整练生熟之际，成败攸分。铢黍之差，云泥迥隔，可不慎与？今之庸医，但见目病，即作火治，或难之，谬引非热不发、非寒不止之说为据，讵知本科有许多阴癒阳衰、假寒假热，当用甘温滋养之属，曷可独言是火而概施寒剂也。夫寒药伤胃损血，恐标未退而本先亏，本亏愈不能驱邪外散，久之必加甚。彼仍不省察，再投再煎，病变不可为矣。然亦不宜热，设是火证，投以热品，此浇油灭火，其焰尤烈。或性癖辛温，稍涉清凉便憎而怖，其伎俩去庸医远甚。若乃药之生熟，生者性悍而味薄，其行也急，宣剂用之，所以专其攻伐。熟者性醇而味厚，其行也缓，补剂用之，所以藉其资助。市医贵力不继，辄采鲜卉应急，弗思药有地道，本草不录则名号不正，而地道奚自，纵合式非王道耳。苟药气偏胜，而脏气能无偏绝乎？抑有以生药为嫌，专尚烹炼称奇。要知药有气味，水火太过则气味已易，而精英悉去，所存者特死魄耳，其才力既不及，而为政可冀有成乎？且药酸咸无升，甘温无降，苦寒无浮，辛热无沉，性也。升者纳以咸寒，则降而直达下元。沉者和以姜酒，则浮而上至巅顶。是性虽在药，而使在人也。故夫四郊多垒，非耀德观兵，不能睹雍熙之治①，车书一统②，非刑齐礼教，何以敦仁让之风。而曰用药如将兵，制药如理刑，岂虚语哉。粗工全不理会，居常生熟失宜，寒热互错，不致生者死而成者败也，鲜矣！噫噫！

辨病治病疑难说

辨病之难，不难于真正，而难于疑似。治病之难，不难于正逆，而难于反从。盖积在中，实也，甚则默默不欲语，肢体不欲动，或眩晕昏花，泄泻不时，皆大实有羸状也。正如食而过饱，反倦怠嗜卧也。脾胃损伤，虚也，甚则胀满而食不得入，气不得舒，便不得利，皆至虚有盛候也。正如饥而过时，反不思食也。脾胃虚寒，真阴症也，阴盛之极，往往格阳，面红目赤，口舌破烂，手扬足掷，语言错乱，有似乎阳也。正如严冬惨肃，而水泽坚冰，坚为阳刚之象也。邪热未解，真阳证也，阳盛之极，往往发厥，厥则口鼻无气，手足逆冷，有似乎阴也。正如盛夏炎灼，林木流津，津为阴柔之象也。所以前人有云：实见羸状，虚得盛候，误在补泻。阴症似阳，阳症似阴，毙于温凉。可不辨乎？其实亦易明，如真寒者厥冷、呕吐、腹痛、泄泻、小便清频，即有热发，必欲得衣，脉沉小或迟而濡，目得热气则少瘥；真热者烦躁喘渴，声音壮厉，大便秘结，小水赤涩，发热掀衣，脉滑数或大而有力，目痛畏光与热；假寒者身虽冷却恶衣，便热且难，心

---

① 雍熙之治：谓和乐升平的盛世。雍，和谐。熙，兴盛。

② 车书一统：意谓车乘的轨辙相同，书牍的文字一致，表示文物制度划一，天下一统。《礼记·中庸》："今天下车同轨，书同文。"

烦喜饮，上下气出，鼻秽，脉迟有力或沉而鼓激；假热者虽面赤身炽热，衣被不撤而神静，语虽谵妄，声息则微，或虚狂起倒，禁之则止，或蚊迹花斑而淡红细碎，或喜冷水而所啜不多，或大便不解而小水多利，脉虽数而濡，或浮大无根及芤弦断续；真虚者色惨形疲，精衰气怯，自汗不收，二便不禁，脉弱无神；真实者内结脏腑，外闭经络，气壅不行，血留为祸，脉形俱盛；假虚者状似羸而脉病争强，假实者病虽盛而正气大衰。治真虚者补，真实者攻，真寒者温，真热者凉，是谓正、逆。假寒者清其内热，内清则浮阴退舍。假热者温其真阳，中温则虚火归原。假虚者正气既无损，当直去其邪，邪去则身安。假实者邪气虽盛，当兼补正，正存则不致大患。且补中自有攻意，世未有正气复而邪不退者，亦未有正竭而命不倾者，万不得已，亦宜从轻从缓，寓战于守。斯可矣，是谓反、从。要之，能胜攻者固实证，实者多热，药虽寒无虑。不能胜攻者便是虚，虚者多寒，药非温热恐呼吸变生，转应无及。是故疑似之症，神色不足凭，当参以脉理。脉又不足凭，当察其禀受，喜温喜凉与夫痰、汗、便、溲，恶寒恶热暨病之久新，药之误否，然后下以汤剂，虽不中，不远矣。若乃塞因塞用、通因通用、热因热用、寒因寒用、用热远热、用寒远寒者，如脾虚作胀，治以参术，脾得补而胀自消；肾虚气逆上，治以五味子，肾得补而气归元，逆满自平，塞因塞用也。伤寒挟热下利，或中有燥粪，用调胃承气下之乃安；滞下不利，用芍药汤通之而愈，通因通用也。药本寒也，而反佐之以热，药本热也，而反佐之以寒，俾无拒格之患，经所谓必先其所主，而伏其所因，其始则异，其终则同，热因热、寒因寒用也。寒病宜投热药，热病宜投寒药，仅使中病，勿过用焉，过用转恐为药伤矣，经所云久而增气，物化之常，气增日久，夭之由也。用热远热、寒远寒也。已上诸法，亦从治之大凡，扩而充之，惟在明良者触类而已。

故曰病无常形，医无常方，药无常品，顺逆进退存乎其时，君臣佐使存乎其用，圣神工巧存乎其人。彼自用自专以正逆邪，适逢真病当不大谬。一旦临疑似之症，治应反从，若涉大海，莫知津涯，几微之间，生杀凛然。况是假虚之病不多见，而假实之症恒有，假寒之误通解，而假热之误不可救，一剂入口，五内迸裂。人非木石，言亦寒心。然又有反从而逆正，假病医至真病者，皆疑似之害之也。皓首穷经，不免一失，哀哉！故谨编其辨病治病之至难者，以告后人，仁以为己任者，当必引为同心。

开　　导

开导之理同乎战，请以战喻。今列阵图八：盖百会、后顶、攒竹、睛明、上星、内睑、左右风池、左右太阳也。内睑乃摧坚破垒之先锋，其任居一。太阳、风池，攻其左右翼也，任次之。上星绝其粮道也，后顶断其归路也，粮绝路断势必北，壮士正可效其命力。百会捣敌之巢穴也，凯旋虽速，乘险而征也。睛明、攒竹特击其游骑耳。斩寇立功，端不外此八者。所谓不入虎穴，焉得虎子者也。伊人形实病浅，攻其内则邪自退。倘六阳炽盛，头痛目伤，或肿胀瘀肉，药力不及，不能开导以宣泄其壅蔽，吾知其焦槁不在期月，而在时日之间也。或谓开导如遇鼠窍，人寡势弱，我塞窦而贼擒矣。设群盗凶獗，迫无出路，必有击触之变。所谓与其闭门截捉，不若开路逐之之为善也。嗟夫！由余之说，是美开导之法，由或之说，是慎开导之用，语似异而意则一也。医昧于轻重缓急，以辟止辟，当行不行，而以暴易暴，可止不止。方诸谋士，则蒋干往复东吴，安得不没全军于赤壁！穴法谨详于下：

百会　一名巅上，在前顶后一寸五分，直耳尖上对是穴。头风急痛，用艾缠毫针刺及骨，燃着，火尽痛不止，再灸三五壮。

上星　一名神堂，在鼻直上，入发际一寸。头痛睛痛，仍用前法针灸，更宜三棱针出血，以泻诸阳暴气。

风池　在脑后发际大筋外帘陷中。偏正头痛，颈项如拔，毫针刺三分，灸三壮。

太阳　一名瞳子髎，在目外去眦五分许。目暴赤肿痛，及头风头痰，气脉即现，按之翕翕动作，宜疾砭一二下出血，不愈再灸。

后顶　一名交冲，在百会后一寸五分。仍先刺后灸。主治颈项强急，额颅狂痛，偏风目眩。

内睑　即肉轮，肿极血瘀，睛痛难忍，宜三棱针向上胞重砭出血，下胞仍轻刺一二下不妨。

攒竹　一名夜光，两眉头尽处是穴。赤肿不退，无妨略砭出血。目瞤动，火针亦可少施。

睛明　一名泪孔，在内眦头外一分宛中。目痒而眩，迎风泪出，毫针刺，艾炷再换，禁灸。

砭针古用石锋，今代以三棱钢，故刺亦曰砭。毫针一名火针，灸乃艾丸子灼肉之谓，本经统名开导。世人罕得心传，余粗知一二。然当险恶之症，服药渐退，不用斯法居多，知犹未知也。且经曰：察其所痛，以知其所应，常就痛处而施之，无不愈者。书载通身经络，按图指病，万千其名，而针法不讲，虽有三分五分之数，如头面诸穴，皮骨相着，那能刺入许多。眼前大道荒谬不合如此，特正之。其分寸非黄钟累黍之尺可得，须本病人中指中节为则度之。若遇笔头虎头二公，又当亿中，不可以矩步①相绳。

---

① 矩步：端方合度的行步姿态。形容举动合乎规矩，一丝不苟。

钩割针烙

原夫钩、割、针、烙之术，仿黄帝九针所作，闻自汉华元化先生得来，一云龙树山人，未知孰是。出险拯危，功效最速。本科专此，实泻利郁滞、剪除横逆之一法也。如钩，先须认定何处皮肉筋膜浮浅，可钩不可钩，即手法亦随病之轻重行之；如割，在土、金位，患攀睛、鸡冠蚬肉、鱼子石榴等症者可，大眦头一块红肉，乃心之英华，误犯则血脱而盲，或元气薄，及燥急湿盛，因而惹风，必为溃、为漏、为枯陷。风轮肉蚀，钩得便割得。其丝血厚蔽，略略剔去外边秽瘀与峰起者。贴睛浅障，耐心磨濯自消，若性急取快，恐怕膏流珠碎。针即针内障、拨反背、刺痰核，暨开导砭灸之针，详于本症本论，不复胪列。至于烙，只能治残风弦烂重而久不愈者，轻者亦不须。若障属血分，割如再长，务火烙以断之始平，且藉其能止血，不致亡阴。倘在黑白之间，切勿行。总四者之法，功效虽速，必不得已而用。全在心细胆大、手准力完，庶几无害于事。事后当按症用药，若欲补泻，各随脏腑所宜，否则气散血凝，䏝肉成疮，纵有今日之明，不久终为痼疾，夫然后起龙树、元化，尽黄帝九针之术，无能为也。噫！审诸。

五行邪正致病暨虚实传染统论

医科之事，惟目症治最繁。一以贯之，五行生克、内外感伤而已。第伤于内者必达于外，感于外者必传于内，一传再传，一达再达，则阴阳错乱，五行杂见，外感者几为内伤，内伤者几为外感，生者等于克，克者等于生。专于斯者犹不能辨其精微，彼猎涉方书，安望其舍此无辜、伐彼有过，认真于虚、实、贼、微、传、并、自、合之病者哉！夫所谓虚、实、贼、微、传、并、自、合者，盖天地生人，禀赋大异，情好各殊。子国子①曰：人心之不同，如其面焉。惟其不同，以故忧愁思虑伤乎心，积为伏梁；形寒饮冷伤乎肺，积为息贲；恚怒气逆上而不下伤乎肝，积为肥气；饮食劳倦伤乎脾，积为痞气；久坐湿地，强力入水伤乎肾，积为奔豚。种种人欲，难以笔罄，此无病而致其病也。此所谓飞蛾扑火，自焚其身，岂蚕以丝、象以齿故也。况且阴阳戾气，无时无之，此中人最易相犯，今既已犯耳，自然各从其属而加甚，乃发为中风、伤暑、中痰、伤寒、中湿之五邪。五邪之来，又当有别，盖从前来者为实邪，从后来者为虚邪，从所不胜来者为贼邪，从所胜来者为微邪，自病为正邪。如心火，因肝木之邪所致，火生于木，是从后来。火中有木，木能克土，无土则水至而致火，故曰虚邪；因脾土之邪所致，土生于火，是从前来。火中有土，水不能至而火无惧惮矣，故曰实邪；因肾水之邪所致，水能克火，是从所不胜来。既不能胜，势必为祸，故曰贼邪；因肺金之邪所致，火能刑金，是从所胜来。胜应不能为害，然有反克之理，故曰微邪；心火自炎，无他邪相干，故曰正邪。假令心病由中风得之为虚邪，色当赤。何以言之？肝主色，入心为赤，入脾为黄，入肺为白，入肾为黑，自入为青。肝邪入心，故知色赤也。其病身热，胁下满痛，其脉浮大而弦；中痰得之为实邪，当喜苦味。脾主味，入心为苦，入肺为辛，入肾为咸，入肝为酸，自入为甘。其病身热体重，谵语，四肢不收，其脉浮大而缓；伤寒得之为微邪，当谵言妄语。肺主声，入心为言，入肝为呼，入脾为歌，入

---

① 子国子：疑应为“子产”，又字子美，人们又称他为公孙侨、郑子产，春秋后期郑人，公元前543年到公元前522年执掌郑国国政，著名政治家、思想家。语出《左传·襄公三十一年》：子产曰：“人心之不同，如其面焉。吾岂敢谓子面如吾面乎？抑心所谓危，亦以告也。”子国子，姬姓，名发，字子国，又称公子发，子产之父。

肾为呻，自入为哭。其病身热，洒洒恶寒，甚则喘咳，其脉浮大而涩，中湿得之为贼邪，当汗出不止。肾主液，入心为汗，入肝为泪，入脾为痰，入肺为涕，自入为唾，一曰自入为精。其病身热，小腹痛，足胫寒而逆，其脉沉缓而大；中暑得之为正邪，当恶焦臭。心主臭，入肾为腐，入肝为臊，入脾为香，入肺为腥，自入为焦。其病身热而烦，或心痛，其脉浮大而数；此经与彼经齐病曰合；一经、二经病，一经罢而一经加甚曰并；传即五邪往来；自乃正邪别名，自我、因他，圆融昭鉴①。病虽变幻万端，亦有以宰制之法，此上工所以知将来而治未病也。是故古人立言垂训，制方疗病，有病源即有病症、有病名。后人顾名思义，援症投药若合符节，何莫非造化枢纽。但其理深不易穷，博而难约，无以豁浅人之胸次，故各家医集具在，蛛网尘封，从未有翻阅到底者。愚妄以意逆志，始以论说，继以诗词，以图象以注释，有不能言语形容者，必旁求曲喻，务使伤感浅深，病症内外，悉寓于短章尺幅之中，一览了然，不遗余蕴，不生厌渎而后已。苏子曰：惟求疾愈，何必困医，意在是也。若夫心病者愈在季夏，季夏不愈，甚于冬，冬不变，持于春，起于夏。又病在心，戊己愈，戊己不愈，加于壬癸，壬癸不变，持于甲乙，起于丙丁者流，此经所谓邪气之客于身也，以胜相加，至所生而愈，至所不胜而甚，至所生而持，自得其位而起。亦五行生克之理，乃症治后一着事，专于斯者，又不可不知此也。已上诸说，举心为例，余可类推，非先主而后臣也。其脏如此，其腑可知，非重脏而薄腑也。篇中虚实二字，须毋执着，尤不可轻易放过。经曰：必先度其形之肥瘠，以调其气之虚实，此以形体别虚实也；又曰：邪气盛则实，形气夺则虚，此以邪正别虚实也；以饮食言，曰：谷盛气盛，谷

---

① 圆融昭鉴：圆融，佛教语，破除偏执，圆满融通。昭鉴，明鉴。

虚气虚；以血脉言，曰：脉实血实，脉虚血虚；至云邪之所凑，其气必虚，留而不行，其病则实。分疏到此，无隐不彰矣。进而论之，实者邪实，虚者正虚。邪虚正实，邪实正虚何则？夫人真元不亏，邪何能入，即入亦不甚深，略用清和之品，其病立退。凡用大热大寒之剂者，皆正气素虚而邪气暴实也。若虚实只从前后来论，则百病但有传与，而无自受耳。若虚实壹作气血衰旺看，则百病但有内伤而无外感耳。且虚必议补，邪虚正实，早用恐养奸贻患；实必须泻，邪实正虚，数进恐喜攻增气。谚曰：实实损不足，虚虚益有余，盲人骑瞎马，夜半临深池。其机如此。即就此机而参之，思过半矣。呜乎！医者意也，药者却也。却病之方，不外补泻，得医之意，无非虚实，能知虚实，定以补泻，医事尽之矣。更不必阴阳五行，一以贯目症之繁。

卷之一下

证治语略

凡病有证，审视务须精详；各症有因，问切益宜端的。上医体天运，治将来；中工合时宜，验现在。在左主血主阴，在右主阳主气。阳溢外发，势必暴而数变；阴盛内攻，祸少迟而延传。右传左，血气两争，阳盛则旦烦夕静；左传右，风火交逼，阴虚每夜剧昼宁。肥人中缓，肌理纵，气不充固，不充则生寒，寒生湿，湿生痰，故肥人多痰，而外邪易入；瘦人中燥，肌理微，血常枯涸，枯涸则生热，热生风，风生火，故瘦人多火，而内伤数见。伤风者恶风，风伤卫，多发热头痛，自汗泣出，再伤暑兼恶热；伤寒者恶寒，寒伤荣，或暴赤肿痛，无汗涕流，假恶谷兼夹食。诸痒属风，痒罢而痛不可忍，兹久风变热；诸痛属火，痛极加泪多头痛，此热盛生风。肿满主湿，但湿淫上甚，时痒时痛便为淫热；收引为寒，倘瞤惕振掉，有热有汗当责风邪。要知邪轻则痒，邪重则痛。病来亦痒，病去亦痒。大病后昏，精气未复；初针如眊，神水犹浑。隐隐涩疼，只为阴虚火动；绷绷紧急，多因土燥风生。气滞弥漫，头奇痛，轮红于火，赤脉大小纵横，此凶妄之症，宜速针导；血瘀灌涨，视不见，泪热如汤，碧水黏稠硬结，虽虚寒之人，切忌火攻。睛高而多紫脉，彼哉暴而间少；睑陷及有斑黡，之子虚与湿兼。兼胎凝血气不行；因产决荣卫靡足。不行蕴热；不足增寒①。是故，阳虚则外寒，盛则外热；阴

---

① 增寒：即“憎寒”。增，通“憎”。《墨子·非命下》：“帝式是增。”毕沅《墨子集注》：“增、憎字通。”

虚则内热，盛则内寒。风寒外薄，个中亦发火燥，而火燥之后卒又归于虚寒。此其大意也。若夫病候既成，离宫虹现，火盛立贯风轮；干廓眵凝，气痿翻如泉出。彩云捧日，血为邪盛，非肝木之为魔；白翳混珠，阳被阴抑，岂肺金不务德。气满则火天夺日；风高而春水扬波。赤丝撩乱暨木晕，泛火为殃；阴阳嫌隙致气乖，流痛如刺。寒湿留中，而天水昏黄。不然，天五之土为火所焚，阳黄也；地二之火为水所溺，阴黄也。风热不制，而眦帏赤烂。否则，痰饮上甚转为热淫，湿而烂；津液内涸春气不潮，燥而烂。时见流星，色欲伤乎肾气；偶出鲜血，邪火郁在肝经。豪士酒狂，湿热熏蒸，多赤黄瘀肉；骚人情侠，精血亏损，会昏惑生花。血溢为疮，心火炽热及其子；粟疮湿热黄而软，椒疮风热硬而红；热淫成漏，肝木强风游于脾；阴漏定南盈北竭，阳漏拟中热外淫。迎风冷热泪流，肝虚引邪；无时左右泣出，肾衰发燥。火胀大头分风热、湿热，风胀痛，湿热虚起，谨防睛凸与身灾；怕热羞明有血虚、火燥，火怕热，血虚羞明，须知脾实亦怕热。胬肉本胃盛心劳，浪臼奇经客热；目疡纵此轻彼重，总为五脏主邪。倒睫悬球，肺虚脾惫；口㖞睑动，血竭风生。偏正头痛，为风扰阴阳；前后顶疼，盖邪居督任。至乃小儿疾作，荣卫无根。胎风兮赤烂；胎毒兮斑疮。血气虚而生风，㖞斜不免；风火旺而停饮，翳障横生。痘疹多凶，浊气伤清和之气；疳积无治，生源失养化之源。白睛带朱霞一抹，心血妄行；气轮变蓝靓八分，肝邪蒸逼。热郁风旋，看怒蟹横睛；血瘀火炽，恸海螺出壳。闭目不开筋纵乎；戴眼直视系绝也。瘈疭翻腾，惊风天钓；辘轳转展，风火回旋。不动而黑睛自摇，知成疯痫；无故常肉轮连眨，欲作肝疳。他如水轮散大，非风即痰热相催；金井敛小，乃神与精气有损。脑筋如拽，脱或偏视，预防反背；头痛似劈，寻而鱼目，窃恐长垂。黄液上冲、白膜中蔽，实似胀而非脓，及鸡冠鱼子，壹皆火土作梗；

凝脂翳变、花白翳陷，肥浮嫩而易长，与大小雷头，当名风火挟痰。干涩为心肾烦躁，加痛则翳蚀；萤电因阴阳混淆，愈虚越夜光。视歧见妄，火退仍复如初；天旋地倾，日久不能复转。冰壶秋月，虚潭成月，气结精伤；逆顺生翳，阴阳两翳，膏凝瘀滞。浮萍、聚星之障，风热时来去，故时隐现；流金、偃月之说，寒湿在气轮，而交风轮。已蚌合，头更痛，则土木相持；未杯覆，睛先损，乃风火交并。此数者，皆难治之症也。且尤有甚焉者，青盲、暴盲，百少三痊；乌风、绿风，万无一治。内障乃七情潜伤；阴风则虚阳下陷。风轮稍破，有药难完，况且陷入下去；瞳子若焦，无方可救，漫云突出眶来。所以翳赤如朱，都围紫筋缠绵；障滑如磁，周遭红色净尽。与夫能近怯远、能远怯近、气翳、气轮落、神悴、神水枯、皮急、睑废者，不能治也。嗟夫！远年瞽目，针药能开，如无造化，唯唤奈何矣。务宜心细眼明，知轻识重，病端杂出，究合、传之变境；药饵不效，急苦、欲之先施。如土洁而干，绝无苔莓，何事崩裂；脾温且厚，自然运气，哪得停痰。木喜条达，荫密则叶落虫生；火本发荣，蔽郁徒有烟无焰。金弗畏火，肺病故不羞明；水可作镜，肾足准能照物。如此推类，左右逢原。原夫身之害，睛之损，由于渐，起于微。欲无其渐，防制其微。补、和、攻、散，既了然于胸中，钩、割、针、烙，自无误于指下。指下既清，合明指面。左脉大数，心火正旺；右脉如是，火又乘金。浮数微弦，风木方刚；弦而兼滑，木来克土。春夏独见沉小，寒阴不升肾水；秋冬倍加弦数，阳水上挟木邪。沉迟本阴寒，涉缓可温散；浮数为阳热，如濡须清温。滑系热多痰盛，涩恐气滞血枯。总之，病实脉实，胃气冲和；病实脉虚，先调脾土。虚有五：脉细、皮寒、气少、泄利、饮食不入，喜粥浆进而泻止；实有五：脉盛、皮热、腹胀、便秘、瞀闷谵言，期前后通而得汗。病在于阴，阳如虚者，从阴引阳，得阳则火下归原而阴自谐；病在于阳，阴如虚者，从阳引阴，阴胜则生气于精而阳潜伏。在表勿攻里，恐邪乘虚陷入，开鬼门乃所以除风散寒；在里休虚表，汗多常致亡阳，洁净府何莫非安神养血。痰燥治火，无效须理气；水饮理气，不及当补火。子能令母实，泻子即急治其标；子能令母虚，补母正缓顾其本。神不足温以气，精不足滋以味。气亢血错行，理宜泻火；阳衰阴随走，法用温中。毋致邪，毋失正，药斯当，而病斯起矣。略陈管见，编就兹篇。专是业者，请究心焉。然而作家巨手，临症圆机①，神而明之②，又在乎人。

目不专重诊脉论

窃闻人有是病，即有是脉，此大概言之。其得心应手全在审视，未必专尚乎诊也。如病目，必视其症为外为内，必审其何因而致，所伤之风邪在何脏腑，得其情而后切以印可，治无不当。但诊惟外之手，即欲理会方药，不以人性命为儿戏耶？语曰：学医人费解皆脉之使之也。间亦有切而知者，仅谓之巧中。然施于本经，十失八九。盖医门之事，目与五行最为亲切，药之优劣当面定夺，万难藏拙，非比别病之无对症，而可以横口不根③，夸张脉理。试匿青盲妇，令当家诊之，其上、下、来、去、至、止，曷常与平人迥异？诳以赤肿必作风热处方。讵知目不能治，而身之元无恙耶？是故舍可见可闻之耳目，而凭一无形无影之手指，

① 圆机：意谓见解超脱，圆通机变。

② 神而明之：意谓玄妙之事理。《易·系辞上》："化而裁之，存乎变；推而行之，存乎通；神而明之，存乎其人。"

③ 横口不根：随口而言，没有根据。横口，随口，信口。《列子·黄帝》："九年之后，横心之所念，横口之所言，亦不知我之是非利害欤，亦不知彼之是非利害！"不根，没有根据，荒谬。《汉书·严助传》："朔、皋不根持论，上颇俳优畜之。"

其症候必猜度拟议之，而用药亦猜度拟议之药尔。庸医误人，孰有甚于此者！李时珍曰：医病两家咸以脉为首务，不知脉乃四诊之末，上士欲会其全，非备四诊不可。孙思邈亦曰：未诊先问，最为有准。是则百病之不可恃乎脉也明矣，况目乎？不宁维是，夫人百骸九窍，皆丝脉联络以通血气，自项至踵，周流不息。凡骨节之间皆有之，但手腕较著，以便诊耳，未必十二经络左右平分，分则尽总于此，一寸二寸，如发如缕，似气非筋之脉。即使尽总于此，病人之臂有长短，医人之指有大小，倘前后失序，不几以神门为尺，以人迎气为关耶？病人之脉有常变，医人之气有疾徐，倘呼吸不匀，不几以三至为急，以五至六至为缓耶？前人不计及此，漫演为奇经，为太素，为广经、孙输络，为状尖、圆、长、短、扁，为辨高、章、纲、惵①、卑、损，愈阐愈凿，愈凿愈元，而脉之本源尽失。孟子曰：道在迩而求诸远，事在易而求诸难，此之谓也。乌呼！之数人者，妄出一己之私见，以欺天下后世之耳目。而索隐行怪之徒，神其说以射利，至今习俗成风，虽儒医亦用而术。屡欲条陈荒谬，以靖流弊，恐世人以假遇假，实论相参，则是非争起。且谓医家之诊切，犹兵家之旗鼓。夫旗鼓何助于战，乃所以扬威陷阵者，端赖此耳。又子从事渔猎，而废网罗之具，是自败其道也，姑仍旧本而已。至若《太素》一书，务必屏绝。盖医家以岐黄为祖，所论脉不过察病情、决生死，未有所谓太素也。神明如仓公、扁鹊、仲景、叔和，亦无所谓太素也。彼何人斯？不惟测人之病情，而能占人之穷通；不惟决人之死生，而能知人之祸福。异端之说，攻之斯害，岂特载鬼一车②，

---

① 惵（dié 碟）：盈余。

② 载鬼一车：意谓混淆是非，无中生有。亦省作“载鬼”。语出《易·睽》：“上九，睽孤见豕负涂，载鬼一车，先张之弧，后说之弧。”

徒令人狐惑已也。爰立斯论，并商订脉体诊诀于后，读者不病其简，不责以狂，虚心周虑而转应之，自然不尚乎脉，自然巧合于脉。大概言有是病，大概即有是脉。

诊不专主寸关尺议

脉贵和平，过、不及皆病也，故诊法行焉。寸、关、尺，诊之所也，得其所，则天根①月窟②都在壳中。浮、沉、迟、数，脉之纲也，得其纲，则牛鬼蛇神奔会指下。何以言之？夫脉乃脏腑血气，附于经络之中，周流四体，至筋骨交接处则势少抑，故惕然而动。动如应节，犹溪流激湍，与水碓之自舂也。寒则动迟，热则动数，在表则浮，在里则沉，实则有力而长，虚则无力而短，虚极则微细而散，质清多细缓，质浊多大躁。凝神不分，合内外而消息之，则某病见某脉，某脉兼某脉，如浮而迟则表冷，浮而数则风热，浮紧风寒，浮缓风湿，浮滑风痰，浮躁火郁，浮小阳虚，浮芤失血，浮弦饮痛，浮止气结，浮濡阴衰，浮大虚热；沉而迟则里寒，沉而数则内热，沉滑痰食，沉涩血郁，沉濡阳衰，沉缓寒湿，沉紧冷痛，沉伏吐利，沉小阴虚，沉止积聚；迟而大则阳衰，迟而濡则劳极，迟伏重阴，迟滑假寒；数而大则重阳，数而滑则痰火，数小精败，数弦假热之类，朗朗如指上螺蚊，不难细数。乃顾自难其难，首以掌后高骨画定关位，三阴三阳挨次而配，虽褚澄曰：男子阳顺，自下生上，故右尺为受命之根。万物从土而出，故右关为脾，生右寸肺，肺生左尺肾，肾生左关肝，肝生左寸心；女子阴逆，自上生下，故左寸为受命之根，万物从土而出，故左关为脾，生左尺肺，肺生右寸肾，肾生右关肝，肝

① 天根：星名，即氐宿，东方七宿的第三宿，凡四星。
② 月窟：即月宫、月亮。

生右尺心。储泳曰：男女形气绝异，脉行于行也之间，岂略不少异耶？此诸氏之说为有理也。赵继宗[①]曰：心肺居上，为阳为浮，肝肾居下，为阴为沉，脾居中州，半阳半阴，半浮半沉。当以左寸为心，右寸为肺，左尺为肝，右尺为肾，两关为脾，所谓脾居五行之中，寄王于四时，不独右关为脾也。肝既为阴，岂宜在半阴半阳，半浮半沉之左关耶。命门即是肾，不当以右尺为诊。滑伯仁曰：小肠、膀胱、前阴之病当主左尺；大肠、后阴之病当主尺右。喻嘉言曰：大小肠，阴之至浊者也。浊阴居下，安可以心肺清阳并诊，列于两尺是矣。李士材曰：大小肠皆在下焦腹中，越中焦而候之寸上，有是理乎？合以左寸心配膻中，右寸肺配胸中，左尺肾配膀胱、小肠，右尺肾配大肠。张会卿曰：大小肠皆下部之腑，自当诊于两尺。然脉之两尺，左为水，真阴之舍，右为火，元阳之本。小肠属火，火居火位，当配于下之上；大肠属金，金水相从，当配于下之左。似各有卓识，总不出寸关尺三部之中，尽可阙而不问也。必依经曰，寸部法天，候胸以上至头之有疾；关部法人，候膈以下至脐之有疾；尺部法地，候腰以下至足部有疾，则三部合有三穴，只就此线之脉，而天地人均分，各责所属，有是事耶？必依脉诀，左寸候心、小肠，右寸候肺、大肠，左关候肝、胆，右关候脾、胃，左尺候肾、膀胱，右尺候命门、三焦，左寸、关中央候人迎，右寸、关中央候气口，左右尺候神门，则百骸资生与百病传感，不在脏腑而在手，一以治手之法治之，得乎？至陶节庵，寸关尺三部九候，浮以候表，沉以候里，中以候胃气，固是。第得浮则无中与沉，得沉则无中与浮，非惟达胃气不出，而九候先讲不去。平脉动而不息，未有以数而

---

① 赵继宗：字敬斋，浙江慈溪（今宁波慈城）人，明朝医学家。赵继宗将自己所写的三十三篇医论汇编成册，取名为《儒医精要》。

止。《难经》曰：脉必满五十为无病。《脉经》曰：四十投一至便是代，一脏无气，却后四岁，春草生而死。仲景曰：代脉动而中止，不能自还，因而复动。盖一脏气衰，而他脏之气代至也。夫“止不能还”即是止矣，“因而复动”即是还矣，何以言代。一脏无气，则四脏相因而绝，闻心绝一日死，肝绝八日死，脾绝五日死，肺绝三日死，肾绝四日死，人岂能活四年？代之之说亦难通。万一五脏递止，将教何气代之耶？更可怪者，凡诊由寸至神门，两手共十四部，浮中沉各三候，须去好些功夫，复欲计代脉千百余动，一日六时准消一半，即使自家耐烦，病人决无此精神。倘施之妇女，则瓜田李下①，人言不足畏欤？气口统两手而言，叔和独分于右人迎候旁取之，高阳扯配于左，且曰人迎强为外感，气口盛为伤食。外感散表，伤食攻里。夫脉体自有阴阳，诸经皆具表里，纵心肝居左，胡不可言里？而脾肺处右，又独无表症乎？依彼施治，未有不转轻而为重者。外微、细、虚、弱、短、散，少异濡小，而真元衰败同之，革、牢不似弦、紧，兼芤、弦、沉、紧即是。软弱皆濡也，不必别其浮、沉。促、结同止尔，何事尚论迟数。乃一一分列，则沉迟、沉数、浮滑、浮洪必将更有别名，脉学之无定论，有以也夫。然此雅不背义，但求脉之明，为脉之晦，加以尺寸自囿，翻觉渊深莫测，是以欲关疑不得，欲付模棱又不可，欲别著一集不能，人未必遽从，爰借习记习诵之书，端详研究，壹启习记习诵之悟，虽颇费心神，而为力亦甚省也。或曰：诊法历有绳墨，得诊之微，名贤难言，据若所论，脉其易明矣乎。且篇中特驳尺寸，不知何诊为的？曰：诊则仍旧也，可要

① 瓜田李下：即瓜田纳履，李下整冠，有被怀疑为盗瓜窃李的可能，比喻容易引起嫌疑的地方。语出古乐府《君子行》：“君子防未然，不处嫌疑间，瓜田不纳履，李下不整冠。”

当以浮沉迟数等。左右手圆通审脏腑，不当以两腕六部寸、关、尺疆界定脏腑。当就病而论脉，不当执脉以治病，如吾所辨释云云。嗟夫！血气附脉，脉附肌肤，过、不及诊而知之，立法之善也。以故有天根月窟、牛鬼蛇神之喻。彼徐徐途守辙，徒知有脉，而不知脉之源。不知脉之源则诊失所据，顾能决脏腑之和平，其谁欺？欺病人乎。又且脉在肌中，譬水行地下，无往不有，假如凿井得泉，而曰水专在是，岂理也哉？吴草庐知寸关尺非十二经所居之处，而又曰：两手六部皆肺之一脉也，分其部位以候他经之气耳。以矛攻盾，离道益远。李濒湖宗其说，且谓凡诊当以肺、心、脾、肝、肾各候一动，五十动不止，五脏皆足，内有一止，则知一脏之脉不至，据此推之，肺经一脉，分候诸经之气者，可心解矣。徒圆饰一代脉，毫无补于诊法。又诋王宗正《难经》图注肝肾从沉、心肺从浮、脾诊中州之非。多见其胸无真见，漫学人饶舌者也。虽然庭镜，直井蛙之窥，曷敢轻侮成言。切思古人之立法，未许人乖乱，原不禁人有所发明，故峭胆妄建议，读者辟易惊奇，而不究理之然否，此夏虫语冰①，不必强渠从我。

脉经题要

浮脉为阳表病居，迟风数热紧寒拘，浮而有力多风热，无力而浮主血虚。

脉自皮肤之上得之曰浮，阳也，金也。为病在表，瘦人见浮，两手相得，此肌薄。肥人得之，未有不病。

沉阴水蓄脉深潜，数热迟寒滑主痰，无力而沉虚与气，沉而有力积寒兼。

---

① 夏虫语冰：喻人囿于见闻，知识短浅。语本《庄子·秋水》：“井蛙不可以语于海者，拘于虚也；夏虫不可以语于冰者，笃于时也。”

脉自肌肉之下得之曰沉，阴也，水也。为病在里，伤寒阳证，两手沉而涩，难治。平人沉涩，此无阳，不艰寿，必艰嗣。

迟司脏病或痰搏，沉痼癥瘕子细看，有力而迟为冷痛，迟而无力定虚寒。

医者一呼一吸，脉来三至曰迟，为阴，为阳虚，为寒。二至、一至则又迟也，不治。乍迟乍数为虚火。

数脉为阳自可知，阳中虚实又须推，数沉而小销脾肾，肺病秋深亦不宜。

医者一呼一吸，脉来六至为数，为阳，为阴虚，为热。七至、八至则又数也，不治。若婴童纯阳之气，七八至为平脉，不在病例。

滑脉多由胃气衰，痰生食郁病具来，上为吐逆下蓄血，女得无碍定有胎。

脉来圆明有力，如珠之转旋，漉漉欲脱曰滑，阳中之阴也，土也。为实，为精聚，为阳气衰。滑而收敛，脉形清者为有余。滑而三五不调，脉形浊者为痰。妇人脉滑须有孕，一手独滑，防半身不遂。

涩缘血少或伤精，翻胃亡阳汗雨零，寒湿入荣为血痹，女非胎病即无经。

脉来三五不调，如病蚕食叶，如轻刀刮竹皮，既短而难曰涩，阴也，金也。为血枯，为精涸，为盗汗，为心痛，为不仁。平人脉涩，此真元不足。

紧乃热为寒气束，为痛为疮为中毒，紧细诸贤疝瘕，紧而虚大神不足。

脉来往有力，如转索劲急，左右弹人手曰紧，阴阳相搏也。为寒，为痛，为筋挛，为疮为毒。或问紧与数、迟与缓相等，子胡不约而为一？曰：迟数以数言，紧缓以形言，其别相远矣。

缓脉荣衰卫欠隆，因虚生湿更生风，然从脉里求神气，亦在从容和缓中。

脉应指散漫，如琴弦久失更张，纵而不整曰缓，阴也，土也。为病不足，为风，为表虚，为湿痹，为血少。若浮沉得中，从容和匀者，此脾之正脉。

小来累累细如丝，应指浮沉无绝期，春夏少年俱不利，秋冬老弱却相宜。

脉形减于常人一倍曰小，阴也。为病不足。小而急防疝瘕，乍大乍小为劳复。若平人两手小，上下来去皆从，此禀质之清，不在病例。

大非阳盛血应虚，相火炎炎热病居，脉满胃翻须早治，脱阴咳痢亦愁余。

脉形加于常人一倍曰大，阳也。两手上下自如，禀赋之厚，亦不在病例。若得病而脉始大，或久病脉暴大，此为邪盛。经曰：大则病进。又曰：形瘦脉大，多气者死，是也。

芤形浮大软而松，随按随无似没中，亡血遗精并盗汗，真阴不济假阳从。

脉浮大而软，重按则依微欲绝曰芤，阴去阳存，血脱之象也。主上下失血，遗精盗汗。

芤，慈葱也。《素问》无是名，刘三点①云：芤脉何似？绝类慈葱，指下成窟，有边无中。《脉经》亦云中央空，两边实。夫空与无中，是无胃气耳，何得又谓长病得之生，卒病得之死。

弦脉迢迢长且劲，甲乙二经皆受病，饮痰寒热症多端，胃气如无防毕命。

---

① 刘三点：即元代医学家刘岳，字公泰，号东厓，南康星子（今江西星子县）人，时号为“刘三点”，以其指抚按三下，即洞知受病之源也。

脉端直以长，挺然指下，绰绰如按琴瑟弦曰弦，阴中之阳也，木也。为病在肝，为寒在少阳，为流饮，为痛。弦而激为怒，弦而大为虚，乍迟乍数为疟。硬急如新张弓弦，此无胃气，如不食，土为邪胜，必难治。

伏持如失不无因，吐泻交加腹痛频，短气宿痰停饮食，个中消息认宜真。

脉重按着骨，指下才动曰伏，阴也，水也。为积聚，为瘕疝，为少气，为忧郁，为霍乱，为腹痛甚。伏数云热厥，从未经见，即见未敢遽用寒凉。伏迟而涩，阴极，为阳将绝。

止脉之因不用猜，饮痰气血食中来，数时一止阴消索，迟止真阳亦殆哉。

脉或数或迟，时一歇复来曰止，阴阳骤损之象也。阳极而阴不能和，数时一止。阴盛而阳无从入，迟时一止，上古名促、结。渐退者生，渐进者死。张长沙谓促、结皆病脉，其近于死可知矣。尚论迟止为癥瘕，为寒气；数止为气结，为痈疽，为狂，为怒者哉。

濡脉阴阳真气衰，湿痰寒泄递相催，多惊多汗精神惫，如此吾生岂有涯。

脉软极细极，如晴丝袅袅，虽有若无曰濡，阴阳俱损之兆也。为中湿，为自汗，为冷，为痹，为恐怖。病后老弱见之顺，平人少年见之逆。

躁形偪偪①举于皮，来盛回衰疾复徐，道是有余元不足，阴阳乖戾病岖崎。

脉若大若紧，疾徐无常曰躁，阴中阳、阳中阴也。为痛，为

① 偪偪：意谓真实，确切。偪，同“逼”。《集韵》：“偪，与逼同。”《礼记·杂记下》：“君子上不僭上，下不偪下。”

惊，为中酒，为暴怒，为跌打伤。劳复亏损精血，热战乎中，寒因于外，阴阳乖戾，亦有此脉。平人得之，其性必劣，汗下后发热、烦渴、脉躁难治。《脉经》诸法具备，奈何不及躁脉。殆所谓弦者躁，紧者亦躁，洪者躁，数者亦躁耶。

已上十六脉，虽由博返约，致精归一，而约而精之中，复有大相悬绝之境，未能一一详核。姑述数则以概其余。如浮为表矣，凡阴虚者，脉必浮大无力，岂可概言表而升散乎？沉为里矣，凡表邪初感殊甚，阴寒束于皮毛，阳气不能外达，则脉必先见沉紧，讵可概言里而攻内乎？迟为寒矣，凡伤寒初退，余热未清，脉虽迟而形带滑，讵可概言寒而温中乎？数为热矣，凡虚损之候，气血败乱，脉必数而躁，愈数者愈虚，愈虚者愈躁，讵可概言热而寒降乎？濡小固虚，而痛极壅蔽者，间尝有此，可骤补乎？弦伏类实，而真阴大亏者，必关格倍常，可消伐乎？又脉浮为表，治宜汗之，此其常也，而亦有宜下者焉。仲景云：若脉浮大，心下硬，有热属脏者，攻之不令发汗是也。脉沉为里，治宜下之，此其常也，而亦有宜汗者焉。少阴病，始得之，反发热而脉沉者，麻黄附子细辛汤，微汗之是也。脉数者，常用葛根芩连汤以清之，若数而厥冷为虚脱，非灸非温不可，全不管数为阳盛。脉迟者，常用干姜附子以温之，若阳明脉迟，不恶寒，身体濈濈汗出，则用大承气，那顾得诸迟为寒。阳实者，人知其脉浮大矣，至其极，反伏匿焉。此干之上九，亢龙有悔也。阴虚者，人欲其脉濡小矣，至其极，反躁疾焉。此坤之上六，龙战于野也。肺病得肝脉，虽云我克微邪，然本脏之衰可占也。经曰：气不足，则己所胜者，轻而侮之；心病得肾脉，固知贼邪克我，而经亦有气虚邪凑之说。凡若此类，是条目之余，另具纲领，设孟浪任意，不复以四诊相参，未有不覆人于反掌。区区寸关尺之微，而欲定脏腑百病，其失可胜言哉。

平人脉诀

欲识病脉，先审平脉，诊法乃得。

举浮而软按差长，禀得肝经血气强。

脉形浮缓有力，招招如揭长竿，为禀木气，为血盛，为春令。

指下清圆不是滑，心神王相须明察。

脉形溜亮微软，累累如循琅玕，为禀火气，为神王，为夏令。

去来敦厚土德隆。

脉形中和且平，悠悠如鸡践地，为禀脾气，为真元健顺，为令长夏、四季。

和缓轻清肺气充。

脉形轻浮微涩，聂聂如落榆荚，为禀金气，为气治，为秋令。

脉济以匀寻到底，天赋一生资肾水。

脉形沉实平均，朗朗如绵裹砂石，为禀水气，为精足，为冬令。

入手迟微或者沉，钟灵端的在三阴。

脉形沉细有力，小驶于迟，为禀阴气，为老年，为秋冬令。

三阳毓秀君知否，春夏时令行寸口。

脉形似大，微弦，少缓于数，为禀阳气，为壮岁，为春夏令。

胃气只缘脉有神，反关诊亦等常人。

脉形阳刚不躁，阴柔有力，病甚而不空不散，为有胃气，医可十全八九。脉形不在尺寸，而在关后，曰反关。位次虽异，诊则一也。李士材谓反关脉主贵，直可发噱。

死　　脉

连来三五为雀啄；

脉来三至五至一止，如鸟啄粟，未数粒辄惊顾少停，曰雀啄。

心绝。旧注脉坚而锐，如鸡之距①，如鸟之喙，脾绝。不知所谓。

半晌一至屋漏若；

脉来极迟极软，如雨歇漏滴，半日一点，曰屋漏。脾绝。

弹石来洪按即无；

脉来坚实迫指，切切如弹中人，曰弹石。肾绝。旧注脉劈劈如指弹石，是脉譬指、石譬肌肤，语焉而不详，此之谓与？

散乱不伦疑解索；

脉来头绪纷纭，如已拆麻绳，散而不收。少焉一缕坚劲，如循刃，曰解索。肝绝。

鱼逝浮时倏而沉，虾游沉中浮几跃；

脉来或散或断，时浮时沉，如鱼戏水，曰鱼逝。形曲而跳，沉静中忽鼓数下而去，曰虾游。肺绝。

鼎沸浑似煮羹初；

脉来极数极躁，如煎羹烹水，涌涌无少息，曰鼎沸。阴绝。

乍绝忽苏曰灯落。

脉来大，是愁人忽了了可意，如灯将烬复明，曰灯落。阳绝。又初持朗朗，已而大非，谓灯落。亦通。

八者见一觅天医，人间那得还魂药。

久病形神已脱，得斯八脉，虽上工无所用其伎。否则或有可救，无徒以一脉谬诊费人。

诸脉喜忌

中风之脉喜浮迟，数大弹指非所宜。

中风多虚，脉来浮缓是也。然虚近于寒，故浮迟亦可喜。弹指，有力之谓，且数而大则邪气深入，自不相宜中恶同。

---

① 距（jū 居）：意谓天寒筋脉抽搐，手足关节不能屈伸。

伤寒发热期浮大，涩小沉濡症不对。

寒伤皮肤，传里则热，故脉以浮大为期。反是便不对症，症脉参差，而凶逆显在言外温疫同。

汗后身凉脉静安，躁而加热治必难。

汗后邪解，合当脉静身凉。偏躁而热甚，此已汗，不为汗衰，故难治。

阳症得阴脉者忌，阴症见阳翻为喜。

阳症形实病实，风火了了，却见沉迟濡小等脉，势易进而退难，是以切忌。阴症终始虚寒，而脉忽浮大微数，亦属大患，恶乎喜？盖直中伤寒，阴气将除，一阳来复，间由此而遂瘥者，故云。

火暑二症大数娱，有力无力个中推。

热症脉数，因暑则浮大而无力，此正应也。若濡小相左，或见沉涩，所谓发热脉静。难乎！其为医矣。

疟脉初弦久则异，一般受病因风暑。

疟乃风暑客气乘侮脾土，土衰不能制湿，而痰饮生焉。无痰不成疟，此之谓也。且暑令伤气，气虚则脉虚，风游于内，痰应乎中，故脉不浮滑而得弦。疟脉自弦，非弦脉定疟也。日久亦能转换，随所应而克之无咎，但濡小不堪，复见止脉，天命其危已夫。

诸湿发黄暨积聚，浮大无妨休沉细。

胀满发黄，皆湿热也。积聚则又加实矣。故脉以浮滑大数为候，如得沉濡等状，此真气衰败，不可为已小便淋闭、三消同。

骨蒸热燥数而虚，躁大涩小殒其躯。

骨蒸之症，肌不甚热。但清瘦而五心烦躁，此元阴销耗，壮火内燔。脉数无力，治有瘥时。数而小，或涩或躁，匪劳成瘵，直可以订死期。

劳极诸虚及咳逆，弦躁贻忧浮濡吉。

症虚脉虚，增以劳极则精气耗损，应得浮濡。咳乃肺疾，脉浮亦为正象，兼见濡者，病将退也。外此皆为残贼，忧乎不忧。

头目暴疼平喘急，吾与浮滑嫌沉涩。

上证无非是风与痰耳，虽其中有虚实之分，而脉不外浮滑，假沉涩濡紧则气血枯瘁，为治不易成功。

泄泻滞下心腹疼，沉迟而小易还元。

泄利伤阴坏脾，痛则伤形，兼遏抑卫气，宜得上脉，且易瘥。苟浮大而数，是谓乱中，中乱则身必发热而成恶候，元还何日。

泻与吐俱名霍乱，却逢迟小元欲丧。

肠胃满而不实，今中有宿滞，则实而不满矣。猝以乖气混扰，自然上下相夺，维时脉浮大有力，足胜病势。间一止者亦无害，盖气血未宁，来去欠匀，非绝也。沉迟而小，洎厥逆舌卷，方不议治。

肢体无用木不仁，微濡而缓认宜真。

仁者木之全德，瘫痪痿痹皆不仁也。盖由气虚风中，痰泊厥阴经窦，故脉得濡缓为可治。弦大紧躁，虽能食不死，难免残废之忧痫症同。

疝则筋急弦紧现，痈肿溃未阴阳辨。

筋急肝病，疝系阴寒，脉见弦紧理也。痈疽未溃属实得阳脉，既溃则虚得阴脉，顺也。反此即为背逆，罔敢弗辨。

失血脉当芤缓小，蓄血居经滑大好。

芤有中空之象，失血者宜尔也。缓小亦属虚脉，故不妨杂见。倘数而大，病进自不消说金枪同。蓄血为有形实症，滑大则病脉相合，少差便涉虚衰，既不能自行其血，又难施攻伐之剂，欲速其去，不知卿用何法大便不通同。

带下得迟或缓滑，斯为本分无庸察。

赤白带下，均湿热也，故迟缓微滑为正脉。本妇荣卫不足，浮小已未为过。如数或躁，此火起九渊，恐相思结下，龙性难驯耳。

欲产如诊必离经，既产缓小未须惊。

欲产之脉，胎动于中，脉乱于外，必主离经。离经者，离乎经常之谓也。既产血气两脱，缓小固是本色，沉濡亦不算非分。要当留心调燮，毋使更变惊人。

兼胎产后伤风寒，勿与平人一样看。

胎前虽见表脉，不可轻易发散，古人用葱苏代麻黄、羌活等汤，可悟其理。逮传里热结，脉沉实，攻之终防犯胎，无已有蜜胆导引及外护之法。中寒脉迟，急需姜附，市医狃于动胎不用，不知药过炮炙，再有监制，自不妨事。产后唯一峻补，纵脉乱来，以末治之，所谓从症不从脉也。拘泥杀人，于此当发深省。

小儿初诞便有脉，诊来薄疾神得得。

初生婴孩，脏娇如花，故脉来薄疾。稍有感冒，或停乳食，精神便不清爽。而脉来亦无常，四诊之余，心参可也。古人以指纹形色验病，已多不准。窃谓色白疳疾，色黄脾困，阅小儿多矣，不曾瞥见此色。窃谓弯里为风寒，弯外为食积，夫脉纹曲直，有生即定，那能逐病转移。至云脉见得病，勿药而药，纹过三关不治，当药不药，不知断送如许。

小儿纹验

紫热淡红寒，青惊黑恶残，疳伤元且赤，脾倦碧如斓。鲜活长无害，粗牢短欠安，鱼骨珠蛇等，多事不须看。

小儿五岁以下，脉诊不定，惟看虎口食指纹色。第一节为风关，纹粗大而推移不甚动荡，病作；第二节为气关，纹如之，病深；第三节为命关，再尔，病笃。色紫为热，色红伤寒，浅红血虚，色青惊风，色赤元疳积，色嫣红而暗淡，脾气不荣，兼碧色必有湿痰，色黑中恶，或否多危。色鲜明而形质短细，无疾。五岁以上以一指横向脉门候之，六至为和平，加则热，减则寒。九岁以上，则依大人诊法。如身热脉乱，汗出不食，食则吐，此为变蒸，不在病例。其连珠、悬针、来蛇、去蛇、鱼刺、水字，即或间有此纹，亦天禀之异，未必别有所属。幼幼者，幸毋为是说自惑，因而惑人。

脉之理微，惟微，故耐人思议。思苦言长，元且凿矣。乃画定指面，印于他人皮肤，安能切中肯綮。庭镜以象参意，似为情理两妥，机清神静。凡有得于心，未必应诸手，得于手，不能宣诸笔墨者，皆可领会，夫亦何微不显。至若发明杂症，固与目经无涉，但囿于脉义，欲祛其疑，不得不尔。学者从此悟入，省却许多精力，且所全生命不少。

增易景岳补、和、攻、散、寒、热、固、因八阵小引

补方之制，补其虚也。凡气虚者，宜补其上，人参、黄芪等是也。精虚者，宜补其下，地黄、枸杞等是也。阳虚多寒，补而兼暖，附、桂、干姜之属。阴虚多热，补而兼清，天麦门冬、芍药、生地之属。有气因精而虚，当补精化气，而辛燥之品非所宜。精因气而虚，当补气以生精，而清凉之类万毋用。又有阳失阴离、水衰火泛，须互相调燮。故善补阳者，必于阳中求阴，阳得阴助则生化无穷。善补阴者，必于阴中求阳，阴得阳升而泉源不竭。总而言之，以精气分阴阳，则阴阳不可离，以寒热分阴阳，则阴阳不容紊。知缓知急，知趋知避，则不惟用补，而八方之制皆可得而贯通矣。

和方之制，和其不和者也。盖病兼虚者，补而和，兼滞者行而和，兼寒者温和，兼热者凉和。和之为义大矣，大难详说，略

指其当和与否。如阴虚于下，腰酸目暗，和以滋益，忌四苓、通草、石斛诸汤而渗。阴虚于上，目赤干咳，和以清润，忌半夏、苍术、细辛等物而燥。阳虚于上，睑浮膈饱，和以补，枳壳、厚朴、木香、槟榔禁用。阳虚于下，精夺视惑，和以固，黄柏、知母、栀仁、泽泻勿投。大便常泄，意水谷混融，以牛膝、车前、木通、牵牛载利载滑，谬矣，当和以微热。表邪虽解，谓汗过阳衰，以五味子、酸枣仁、黄芪、白术且敛且收，早矣，当和以缓散。气结实而迷闷，和以胶以膏，及甘腻食馔，恐滞而作痛，经闭久而发热，和以二冬、二地，或黄芩、黄连，愈凝而不行。诸动者不宜再动，如胞紫睛红及崩衄，血动也；睑靥弦烂及痰嗽，湿动也；胀满喘急，气动也；遗精盗汗，神动也。血动恶辛香，湿动恶寒苦，气动恶滞腻，神动恶散滑。凡性味之不醇，皆所当慎，其刚暴者，尽在不言而喻也。诸静者不宜再静，如沉迟濡小，脉静也；神昏气怯，阳静也；肌体清冷，表静也；口腹畏寒，里静也。脉静喜补益，阳静喜升生，表静喜温暖，里静喜辛热。凡品质之阴柔，皆所不欲，其苦寒者又在不问可知也。是故阳主动，以动济动，火上添油，不焦烂乎？阴主静，以静益静，雪上加霜，不战栗乎？火在上，升而益炽；水在下，降而遂亡矣。已上所论，未必尽皆中节，然大旨悉寓于斯，不能当局主和，何医之云？

寒方之制，为除热也。据古方书，咸谓黄连清心，黄芩清肺，石斛、芍药清脾，龙胆草清肝，黄柏清肾。今之学者皆从此，是亦胶柱法也。夫寒物均能泻热，岂有泻此而不泻彼者。但当分其轻清重浊，性力微甚，与阴阳上下之热，相宜则善矣。如轻清者宜于上，枯芩、石斛、连翘、花粉之属是也。重浊者宜于下，栀子、黄柏、龙胆草、滑石之属是也。性力之厚者能清大热，石膏、黄连、芦荟、苦参、山豆根之属。性力之缓者能清微热，元参、贝母、桔梗、地骨皮之属。大黄、硝石辈，去实郁之热。木通、泽泻等，去癃闭之热，兼攻而用。二冬、二地、梨浆、藕汁，去阴燥之热。黄芪、白术、人参、炙草，去阳虚之热，兼补而用。方书之分经投药，意正在此，然未及发明其旨耳。外如东垣升阳散火，此以表邪生热者设，不得与于斯论。

热方之制，为除寒也。寒之为病，有外来，有自生。如风邪犯于肌表，生冷伤于脾胃，阴寒中于脏腑，谓之外来，由来者渐，形见者微。都无所感，莫测其因，谓之自生。高明之士，能以阴阳为根本，常忧其衰败，无妄侵伐，则自来之寒与外来之寒皆在术中。是故有热方之备，以散兼热者，散寒邪也；以行兼热者，行寒滞也；以补兼热者，补虚寒也。按症选方，间有不相投者，或未知宜忌耳。如干姜能温中，亦能散表，呕泄无汗者宜之，多汗者忌。肉桂能行血，善达四肢，血滞多痛者宜之，失血者忌。吴茱萸暖下元，腹痛气凝者极妙，然莫妙于南沉。肉豆蔻温脾肾，飧泄滑利者最奇，终不奇于硫黄。胡椒温胃和中，其类近于荜茇。丁香止呕行气，其暖近乎砂仁。故纸性降善闭，能纳气定喘，止滞浊泄泻，气短而怯者忌用。附子性走不守，能救急回阳，无处不到，非甘与润剂相济，太猛。再则气虚症用香窜，见血症用辛味，皆不利之概也。虽然以热治寒，阴阳相制，不嫌纯一。若真寒者，略涉清凉便觉相妨，且宜急早图，维以望挽回。必待势不得已，尽热投之，恐阴气直中，元阳潜脱，死灰不可复燃矣。比医每以假热为真火，并前论俱不讲究，没字之碑利如匕首，不知杀人多少。

攻方之制，攻其实也。凡攻气者攻其聚，攻血者攻其瘀，攻积者攻其坚，攻痰者攻其急。火邪正盛，攻之未及，可以再进。攻之果当，不必杂补，盖杂补便相牵制。再进则火势乃衰。若病在阳攻阴，在阴攻阳，在表攻里，在腑攻脏，虚则实攻，真作假攻，此自撤藩屏，引贼入寇，谓之妄攻。妄攻者必先脱元，元脱不悟，死无日矣。是故攻之一字，仁人所深忌，正恐其成之难，而败之易耳。至如虚中有实，实中有虚，此又当酌其权宜，不在攻上则古。

散方之制，散表邪也。如麻黄、羌活，峻散者也。菊花、紫苏，平散者也。细辛、桂枝、生姜，温散者也。防风、荆芥、薄荷，凉散者也。苍术、独活能走经，去湿而散。橘红、前胡能清气化痰而散。凡邪浅者忌峻，热多者忌温，气弱寒怯者忌凉平。热渴烦躁，寒热往来，喜柴胡、甘葛，而呕吐泄泻者忌。寒邪在上，宜附子、芎藭，而内热炎升者忌。如此之类，进退无常，要在运用者转变入彀耳。若夫以平兼清，自成温散，以平兼暖，亦可温经。宜温者散之以热，宜凉者散之以寒，当于各阵求之，不可刻舟于此。

固方之制，固其泄也。如久咳为喘，气泄于上者，宜固肺。久遗成淋，精脱于下者，宜固肾。小水不禁固其膀胱，大便不禁固其肠胃。汗泄不止于皮毛固之，血泄不住于荣卫固之。泪流须固乙癸，眵流须固土金。因寒而泄者以热固，因热而泄者以寒固。然虚者可固，实者不可固，久者可固，暴者不可固。当固不固，溪流有时而涸，不当固而固，曲突终始然薪也。故录固方，以固不固。

因方之制，因其相因为病，而可因药而治也。如疔疽之毒可拔也，独不可施之疮痍。蛇口之患可解也，一定可愈其蜂尾。汤火糜烂肌肤，瘢可没也，刀枪仍效。木石损伤肌骨，断可续也，跌打无分。阳明之升麻，未有不走太阳、少阳，少阳之柴胡，未有不入太阳、阳明，观仲景麻黄汤可得其意。夫麻黄性极峻利，太阳经阴邪在表，寒毒既深，非此不达，设与之治，阳明、少阳亦寒无不散。第恐性力太过，反伤元气，又不若升麻、柴胡，故复有二方之制。非谓某经必须某药，万不可移易者也。由此推之，凡病之相因者皆可相因而药，此阵之不必有也。而曰方以立法，法以制宜，无因那得有悟，此阵之不可无也。以不可无之方，备必宜有之阵，而治因其所因之病，是病为因，药宜为因也。因固可自为政殿于八阵，允服舆情。

眼不医不瞎辨

前达方书有“眼不医必瞎”之句，后人亥豕①不辨，或音语相近，遂以讹传讹，乃有“眼不医不瞎”之说。夫神农尝百草，虑生民之夭札。华佗立眼科，拯后世之昏盲。有是病即有是药，药犹未能中病焉，有不药而自愈者也。今人疾厄，皆由不惜真元，妄加斫丧，致身子疲癃，精血竭而生火，故风邪得乘间而入。目为窍至高，火性腾上，火得风而愈炎，邪又从火势而出，一旦疾作，医之少迟，终无全目，岂有不瞎之理。况目非火症不变，火之燔目，犹物之落火，假袖手旁观而不急救，委之于数，夫宁有不尽焚者乎？救之急，火止者有之，物存者有之，即不然亦免其半。所谓焦尾之鱼，犹能变化，爨下之桐②，不废清越。是盖眼不医必瞎者，知者不待辨而明也。尝见人目失治而废，曰：吾悔不早医。非必瞎之验欤？前达正虑及此，故厉言以愓之，实欲夫人全受全归之意也。人而一毛不拔，喜得以讹传讹，于父母病，曰眼不医不瞎，危言以谏。于婢仆病，曰眼不医不瞎，正言以止。既以冷医人之心，又以塞病人之口，是好省费养财之绝法也。所以至今恒脍炙人口，家喻户晓云。虽然

---

① 亥豕：“亥”和“豕”的篆文字形相似，容易混淆。后用以指书籍传写或刊印中文字因形近而误。《吕氏春秋·察传》：“子夏之晋，过卫，有读史记者曰：‘晋师三豕涉河。’子夏曰：‘非也，是己亥也。夫己与三相近，豕与亥相似。’”

② 爨下之桐：即爨桐，谓焚烧桐木为炊。《搜神记》卷十三：“吴人有烧桐以爨者，邕（蔡邕）闻火烈声，曰：‘此良材也。’因请之，削以为琴，果有美音。”后以“爨桐”指遭毁弃的良材。

下病失治，谓之不仁；上病失治，谓之不孝；不仁不孝，谓之独夫，独夫如病，谓眼不医不瞎也可。

眼不医不瞎论

不尘子曰：死生疾厄虽有定数，业医者不可出此言，延医者并不可设是想。盖医之为道，司人命，起沉疴，补天所不及。故良医功德，有时与良吏比隆。语云上医治国，国非医得治，医其能治国之人。若死生预定天命，药石尚论功过，则病可不必医，医可不必有矣。而古今方书抉幽洞奥，充溢寰宇何为乎？由斯而论，临事不得言数。数且不得言，而谓眼不医不瞎，岂理也哉？虽然眼亦难言医耳，病之初来也，有外感，有内伤，外感者为阳症，系六气，其势纵急而易治；内伤者为阴症，系七情，其势却缓而治难。又有不内不外，盖荣卫素亏，饮食无算，不时劳役，其症阴阳杂见，治法亦在难易之间。顾陋劣者不为审，往往在阴益阳，阳王而阴潜消；在阳抑阴，阴衰而阳愈炽。当和而散，汗多亡阳亦能亡阴。当固而泄，下多亡阴亦能亡阳。补者攻之，攻则寒中，遏其生气。寒则热之，热则助火，耗其元神。重阳则阴，其实无阴。譬夫炉炭正烘，置之密器，不使稍通其风，则火立死而寒，所谓热蕴未发，再加闭闷，暴厥必矣。重阴则阳，抑其真阳，譬夫大暑酷烈，流金烁土，而石井清泉冷沁肌骨，所谓阴盛于下，逼阳于上，水兼火化也。真假不辨，寒热倒施，且一遇是症，心慌手乱，砭针之摧败真血，灸熨之激动贼邪，种种纰缪，迭为侵犯，致盘根错节，宋斤鲁削①莫善其后。此眼之所以万不可

① 宋斤鲁削：意谓宋国产的斧头和鲁国产的曲刀。比喻当地特产的精良工具。语出《周礼·考工记序》："郑之刀、宋之斤、鲁之削、吴奥之剑，迁乎其地而弗能为良，地气然也。"

医，而医所必瞎者也。再则有目中无人，妄自尊大，不知辽东白豕[①]之非异物，不宜医；虎视眈眈，乘人之危而利之，至覆人家国，不当医；无眼界，无意识界，无声色香味触法，不用医。夫不用医、不当医、不宜医而固为医，此医者之眼自瞎，而能保人之不瞎，未之有也。所以君子不域于数，而格于理，曰眼不医不瞎，以矫夫陋劣之弊。易曰：知几其神乎。又曰：不远复，无祇悔，元吉。视思明者，幸于兹少留意焉。说者谓：医无贵贱，艺精则高华；病无巨细，伤性则险急。是故无名指屈，如有能伸者，不远秦楚之路[②]。乃一身主宰之眼，务欲禁人以勿医，非万全之道也。况医者，大公为心，所向惟怀惠泽，曷可以危言沮人于无成？君子虚衷御物，无人不存忠恕，未闻以逆决弃人于无用。愿天下闻人懿士，不贪以体仁，博搜以资识，矜慎以执事，道弘望重，自然而非偶然。眼病者，方恨力莫能致，宁复有不医不瞎之言？然余固治医，有医名者也，其亦可因而自警者夫。

诸药外治

照乘珠

珍珠、琥珀、珊瑚、玛瑙、水晶、玻璃、白玉、石蟹各二钱，生研飞，熊胆、牛黄、狗宝、红铅、白铅、冰片、麝香各一钱，以鸡子清调前药，杵匀作丸如莱菔子大，金箔为衣，银罐收贮，每纳一丸于大眦，俟化尽方许开视。

---

① 辽东白豕：即“辽东豕”，指知识浅薄，少见多怪。《后汉书·朱浮传》：“往时辽东有豕，生子白头，异而献之，行至河东，见群豕皆白，怀惭而还。若以之功论于朝廷，则为辽东豕也。”

② 不远秦楚之路：意谓即使赶到秦国楚国去（医治），也不会嫌路远。《孟子·告子章句上》孟子曰：“今有无名之指屈而不信，非疾痛害事也，如有能信之者，则不远秦楚之路，为指之不若人也。”

上方治年高人及稚子暴得翳障，非天成宝物，不事修炼而性可辟尘，质能磨垢，若上项诸药未能归真返曜，是故斯丸既作，不惟有功于目，直可比美隋珠矣，因名照乘珠。虽然目自有珠，身便是宝，赤日行天，将照千里，乃人不珍重，穷思极欲，耗尽神膏，一旦青盲、风变，即得径寸明珠照车前后，十二乘者一斛奚为也哉。痒涩昏惑、微赤有眵治亦得。红铅乃室女初次经水，取法用新棉花厚铺马布上，渍透扭下，换花复渍，至尽晒干。白铅即人乳，挤一碗倾磁盆中，裂日逼干，庶不变味。

或谓：红铅秽污之物，而与金玉珠珀等并用，恐于理不合。曰：药惟去疾，不当以如是论也。夫红铅属处子天癸，取其真阴，以制骄阳。是故人中黄、牛溲、秋石偏是贵介对头。若以不敌体、皮相见摈，则金玉其外、红铅其中者，不知凡几，顾可偕振振君子，玉堂聚处耶。呵呵！

金茎露

羌活、细辛、白芷、薄荷、黄连、当归、地黄、紫草、蕤仁各五钱，水三升，煎至一升，滤净渣，入乳香、没药、硼砂、元明粉、青盐各一钱，煎至半升，再入白蜜、雪梨汁、胭脂汁各一合，煎极稠，冷定，酌以熊胆、牛胆、羊胆、鲭鱼胆、蚺蛇胆、鹿胆、虎胆差等约一合，虎睛一对、鹰眼四只、冰片二钱、麝香一钱，研匀，善藏待用。

上方眼药之医统，是症可治。品汇虽杂，不外散血疏风，清热润燥。凡视不清爽，用新羊毫笔蘸少许点入轮廓，泌下咽喉，有如秋夜沆瀣，清芬逼人，故曰金茎露。

胭脂雪

风化硝一两，红粉五钱，冰片八分，新秋取大苦瓜刳去穰、实元明粉于中，悬当西北风处，冬月其霜自出，即风化硝。红粉，拣荸荠削去粗皮，洗净，擂极碎，新棉布滤去渣，澄粉晒干，渍胭脂花自然汁，再晒，勿见火。或用赤小豆或白果取粉，渍金花胭丹水亦妙。

上方治未病，病后目昏微赤，时作痒痛。盖胭脂性能行血，佐以红粉、冰片则拔毒而去秽，必倍风硝者，以其咸寒微苦，用治前症，譬霜露既降，世界有不清肃者乎？爰本其德色以名方。

芙蓉镜

拣大朱砂光如镜者，白矾泡水飞，炉甘石拣白净轻浮、置水上不沉者，捣碎罐装，煅熟飞过，再以黄连一钱，煎浓汁滤清，渍石晒干，各五钱，月石拣明洁如榴子者，轻粉取光明大片者，各三钱。此味须各各合齐，临藏起方可加入。不然色鲜红倏而变黑。元明粉、牛黄、明雄黄各二钱，珍珠、石蟹或紫色石燕亦可俱飞。血竭，上好麒麟竭透甲红者，研极细如尘，无白点才可用。人乳粉、银箔、熊胆、麝香、乳香、没药，大共九味各一钱，冰片须明亮烧不着者，一钱五分，金箔二百张。金银箔、人乳粉同研则易碎。

上方点眼之通剂也。晰其义，甘石连制，凉平收湿，佐以珍珠、轻粉、石蟹、雄黄则灵洁而去垢腻，朱砂矾飞，酸着镇邪，佐以牛黄、月石、元明粉、熊胆则苦寒而泻火热，金银辟恶，人乳润燥，再有利血之乳、没、血竭，散气之片脑、麝脐，百病咸除矣。曰芙蓉镜者，盖兼质与色而名然。无珍珠细碾飞海螺壳、石决明亦可。

绛雪丹

矾红，拣青矾明大者煅炼一两，硝石取长芽五钱，石碱二钱，番硇砂一钱。亮而白，见风能熔者始真。

上方治一切风热不制，致血障赤脉，久久不愈。盖矾红酸收风而涩去着，牙硝咸走血而寒胜热。佐以石碱，濯其污也；佐以硗砂，消其瘀也。丹名绛雪，其仙药之微乎。

昭容膏

绿矾，一名石胆，五钱，铜绿二钱，文蛤三钱，乌梅肉、黑枣肉各一两，俱用白蜜拌，蒸极烂，杵融为丸芡实大，磁罐收藏，每用泉水大半盏，饭上蒸出味，不时于眼弦上洗洗，洗毕毋拭，听其自干，再烘热洗如前，一丸尽，又蒸一丸，以病去为度。或加川花椒皮、云连末、樟脑、薄荷叶各一钱，仍妙。

目疾变症多端，皆可断绝。帏赤烂眦，特边鄙皮肤之病，独不得其治法，何也？盖病延既久，滋蔓难图，且治而速效，谁肯尽情攻补，所以旋去旋来，年深境易，惟增无减。故世俗比人心之有恒者曰：烂弦风，眼常睛。

上方石胆、铜绿、乌梅、文蛤，极酸极涩，可除湿以收风，枣、蜜、黄连、椒、荷、樟脑而甘而苦，可清热而润燥，再合元霜，交互调燮，自而病根净尽，丰采豁然，故曰昭容。凡疮疥赤烂痒痛久不愈者，必有虫，多由风湿热而致。再不能调养，及药力不充，遂成痼疾。此方治法具备，或可砺残风而矫俗谚云。

元霜

苏、薄荷叶，新莲荷叶，少妇梳下乱发须，如无，小儿胎发充，花椒叶，五味俱烧灰存性，各一钱，硼砂三钱，风化硝二钱，小儿脐带三条炙酥，冰片一钱五分，麝五分，须上等当门子。

上方治两睑赤烂，眵泪痒痛。昭容膏不能痊，用此闭目擦涂，妙不可言者，诸灰利血，砂硝退热，夫血利则湿行，热退则泪干。冰、麝夺其风，痒痛速止；脐带补其形，肌肉顿生。命名元霜，倘亦地行仙，石鼎中之丹煤欤。

霹雳火

只石胆一味，拣翠绿而明者四两碾碎。用黄连、黄柏、黄芩、大黄、胆草、胡黄连、羌活、细辛、麻黄、薄荷叶、荆芥穗、川花椒、芎䓖、当归、山漆、红花、苏木、丹皮、大地黄、赤芍药，共生药二十件，各二钱，合捣成粗末，无灰酒一大瓶，浸两昼夜，活火煎半干，厚布漉去渣，另入小铜锅内煮沸，下石胆，不住手搅，极稠，急铲起晒干。

上方专治风热上壅，两目赤肿，痛涩难开，及残风浓障，病形俱实而能耐毒者。考其性，石胆酸涩至极，收湿去垢无出其右，再制以消风、散血、泻火、杀虫之药酒，则质存而性易，用疗上症，如霹雳震烈，无坚不破，无邪不毙，故名。

一剑锋

干姜拣白而坚实者，取嫩粉四钱，川黄连去皮刺，研细末二钱，真熊胆一钱，上冰片五分。

目暴赤肿，畏明痒涩，泪热眵多，脉浮数，正治不服，此方主之。赤肿畏明，责火发心脾，痒痛眵泪，责风居肝胆。然骤来而势狂暴，脉见浮数，此客感风邪，风盛生热，热腾肌表而致，非四脏本病也，故正治罔效。且其人必素虚，清凉之物拒格不入，合用姜连片胆大热大寒以制之，所谓从其所欲，折以所畏，日点五六次，或更搐通天散熏，服胜风汤，病应少减，减则对症主治，决无变增。一剑锋者，喻其风利，可御暴，而不可尝试云。

飞熊丹

雄精即雄黄之上品，研飞四钱，元明粉三钱，硼砂二钱，熊胆一钱，冰片五分。

上方雄精、硼砂凉平微涩，能辟邪而去垢；元明粉大苦大寒，能胜热以清肌；佐以冰片，质凉性热，气香味辛，能逐游风而服阴火，用治天行赤热等症，有如飞熊击犬，所向无前，为借其能以名方。

空青石

取极松极洁、浮水不沉甘石八两，捣碎筛过，装黄泥罐，磨净瓦片盖好，置炉炭中，先文后武火，炼一昼起盖，则石紧团离罐一二分，色黄如松花或碧青亦佳，退火纳白砒末八钱，拌匀，复盖看烟尽急钳出，候冷取下，此名丹头。每丹二两，配石蟹、珍珠、铜青、珊瑚各一钱，金箔一百张，银箔二百张。

炉先生收湿去翳，兼能解毒，本科外治之圣药也。然质甘而浮，甘嫌宽缓，浮则去恶不猛，故制以大热有毒之白砒，庶几宽猛得中。配以金珠等物者，砒性终始过烈，藉其宝气镇压妖氛，且六物温而厉，守而不走，力足佐先生成功。一切风轮障翳，不拘多少厚薄，但色黄或昏白浮嫩，即以此日点五六次，不越月，双睛如秋水长天，空青湛湛。又空青乃深山悬崖大石中之胆，迅雷震裂而出，盖宝物也。故谚云：世上有空青，天下无瞽目。拟以名方，其功效有不可得而思议者。

点此药三五日，气轮加赤，或上睑胀起，翳益浮大，视物较未治更昏，乃疾欲去欲留之象，愈不可停手。倘不耐烦，及家人惊怪，换盲医以冰、硝、硗、矾等物投之，则障散者聚，聚者坚凝，色黄者白，白者光滑。彼差此错，遂成枯落，与玛瑙内伤一类。或幸能照物，不免白圭之玷。

夜光璧

先朝古钱及镜，久埋地中，不意获得，拭去泥土，研如尘，此可遇而不可求。其次，古铜器掷作木声者，巨火煅，醋淬，务碎，不碎复煅，水飞，极细仍好。是药亦名丹头，每丹一两，入飞净沙青一钱，红矾、鹰白、蛛黄各五分，顽翳不去，再加磁霜研生青娘子一只。

蛛黄，春夏捉山中大花蜘蛛数十，贮新竹筒，不时以鸡冠血调飞朱砂饲之，日久其腹自黄而实，去头足晒干。

鹰白，即鹰屎之白者，山溪石壁间多有之，采无时，或禾雀粪去黑留白亦可。

青娘子，夏末秋初，田埂乱草中甚多，形似蟋蟀，背有红绿斑纹，气亦清芳可喜，然善飞难捕，捕得不问百十，以磁霜研融，晒干藏好，临用加少许亦得。

翳障实而未滑，空青石不能净尽，主此方。

钱与镜本铜搀生铁铸成，性能克木，年代既久，气质尽化而精英愈灵，砺以沙青，淬以苦酒，佐以红矾之酸而着肉。蛛黄、鹰白毒而攻坚，利于甘石远矣。然此必不得已而施。若顾名思义，又以方奇药别，先后不为详审，点磨不休，因而眇瞽，败吾名特小事，自家损阴骘不少。

三制辟尘粉

穿山甲、象牙、猹猪爪、鹰爪、羚羊角、犀牛角、青榄核乳磨成粉、蝉蜕去头足羽翼、蛇蜕、鸡雏蜕——取鸡伏壳子出壳白皮、人指甲别名人蜕、蚕蜕即蚕圆茧，得野蚕尤妙，五脱蜜炙成粉，赤小豆、葳蕤仁、磁青、夜明砂、石决明水飞澄粉，已上各等份，兼并，再加研，筛过藏用。

一切脆嫩浮障，不问如云如星，畏明能睹，及小儿与娇怯产妇，不耐毒攻者，点此药。

目之生翳犹镜之蒙尘，初可拂拭，久则必须磨砺，一经伤损，磨亦不能如旧，纵具照妖却病之神，未免瑜不掩瑕，故兹三制法粉，用治上是人是证，不日去翳，第谓辟尘，善夫。

诸方算此极劣。然贵介骄矜，不耐苦楚，其势又不点不得，备此一法，未为无谓。

八宝丹

硼砂，海螵硝去粗壳飞，炉甘石煅飞，三黄水去渣尘煮干，灵砂细研，各一两，乳香、没药各二钱，冰片三钱，麝一钱五分。

凡一切入眼丹药，须小心碾筛，总以手捏不响，齿啮无沙为则。好罐珍藏听用。凡药价贵而大邦罕见，及一石一木用获奇效者，皆为宝。如上项硼砂辟汗，灵砂镇火，炉甘石去翳，海螵蛸收湿，乳香、没药行血止痛，冰片、麝香拔毒散风，非远年深病，难可消磨。彼人守定师传，症治不达，所谓玉卮无当①，即得金、璧、珠、珀、珊瑚、玛瑙、空青、水晶，价贵罕见八物，等尘土耳。故兹丹无一奇别，而特署名八宝。

紫金膏

冬蜜真蜂糖，如白蜡者一合，黄连五钱，煎浓滤净，羊胆二个，得山羊胆尤佳，合煎略稠，下黄丹六钱，蕤仁霜三钱，不住手搅成膏，过硬加蜜，不及多煎一会，退火略冷，入冰片一钱，铅罐收藏。蕤仁霜另□碗搀蜜，和人乳粉二钱，擂极纯融，先入罐，然后倾膏搅匀更好。

上方蕤仁霜润燥养神，羊胆、黄连清肌退热，然四药入眼随化，纵觉一时爽快，不能去病。故必以铅丹之重着，冰片之辛烈，乃可以散秽恶而去凝留，诚不识症、不晓医，自人百点之神丹也。余游艺二十余年，某药优，某药劣，品评不一，唯此人无不赏赠以方寸，七不啻百朋之锡。曰紫金者，非比其色，盖自喜而自重之意云。

---

① 玉卮无当：玉杯没有底，比喻事物华丽而不合实用。卮，古代盛酒的器皿。当，底。《韩非子·外储说右上》："为人主而漏其君臣之语，譬犹玉卮之无当。"

此膏偶缺，用鸡子清小半盏，川连末一分，搅浑化，俟澄，笔尖蘸点，或人乳、白蜜蒸黄连、薄荷，又羊胆和蜜蒸稠点，世谓之“简易自然膏”，均妙。

琼玉膏

赤石脂、花蕊石、炉甘石、轻粉俱细研飞，各五钱，象皮略炙研粉，乳香、没药各三钱，冰片二钱，麝一钱，黄蜡、白蜡各一两，麻油四两。先将麻油煎沸，次入黄白蜡，次乳没，次三石，退火，下轻粉、象皮，待冷入片麝，研匀。过硬加熟猪油。治一应疮疡，日久溃烂，不生肌，不合口，神效。

经曰：气伤痛，形伤肿。又曰：先痛而后肿，气伤形也。先肿而后痛，形伤气也。凡人毒发肿痛，责以形气两伤。然病在皮肤，某经某络，外可直指，投药刻期能愈。故是科分道扬镳，在处不乏人。今曰日久溃腐，及大病已除，只肌冷湿淫，未易敛口，爰用石脂、甘石、花蕊、轻粉解毒以除湿，乳香、没药、冰、麝、麻油温肌以行湿，象皮、黄白蜡固卫以止湿，如此日换一纸，不数旬准痊。

上方本外科收工善后之药，录入本经，盖夹拳毛痂落，涂睑上能灭瘢，及因毒漏睛、痰核，砭炙皮烂，久久而不愈者。

景云根

水银、牙硝、白矾各一两，将硝矾研细，置锅内，轻轻放水银于中央，青磁碗覆盖，上镇以重器，用煅过石膏八两，研筛，醋调略湿，傍碗口周遭填实，勿令泄气，然后打叠炭火，好生安顿炉上，听火自红，稍烬加炭急鼓，觉锅与碗热甚，去上压之器，泻水于碗□，干二三次住火，其药上升成丹。

上丹世呼三仙，能办理者亦众，但火候升打不同，故奏效微有迟速，颜色亦红黄不等。解毒收湿，推陈致新，用涂拳毛、夹落溃腐及漏睛、烂弦、因毒等症，雅有神通。谨遵前法烹炼，丹成精光夺目，肯降以治疮疡。功不在专医之下，乃更其名曰景云根。

封睑六神饼

芙蓉花，如无，根、叶亦好。土郁金、黄花菜根梢所着之子，生地黄新锄出地的，干者不中用。三味俱洗净，摊爽，川贝母、杏仁去皮，赤小豆留皮，三物俱用竹沥浸透，合上六味，各等份，杵如泥，敷胞上下，留中一缝通气，昼夜三换。稍松能开，如法再敷一日不妨。无竹沥，以苦参浓煎滤汁，合生蜜擂，亦佳。

肉轮肿如杯覆、蚌合，气焰蒸蒸，炙手可热，此脾胃积热，亢阳上侮肝胆，所谓土木交战，上逼空窍，故发现两胞，最险而恶之症。一二日不消则障起，三四日睛必坏，五六日不可为矣。急以生地、芙蓉花、土郁金清其肌表，表解则毒散；杏仁、贝母、赤小豆疏其壅塞，塞通则血行；竹沥之用，总以实火上炎，助六神镇压邪祟云尔。病势稍退，攀睛审视，风轮既败无庸议，否则，外施砭针而内洁脏腑，未必无功。

或谓肿毒宜火泄于外，敷则逼而内攻，似不合理。曰：眼目不比痈疽，肿满喜其溃腐，蚌合、杯覆阳亢无极，不敷以遏其势，风轮决难保全。然症非是，谬以草药蜜封，速其盲矣。

洗眼及时雨

青盐、朴硝、胆矾、铜青、荆芥穗、薄荷叶、细辛、黄连、黄柏、月石，煎汤一罐，载熏载洗，症暴者轻，轻者徐瘥。

本经点眼之药各有专责，煎汤熏洗，只消风、退火、除湿足矣。故古人不立方，或问百物皆药，毕竟何者为最？曰：质轻而气味辛香者则消风，荆芥、薄荷、细辛是也；从风能变热，始痒继痛，须佐以黄连、黄柏。质重性味咸寒者则泻火，青盐、朴硝、硼砂是也；火载液上出，既眵且泪，收以胆矾、铜青。或唯唯既而曰：即此是方，请笔乘以嘉惠来学，因附于卷末。

方之妙，更有神捷而不可解者，如疔疮、杨梅疮，毒能毁形致命，只粪蛆一合，长流水濯净，醋研敷，立退。寒冬无有，谷虫捣末，醋调涂亦可。

恶疮不拘位数，年久溃腐，任好丹、膏不能治，生南星数枚，米醋一升，瓦罐炆①熟，热气熏蒸，久久则肉腐者去，赤者白，口大渐小，深渐满。至再、至三，脓干痂结，不药而愈。

妇人痨瘵垂死，名医束手无策，挖金樱子兜削皮，炆乌肉母鸡，取汤频饮，费不四五只徐起。

井中苔毛一匊②，杂生米擂融，冷泉水调服，解砒霜毒。

老鼠子未生毛获得，采野苎叶及古棺内石灰等分，同捣烂阴干，治金木重伤，血出不止。

已上五方，本治杂症，编入目经似无谓。然得来不易，所救人指不胜屈，是亦悬壶一助，附卷末，何害？

立案式

吴鹤皋每医人，必先书一案，然后用药。自谓察得病情，立定方论，鬼贼莫循其形，药至而病起矣。喻嘉言亦有与门人议定病式。总之，先议病，后用药，案式详明，自然宇宙在手，造化生心。谨节录以为孟浪者劝。一书某年月、某地、某人及年形声色；二书苦乐、病由，始于某日，时下昼夜孰甚，寒热孰多，喜恶何物，脉状奚似；三书先后曾服某药，某药效，某药不效；四引经旨，以定病名，某症为标，某症为本，须某方加减某药，某药归某经，某方合某义，一一详尽；末书某郡后学某撰。

---

① 炆（wén 文）：没有火焰的微火，此指用微火炖食物或熬菜。

② 匊（jū 拘）：满握，满捧。《说文解字》："在手曰匊。"

书年之干支，月之春秋，占运气也。书地名，占方宜也。书年、貌，占老幼衰王也。书苦乐，占七情也。书始病日，占久近也。书昼夜、寒热、喜恶，察阴阳脏腑也。书脉状，以之合年形病症也。历问其药物效否，相与酌已见也。书经旨、书症，如明吏折狱①，援律定刑，又病犹叛，药犹兵，师出贵有名也。书标本，识缓急轻重也。书药性、方义，使达人尝而无疑虑也。末书某郡某名，欲病家志之，以验已之工拙也。凡治名家德门之目，澄心息虑书此一案，一以为照病之鉴，二乃得作医之体，三则道高谤多，功过可以相质，一举三善，是盖俗耳之针砭也。有医责者，听思聪者，胡然而使袖如乎？倘日视十数病，仓皇难以急就，或主家不知文，则书某人、某经受病，合某症，因某故而致，据脉对症或否，当从某阵某方加减议治，虽简卒无味，较冒昧一单略胜几筹。劣医秘不立方，且不许人问难，未审师承谁氏。若夫内障用针，尤宜详悉发明。盖患者在处不少，医生几省都无。张介宾，浙江名医，所著《景岳全书》，至内障直言无治，然闻有巧手，能以针入睛内拨去，吾实未见其人。可见斯道精专者绝少，依前说立案外，还当另书。两目不犯禁戒俱可治，或两并针，一目见，又有针入即识人物，针出不红不痛，勿药顿愈。有明看障落，仍不能睹。且针后症变多端，但好生调燮，过一月二月，甚而周年，却全光。此中妙理，虽经历老练如庭镜，未针不能预定，并弗解其所以，大约时也，运也，命也，各人福份使然。总之，病有治即吉人天相，医复炉锤在手，造化生心，自应两家合庆，金针端不负人。

贤不荐医辨

维古无稽之谈，虽出自典籍，亦宜断之以理，不可传信。“贤

---

① 折狱：判决诉讼案件。《易·丰》：“君子以折狱致刑。”

不荐医”，典籍所不载者，乃前后相承，远近流播，每遇底事，相与引为折证，众人是焉。愚窃以为不经，何则？夫人患不贤耳，如果贤焉，其心必仁，其识必高，虑必周。凡大节有为之人，疾厄横加，无由觅良工以少缓其须臾。一时恫瘝①号吁，几欲愿以身代而不可得，至亲亲之杀，眼见为劣医所杀，其激切又不知奚似焉。有知彼知己，反隐忍而不一言相告乎？或曰：人命重矣，轻荐之，恐伤生招尤徒增物议。若然，则当曰“贤不知医不荐”，再则曰“贤不荐庸医”可也，而奈何概曰不荐。不荐亦已矣，人贤之，自亦贤之，谁则多事，明示人以不贤。病固须勿药之喜，而医悉听其自来。然勿药者徼②天幸，自来者涉衒鬻③，明哲保身，讵肯遽以尝试。是必待识者一顾，而后始或乐从，奈何曰贤不荐。况人不尽贤也，贤既不荐，则所荐必出于不贤，不贤而所得士，不失人与。设荐而不遂，天也，荐而不售，吾力争之，将必有以许可。世谓其有严以防贤，而恕以信不贤之人耶。或又曰：子论已悉，第不知何由得是四字。曰：此盖滑稽险人，趋附豪上，非嫉渠能技，不欲直使成功，即怀伊私隙，岂愿坐观疾去，特创一庄重警语，躬任介绍之责两地可以自解，比类逐膻，岁久成谚。苏子曰：凡事不近人情，鲜不为大奸慝。兹可见其一斑。窃谓贤者狃而从事，不经无疑，顾以疑传信，致使医病交困，树德者不知所向。虽然令名上智所忌，樗栎④难逃藻鉴。今天下文治翔洽，

---

① 恫瘝（tōngguān 通关）：病痛，疾苦。《尚书·康诰》：“呜呼，小子封，恫瘝乃身，敬哉。”

② 徼：意谓侥幸。

③ 衒鬻（xuànyù 炫育）：炫耀卖弄。

④ 樗栎（chūlì 出力）：樗和栎指两种树名，古人认为这两种树的质地都不好，不能成材。后因以“樗栎”喻才能低下。《庄子·逍遥游》：“吾有大树，人谓之樗，其大本臃肿而不中绳墨，其小枝卷曲而不中规矩，立之涂，匠者不顾。”

纨裤之子皆知学术，远医近闻，其才必有大过人者，起居何用弹冠，所谓桃李不言，下自成蹊，正在医之贤不贤，不在贤之荐不荐。士君子挟艺浪游，动诵斯文，希人汲引①，是犹却行而求前也，无亦谬哉。

信巫不信医论

原夫鬼神之说，渺茫无准，惟巫人得交鬼神而愈疾病，尤荒谬不足道。虽周官有男巫、女巫、大祝、小祝之属，特藉其宣诚致告，以供祭祀，以祓②除不详，不闻越俎司医，且令人废神农、黄帝之法而笃信焉者。夫黄、农立法，原为民行民生，均重于世，为人主所当急务，故万几之暇，躬亲草木而原其病式，其理渊深，其文古质，后世名医继轨，更相祖述，厥道孔彰。至有得其精者，可以见天地之心，可以通民物之情，可以事亲养志，跻斯世于仁寿，可以保身，不以非死疾死。得其粗者，亦弱可使强，损可重平，堂可使轻，轻可使起，有治则生，无治则死。凡此皆医义，易知易明，行之便有明验。试问鬼神巫祝有如此灵效否乎？乃舍其所当信，而信其所决不可信，愚孰甚焉！间有巫、医并信者，盖针药罔济，听其消遣以尽人事。或天疫流行，染者多不救，积不善之家，恐惧修省，冀幸免余殃，心迹近良，终是问津盲哑，徒为鼠辈窃笑。末世山鬼人妖，捏形绘像，借鬼神为家私，兼伶带优，仗符忏为生业，妄言利害，搅乱人心，心乱者疑生，疑生者畏起，真若鬼神与渠一路，病辄赖为保障，耗财以外，有禁止药饵，坐失机宜；有绝忌风寒，披帏喷水；有赤贫无靠，减食供费，冻馁较惨；有名家闺范，面陈猥亵，侮玩不堪，甚至妆出怪

① 汲引：谓提拔或荐推人才。

② 祓（fú福）：古代用斋戒沐浴等方法除灾求福，此意谓扫除、消除。

物，鸣金呐喊，惊散神魂，佯托神语，呼名斥字，发其隐过，本以除病而适以增病，本以遣邪而适以招邪，本仁人孝子之用心而忤逆者，当不异是。使英烈风中，更遭此骇变，不为眦裂发竖，悻悻而死者，几希。所谓作俑者无后，拘于鬼神者不可以言至德，信巫不信医，一不治也。吁！人生于人，性命悬于天地，鬼神于我何与？及其尽也，弥留易箦①之际，医且无可奈何，而望于巫乎？况鬼神即造化，功效动静以之，岂人死魂魄之谓？传若所见，某衣履什物一如生时，魂魄或能幻化，其衣物会与之俱作欤？便如易曰，精气为物，游魂为变，是故知鬼神之情状，则鬼神自为鬼神，奚与人事。即隍社俨然重臣，无非惜神道设教，必曰阴阳一理，威灵默运绥猷，既不相助为理，彰善瘅恶，安得妄徇请祝，降祥去疾。且而属自请多矣，祥未降病中者有之，孤苦零丁不知死所者有之，鬼神生死骨肉，曷忍坐视？果如朱子至而伸者为神，反而归者为鬼，则芙蓉城②、遮须国③系极乐风土，无论其它，但天亲古处，寿与日偕，鬼神见妒，岂肯让人消受，世惟有生无没，疾疢何伤？若谓病由触犯鬼神，禳之则不为祟，是鬼神直用酒肉

---

① 易箦（zé则）：更换床席，指人将死。箦，华美的竹席。

② 芙蓉城：传说中去世后的仙境。宋人传说石延年（石曼卿）、丁度死后为芙蓉城主。苏轼《芙蓉城》诗有："芙蓉城中花冥冥，谁其主者石与丁"之句。南宋施元之注释"石与丁"曰："欧阳修《六一诗话》：石曼卿卒后，其故人有见之者，言：'我今为仙也，所主芙蓉城。'张师正《括异志》：庆历中，有朝士冒晨赴起居，通衢见美妇三十余人，并马而行，若前导者。俄见丁观文度按辔，继之而去。有一人最后行，朝士问曰：'观文将游何处？'曰：'非也，诸女御迎芙蓉馆主。'时丁已在告，顷之闻卒。"后因以"芙蓉城"或"芙蓉馆"做悼念友人之典。

③ 遮须国：传说中的国名，国王为三国时的曹植。《类说》卷三二引《洛浦神女感甄赋》："旷曰：'或闻洛神即甄后，后谢世，陈思王遇其魄洛滨，为《感甄赋》，改为《洛神赋》，托于宓妃，有之乎？'女曰：'有之。妾即甄后也……'旷曰：'思王今在何处？'女曰：'见为遮须国王。'"

私人命，只消纸钱买耳。谁家无纸，何处不有酒肉，抑谁人不谙声说，心动神知，谚不云乎，宁经巫人之口，然后成礼，鬼神始感格来享，而相与解救耶？必泥鬼神有求皆应，某也祈，某也祓，普天万国，恐亿兆分身，一晌未能遍及，而蛊毒魔魅，无罪杀人，鬼神何乐而用命。且所命鬼神，亡人也，彼人之祖宗独非鬼神？眼见后嗣蒙难，安得不为捍御。即力不能敌，讼狱可矣，阎罗令严刑峻，活时容易死时难，自将奚遁。再者，鬼神藉人主以尊显，而人主折节谨事者，莫逾梁武、宋徽，不特身死非命，子孙亦相继遇害，制敕具在，几曾惮国法而报君恩？顾禽兽未若之徒，能犬马驱役，颠倒人祸福，此何说也！已往未来之事，圣人不知，而巫人了彻，纸条桃版①之符，儿童不畏，而鬼神凛遵，则鬼神不及儿童，巫人远过圣人，有是理乎？夫在物为理，处物为义，一义而与理违，君子不由，彼渺茫荒谬之鬼神巫祝，高山景行深所仰慕，其愚实下而不移。庭镜未能以黄农之道②济人，于此类决其必无，敢力为明辨，俾世人择术守信，在此不在彼，庶民行兴，而民生全不失先王之化育云。虽然医能生人，亦能杀人，不信不罹其灾，巫为他人，折腰屈膝，信之益重其事，心危夭枉，情有可原，今人寿终正命，而僧而道万种作为。日超度以转轮回，不尔，则其家不吉，达者先惑之吠声，陈人尤而争效，遂觉鬼神昭格，一举一动，有不可须臾离者，于以成风，牢不可破，岂特巫人也哉？

行方志圆心小胆大解

孙思邈祝医者曰：行欲方而志欲圆，心欲小而胆欲大。甚矣！

① 桃版：亦作“桃板”，即桃符板。
② 黄农之道：黄帝、神农之道，即医道。

先生之风范良可想见耳。余特引而伸之，而与博爱者共勉。夫人襟期浩荡，器宇雍和，口不轻言，心无杂念，正其谊不谋其利，明其道不计其功，倘遇险症，尔体臣心，存存以诚，而单寒之家愈加矜慎，如是者谓之“行方”；禀赋有厚薄，年纪有老少，情性有缓急，境遇有贵贱，日月有远近，风土有强弱，病候有沉郁暴悍，运气有太过不及，处常弭变，悉得其情，如是者谓之“志圆”；望闻问切，至再至三，苦欲补泻，载详载审，名著求为可知，下问惟恐失人，如是者谓之“心小”；硫黄、桂、附，补则补而热则热，芒硝、连、柏，泻即泻而寒即寒，全不模棱，尚持两可，如是者谓之“胆大”。四者似分而实合也。故精警之士，未常越成法以败德，亦未常囿成法以误事，是行方者志必圆也。灵变之人未有知其然而不究其所以然，亦未有当如此而不敢决其必如此，是胆大适所以行其心小也。或谓心小、胆大一合而成志圆，心小、胆大、志圆再合而成行方，则得先生之微意。或谓方则有碍于圆，小未免妨乎大，则失先生之大旨矣。呜呼！顾安得起思邈于九京，而与夫夫折衷也哉。

人　情　论

从古大勇大知教国治家，总以不徇人情为得，以不近人情为失。医，人鬼之关也。目，阴阳之界也。生民司命，有不权衡于斯二者之间，是为不得人情。不得人情，则不得病情矣。得失云乎哉，略为申其三说：曰病人之情、旁人之情、医人之情。所谓病人之情者，尽有变端，难以定律。有脏腑偏胜，有运气愆候，有飞灾波累，有内火潜焦，有眠食不时，有劳苦自若，有缘境未遂，竟日逐逐，有深情牵挂，中霄耿耿，有处事不和，动成荆棘，有流荡亡返，甘落风尘，有形类惊猿，虽严师益友，忠告善道，禁戒未必恪遵，有心如止水，尝少米无柴，室人交谪，凌辱大难忍耐，有爱屋及乌，或举贤，或自荐，良言甫入而狐媚承欢，曰某劳力，曰某省费，谬说又从，多岐亡羊，终成蕉鹿①。有大床自卧，无礼下人。有一钱如璧，得鱼忘筌，怀真高士，讵肯输诚。有迂腐当证，急暴不顾神速，宁图老实，车薪杯水，玉石俱焚。有躁率而病延缠，胆识自嘉，鄙人过慎，长驱锐进，岂无侵犯。有热汤惧补，未沾唇心先痞满。有攻方畏凉，刚下咽魂即飘扬。再则有讳疾不言，有隐疾莫告，有故隐疾，试医工拙，有窒泥古书，毁人妙论，有先功后居，有乙误咎甲，有德施怨报，有阳奉阴违。有闺壶②害羞，传言差错。有刀针怯痛，神术不行。此皆病人之情，不可不察也。所谓旁人之情者，欣戚无关，发言容易，或持有据快论，而病源未必相符。或谓无恐勿慌，而医理何曾梦晤。或面决异同，是己者与之，非己者拒之，更医杂投，以药治药，徒丧真元。或强作解事，症奇曰邪祟，症凶曰犯煞，铸张为幻，一传再传，多至难挽。或尊贵风威难抗，或密戚阻挠万千。好谀者，医绐③之，则不肖亦贤。慷他人之慨，厚其赠予，素悭者病起矣。犹洗垢索瘢，却别人之请，不放医回，逮至荐医，非有令名，无因至前。不然，或意气之私厚，或庸浅之偶中，或信其利口，或贪其酬谢，或报其旧德，或修其新好，熏莸④不辨，妄肆品题，信而延之，病其进矣。并有讪诋医药，特荐左道，舞鬼说神，破财晦气。此皆旁人之情，不可不察也。所谓医人之情者，

① 蕉鹿：蕉，通“樵”。《列子·周穆王》：“郑人有薪于野者，遇骇鹿，御而击之，毙之。恐人见之也，遽而藏诸隍中，覆之以蕉，不胜其喜。俄而遗其所藏之处，遂以为梦焉。”后以“蕉鹿”指梦幻。

② 闺壶：当为“闺壸”，指闺房内室。

③ 绐（dài 待）：欺诈、哄骗。

④ 熏莸：香草和臭草，喻善恶、贤愚、好坏。语本《左传·僖公四年》：“一熏一莸，十年尚犹有臭。”杜预注：“熏，香草；莸，臭草。十年有臭，言善易消，恶难除。”

据道则近仁，行来只觉为利，是以便佞者，不巧语悦人，则大言耸听，不强辨相欺，则危机相恐。阿附者，此厚待伊亲，叨护其短，彼小惠近侍，可匿其非。此夤缘①攀结，营求汲引，彼厚貌深衷，不速自赴。欺诈者，胸无成竹假师承，临时翻阅锦囊，目不识丁推秘授，至死不拈笔墨。巾笥偶缺柴胡，充以前胡，丹丸其实六味，价征八味。惰慢者，生憎寒暑，欲急而缓，俨若知渠淡泊，迟迟吾行。或癖游嗜赌，以重为轻，不则转央同侪，每每致变。陋劣可耻者，始也自高其道，非钱不行，继则隔靴搔痒，自褒稳重，已而耻谈症候，动辄讲脉：故为矜持，十时诊脉。道听人言，佯验以脉。夸精太素，风鉴人脉。明见不治，硬争好脉。孟浪不经者，五轮八廓漫不留心，七方十剂胡乱就用。且谓若钝兹利，人呆我警，不吉却嫁谤，自文许多饰说。贪污行险者，闻高华而抱危病，恨不得入局居奇。幸而落手，既热则寒，曾攻决补，峻品重剂，冀为孤注。窃闻夜半脱逃，大该而属。冒嫉刻薄者，比邻名医在座，心知臭味不投，则多方浸润，洎去而之他，眼见沉疴遍起，犹尽情抵牾，其实风行草偃②，枉作宵人③。外如素昧平生，苟且图名，而仪文不较，萍水相逢，偶然认症，而觊覦到底。穷酸指大，招牌大书儒医，行动必肩舆仆马，究其所蕴，又不过七十二症，所谓羊质虎皮，虚有其表，浪费民财，残虐么魔④，丰仪确是长者，遇无妄之疾，莫利其贽，反其药饵，致人沉

① 夤（yín 银）缘：本指攀附上升，后喻攀附权贵，向上巴结。

② 风行草偃：原指庶民被德教感化而顺从君上。《论语·颜渊》：“君子之德风，小人之德草。草上之风，必偃。”后以“风行草偃”比喻有声望者的言行影响世态俗情。

③ 宵人：小人、坏人。《庄子·列御寇》：“宵人之离外刑者，金木讯之；离内刑者，阴阳食之。”

④ 么魔：“么”即“幺”。幺魔，指小人。

困，殆囊橐既饱，然后徐徐收效，所谓笑中有刀，柔而害物。一中流失楫，不几谋财故杀。此皆医人之情，不可不察也。若夫品行清高，而见偏性辟，药不济以刀针继之，法外施刑，绝人长命。及见人之失，若已之得，见人之得，若已之失，有可利己损人，则从中播弄，以逞一时之快。与夫好吉者，危言见摈。多忧者慰问为非。信巫蓍者，以医为敌，药石无怪其成仇。惯猜疑者，深言则忌，金兰安望其同契①，甚则病瘳意怠，托故妆乔，且得命思财，兄弟阋墙②，伦常乖戾，怨天尤人，广生懊恼等情，独非人情？而人情之详，尚多难尽，予以不徇人情，不近人情之得失为戒者，欲令后人思之慎之，弗为陋习所中耳。虽然人情王道之本，必期不徇，未免拗执，务欲近情，端涉迁就，则迁就固逆乎病情，而拗执决拂于人情，有断宜拗执之病情，而复有不得不迁就之人情，可奈何！可奈何！呜呼！非常之病，非非常之医不能治。而非常之医，又岂常人之所知。安得大勇大知，教国治家者，与之商斯事也哉。

勿药元诠

每日饭后，面东暝坐，叩齿三十六通，以集身神。舌搅口中三十六回，双目随舌转运以行血气，津满徐徐咽下，以意送至丹田。微嘬口念“呵”字，呵出心中浊气，即闭口，鼻吸清气以补之。凡呵出须短，吸入须长，如此六遍，再依法念“呵”字以治脾，“呬”字以治肺，“嘻”“嘘”“吹”字以治肝、肾、膻中，延年却病，谓之小周天六字诀云。

---

① 同契：同志、同心。

② 阋（xì 系）墙：意谓兄弟相争于内。《诗经·小雅·常棣》：“兄弟阋于墙，外御其务。”后用以指内部相争。阋，争斗。

上诀医书多载之，不知创自谁何，修炼家妆门面赚钱可也，乌能治病。切念瞽目之永朝伊夕无所事事，未免忆花恋酒，有以治渠消遣，或可镇压其邪心，不致欲火上淫，施针进药易于收效耳。向读易妙峰禅室僧晓霞有菩提子念珠，黑小而圆，精采夺目，以家藏博山古炉易得，爱不释手，或以佞佛讥，因吟四语刻于头。曰：秋入西园气肃清，眼中人去不胜情，一庭凉月无眠夜，用计松山子落声。录此入集，其犹易珠之始意也夫。

余平生见释、道等书，恨不并板焚尽。王右军①书法卓冠群伦，独《黄庭经》《圣教序》帖，阅其题签便不展视，盖辟之深，恶之至，固结而不可解者也。或谓冥心之学，中有至言，炼性之功，不无妙用，但不免虚无寂灭耳。呜呼！虚无格何如物？寂灭作恁么事？徒劝人安于无用，与土木相偶而已，虽寿且慧，于世何补？今之僧、道，胸无墨香，口尚乳臭，袭以真人之封，建以上人之院，彼无父无君，鼠雀班辈②，高堂端坐，侍从满前，公然一真人、上人耳，无论愚民，互相瞻仰，即大知大勇，常以不得谒后尘为恨，是亦固结而不可解者也。近有一种“勿药诀”云：不拘内外甚症，只病人对面嘿③坐，术者代为运气，七日全愈。是盖化日之下，鬼魅现形，连释、道亦哄不信。

---

① 王右军：即王羲之，尝写《黄庭经》向道士换鹅。

② 班辈：意谓同辈。

③ 嘿（mò 末）：义同“默”，意谓不作声。

卷之二上

症以证病，匪证则病状支离，而执刀圭者，无从审其虚实，法将枉用矣。上古著七十二症，未为简；后人载一百六十，未为滥。然按事近情①，引理定律，皆不得其枢纽，所谓涉海亡指南之车，徒令人向若而惊也。是卷因十二，症八十一，似因非症八，语约而详，意深不晦，燮理阴阳，至道存乎其间。良医良相，殆有合而为一者。

卢汀不尘子漫题

八十一证

天行气运一

四时运气总天行，主客违和目病成。人既染伊还累我，左而过右定传经。无端眵泪潸潸下，不尽虬丝旋旋生。逮至浮云寻蔽日，中医勿药②岂平情。

此症目赤痛，怕热羞明，涕泪交流，或睑肿头疼，恶寒发热，乃时气流行，热邪乘侮。大要少阴司天之政，风热参布，云物沸腾，目瞑而痛；太阴司天，湿土横流，寒乃时至，气郁于上，睑肿赤烂；厥阴司天，风燥火侵，目眚③。或水衰金弱，木侮所胜，昏障泣出；相火秉令，阳气布，候乃大温，火胜目赤。阳明太过，

---

① 按事近情：考察事物要合乎情理。按，考察、研究；近情，合乎情理。

② 中医勿药：典出《汉书·艺文志》："有病不治，常得中医"。

③ 眚（shěng 省）：眼睛生翳。《说文》："眚，目病生翳也。"

燥淫所胜，白眼胀，眦疡；寒水不及，湿乃大行，复①则大风暴发，目视䀮䀮②。人或素有厥疾，及痰火胜、水少元虚者，尔我传染不一。若本源清，则邪不胜正，七日自愈。盖火数七，至七日则火气尽矣。七日不愈，而有二七者，乃再传也。二七如故，必有触犯。治依运气，始散。桂枝汤、麻黄汤、柴葛解肌汤；不退，大青龙、十神汤；表罢里急，大柴胡汤、八正散；或减，须和，小柴胡、逍遥散、参苏饮；不减而增，当验症切脉，或攻或补二阵选方，再删易合式而调燮之，庶不变生他症。

暴风客热二

乾清坤宁，何来客气，能犯书生。夜雨青灯，晓风残月，身在空庭。一时寒热交并，睑胀处眵泪飘零。点翳于珠，涅丹入璧③，急切难平。

此症乃燥急劳苦，素养不清，猝以风邪外客，痰饮内渍，致五火俱动，阴阳更胜而作也。阳胜则热蒸，阴胜则寒战，阴阳交争，邪正相干，则寒热往来。症似天行，但不假传染而加甚。药不瞑眩④，即日生翳。入手，芎苏散、参苏饮；表里症现，双解散；表罢里重，壮火上逼，三承气、三友丸；若昼静夜剧，是阳气陷入阴中，名曰热入血室，四物加丹皮、黄连；不罢，防风散结汤或三黄清热丸；妇女，消凝行经散；势少衰，羚犀逍遥散，再则冲和养正汤；又或选胜湖山，留心声伎，患成今症，始进补

---

① 复：原作“腹”，据《素问·气交变大论》改。

② 䀮（máng 盲）䀮：目不明也。《灵枢·经脉》：“目䀮䀮如无所见。”

③ 涅丹入璧：用丹砂将白色的玉璧染红，比喻暴风客热目睛红赤的症状。涅，染；丹，丹砂，红色的染料。

④ 药不瞑眩：指药没有产生作用、效果。瞑眩，用药后而产生的头晕目眩的强烈反应，形容药物起效产生作用。《尚书·说命上》：“若药弗瞑眩，厥疾弗瘳。”

中益气加蔓荆子、防风，倘脉沉迟，再加生姜、附子，继则神效黄芪汤，终与培元散、生熟地黄饮合瘥。倘心粗胆大，壹以前药莽投，病变强半难克。《瑶函》既曰“暴风”，却从轻论①，又曰“客热”，不教人急治，意欲将医病两家，皆勒令无目，可谓忍矣。

火胀大头三

淡饭清茶，合保得百年长在。或多愁善病，出乎无奈。努力但亲觥录事，勾心不了相思债。逼三阳亢火上炎蒸，形容改。眼与耳，交障碍，头及项，无小大。更痛如炮烙，须臾难耐。两字浮生真幻梦，一腔热血成寒濑。问甚时，能得返魂香，熏衣带。

此症发热恶寒，头面随肿满而痛，目赤，多眵泪，不敢向明坐卧。盖风痰湿热合太阴燥气飞越而致，长夏高秋间及虚肥人犯者多。失治，恐热闭邪沴②，神膏浊污，待肿消而病变矣。须九味羌活汤、清空散；不效，麻桂饮或大温中饮。若初起憎寒而后发热，一二日热盛而无寒，脉诊浮大而数或弦燥，头痛身痛，耳聋口渴，双睛望如火，此系时疫病作，非目疾，非伤寒也。进达原饮、普济消毒饮、清平丸。当罢不罢，头面续胀，有如僧罄铁瓠，乃毒邪蟠踞胃中，隔绝元府，使表气不能通内，里气不能达外，游溢于上，发为奇肿，俗名大头瘟。大柴胡急下以承其气，继用十神汤、小续命汤，得狂汗或发斑而解。然是症最易传染，薄福者即毙命，医家自当慎重，漫图医人。

大小雷头风四

雷风人暴患，壮热且憎寒。头脑浑如烙，睛珠酷似钻。气粗

---

① 瑶函既曰暴风却从轻论：查考《审视瑶函》，并无“从轻论”“不教人急治”原文，惟《审视瑶函·暴风客热症》条下有“（暴风客热）有肿胀，乃风热夹攻，火在血分之故，治亦易退”句。

② 沴（lì力）：害也。

痰上易，火秘便通难。怠忽过时刻，天医费往还。

此症不论偏正头风，但憎寒壮热，状如伤寒，头目疙瘩，肿痛极，不能忍耐者是。或挟痰而来，两耳若雷鸣风动，轰轰作声，故曰雷头风。风起目随病，既而身如被杖，二便秘结，曰大雷头风。头风作，大便先润后燥，小便先清长后赤涩，身热徐退不痛，曰小雷头风。大者害速，小者稍缓，二三日目即损坏，神医莫能为治。

目坏而痛不少歇，命其危矣。《难经》曰：头痛有厥、有真。厥者，逆也；真者，无他杂也。面肿头重，按之不得，项先痛，腰脊为应耳。前后脉涌，有热。此风寒伏手三阳，留而不去，壅逆作病，头为阳首，发为厥痛。若再传入脑户，则手足必寒，爪甲必青，死不治。初起不问大小雷风，三阳厥逆，五邪争并，不辨为火、为风、为痰，脉息对症或否，速与大承气或三黄祛热煎，火得息则痰自散，而风亦渐止。如表症未罢，菊花通圣散先投看效。倘脉浮芤或沉濡而迟，服前方反剧，亟换调中益气、全真一气、大补元等汤。能开导针砭，依图施治，尤为快便。

雷头风，本科第一险症，眇瞽①者强半。为此，前人只论其险，绝不究其经络治法，至今私恨。

左右偏头风五

右边气胜左边风，风气兼并作火冲。可论一边皆险急，那堪左右两相攻。攻外青睛凹或凸，内攻神散照无瞳。识得六经七种病②，按方主治不无功。

---

① 眇瞽（miǎogǔ 秒古）：谓眼瞎。

② 六经七种病：头痛头风可分外感、内伤，外感头痛可按六经分为太阳、阳明、少阳、太阴、少阴、厥阴等六经头痛，六经头痛合内伤头痛即此处所言“六经七种病”。

此症左边头痛，右不痛者，曰左偏风；右边头痛，左不痛者，曰右偏风。丹溪曰：头风有痰、有热、有风、有血，在左多属风血，在右多属痰热。世人只苦头痛，全不虑及眼目，往往左发损左目，右发损右目。若血虚生风，风盛生热，热生痰，痰逆气，风与痰并，血从中耗，耗虚则寒而痛。风不衰，必损左反攻上，损右反攻左，而两目俱损。更验痛由内起止于外，为祸迟；痛由外起止于内，为祸速；由百会、上星、攒竹中入者，为祸烈。外有赤肿痛泪，得外症；内有昏惑妄见，得内症。症成多不能治。风之害人，惨毒极矣！治法：不问左右，先以艾葱熨头，炒米、炒盐熨太阳穴，一面调神应散，徐徐啜之，俟势稍止，然后按症诊脉。如左偏风，脉浮数有力，心烦口苦，目红狂痛，泪热如汤，二便不利，逐客饮、导赤各半汤，有翳兼服泻青丸；右偏风，脉如左，加大实，目赤肿，眵多，二便秘涩，通气利中丸、凉膈散、清胃散；有痰，清气化痰丸用亦得。依此主持，厥目未必就损。不损，再对病选方，十亦可全五六。

阴阳邪风六

五月阴气进，风邪任脉伏。子月①阳气进，风邪伏在督。伏任眉骨疼，伏督痛枕骨，督任递相传，满头若击触。

此症指额扳骨、眉棱骨与后顶枕骨痛楚而言。阴邪发，则多于六阳用事之月②。盖真阴不足，风热上炎，若胸有宿痰，此火之所致，热甚生风也。阳邪发，则多于六阴用事之月。盖真阳不足，寒湿内攻，若耳鸣眩晕，此逆痰所致，火兼水化也。曰督任者，

---

① 子月：指农历十一月，又称建子之月。

② 六阳用事之月：一年十二月，分为六阴六阳，体现了天地万物生长收藏一年十二个月的阴阳消长变化。天气为阳，地气为阴。十一月至来年四月为阳气上升之时，合称六阳；五月至十月为阴气下降之时，合称六阴。

即人身前后之分，非女抱阳负阴、男抱阴负阳，支离无据，奇经八脉之督任也。症无内外，总以益营扶卫、降火散痰。俾寒者温之，湿者燥之，热者凉之，邪痛如揭。元虚、痰火及怒气甚者多得此，忽而不治，治而或愈，愈而复作者，势必至丧明而后已。

辘轳自转七

辘轳展转，在井之中①，乃伊人目，视也从同，曷为从同，大风自东。辘轳展转，在井之上，乃伊人目，视翻而仰，易为翻仰，旋风之象。彼辘者轳，知止能静，彼瞳者子，开闭不定。旋风乱地兮，吹目频眨；大风折木兮，目睭绝命。

辘轳三章②，专为脏气乖蹇，阴阳不和，中风中痰，并脱血脱气，致目直视、上视、紧闭、频眨、翻腾动摇而作也。夫翻腾动摇，乃目不待心使，而自蓦然察上，蓦然察下，倏左倏上，或瞤或摇。此肝气违和，风邪搏击，致筋脉振惕，双睛运动不定。倘牵拽成性，不为反顾，即为反背。倘惊搐不止，不为暴盲，则为青盲矣。夫紧闭、频眨，乃目上纲属足太阳，下纲属足阳明，二经有热，则筋纵不开。又肝主风，胆主惊，阳火既明，惊风复吹，目力自难两敌。若元病赤热，自有本症，不在此论。

何为上视？精神昏沉，牙关紧合，手足瘈疭，胸膈喉咽痰壅盛，名为天钓，实是风虚。然亦暂时间，事不足虑。如久病、病笃上视者，则徐上徐下，下而复上，上而不能遽下，此肝脾将绝，即不知医者，一望而知其病入膏肓也。何为直视？看物而睛轮不

① 辘轳展转在井之中：辘轳自转一症以目直视、上视、紧闭、频眨、翻腾动摇（目珠震颤）为主要症状。此句喻本症犹如转动井中辘轳，摇晃震颤不已。

② 辘轳三章：指上面“辘轳展转，在井之中……大风折木兮，目睭绝命”诗三章。乃仿《诗经》四言体比兴所作，节奏鲜明，重章叠句，一咏三叹，回环往复而为三章。

动，以烛照之不畏，物触之不眨。病至此，症已逆，多不治。经曰：太阳之脉，其终也，戴眼，反折，瘈疭。又曰：少阳终者，百节纵，目瞏[①]绝系。愚谓：直视不省事为心绝，不识人为肾绝，反折瘈疭为肝绝。盖邪风壅盛，塞其正气，邪盛则正脱，正脱则君主欠慧，而相傅之治节不行，故三脏合病，如醉如痴，目盲早矣，易箦只在旦夕。是故直视、谵语、喘满者死，循衣摸床、惕而发狂、微喘脉涩者死。听其辘轳展转，变为目科至败之症，不可复得耳。

治法：连上“阴阳邪风”，总于散阵选方，继而或寒、或热、或攻、或补，间亦有奏效者。然须熟读头风篇并各阵方解，临事增减，如磁石引铁，自然投合。故凡无一定治理，不言方。

辘轳系深井汲水之车，上下左右，展转无时。诗以咏之，症以名之，所谓兴而比也。集中多如此类，固知画虎类犬，然欲便记诵，又限于病情、药品，未能一计工拙。风人[②]词客，乞不以文害辞，不以辞害志，则幸甚快甚。

瞳神反背八

轮廓倾翻症匪小，病人难值医人少。虽然家秘有针经，心不巧，手不妙，多恐沉盲直到老。

此症因六气偏胜，风热搏击，其睛斜翻倒转，白向外而黑向内也。药不能疗，惟治以手法。手法奈何？熟视其何人何背，并带上带下之分，然后针之，易如反掌。针定进正容汤，高枕安眠。再煎人参养荣汤二三剂，立愈。其针须临症亲授，笔墨难代喉舌。市医对此茫然，而见青盲内障，又曰瞳神反背。噫！真瞳神反背矣夫？

---

① 瞏（qióng 穷）：直视貌。《说文解字》：“瞏，目惊视也。”

② 风人：诗人。曹植《求通亲亲表》：“是以雍雍穆穆，风人咏之。”

春水扬波九

金轮自平兮，水轮明而；风轮半倾兮，火轮蒸而；肝邪虽婴兮，肾枝宁而；莫令尖生兮，损真精而。

此症初起，目不自然，视内外都无别恙。一二日，风轮坎廓，或左，或右，在上，在下，斜斜高耸而起也，故曰春水扬波①。乃肾邪上蒸，胆火内逼，幸巽风不动，所以未及全出。若木旺生火，多从上胀，而有虬脉。及火盛生风，必赤痛泪下，头脑如破。急以犀羚逍遥、归芎地黄，或暂加知柏，昼夜交进。稍迟则渐高渐尖，至极并水不见，神膏如死，俗谓之田螺旋顶。虽有善者，亦无如之何矣。

鱼睛不夜十

愁瞳子瞠瞠不转头，阳邪亢风热又相投。

此症项强，面赤燥，目如火，胀于睑间，不能开闭，若野庙凶神，与花缸变鱼之目，凸而定凝，故曰鱼睛不夜②。乃阳邪亢害，风热壅阻，下窍不通，上窍亦塞。是眼不出即入，速于百会、太阳、两睑、上星要隘等穴砭针出血。嗣后黄连解汤毒、一味大黄丸、三友丸寒之攻之，庶有可救，然亦险矣。

凝脂翳变十一

何谓凝脂翳，肥而带黄色。血停神膏伤，气壅经络塞。热向脑中摧，窟从睛上得。亡明指顾间，天命谁与易。

此症初起，目亦痛，多虬脉，畏光紧闭，强开则泪涌出。风

---

① 春水扬波：本症主要症状为风轮坎廓（黑睛，即角膜）斜斜高耸而起，犹如轻波扬起，故名春水扬波。春水既以指眼睛，亦因春天之河水易为风吹轻波，藉以描述本症。

② 鱼睛不夜：本症又名鹘眼凝睛。《证治准绳·七窍门》："目如火赤，绽大胀于睥间，不能敛运转动……犹鹘鸟之珠。"

轮上有点如星，色白，中有孔如锥刺伤，后渐渐长大，变为黄色，孔亦渐大，变为窟。有初起翳色便黄，大且厚。治依下法：四围裂开一缝，若可施钳，或竟镊去，下得一窝，窝底皮膜如芦竹之纸，风吹欲破，见辄令人吃惊。又初起现厚大白障，继则于障内衰出黄翳，状类鹅脂，为疾益急。再头痛便秘，则为窟、为漏、为蟹睛、为凹凸、为眇、为瞽，不日而致。治之，不问孔窟浅深，但见翳色肥黄浮脆，善变速长，亟以小承气下利中丸净其内，随磨羚羊角，调清肝散彻其外，俾表里邪行，头风不即止，大便必通。大便通，目赤痛与泪合减，乃用消风活血汤或防风散结汤、犀角地黄汤。服过，势少退，照下星月翳蚀定方。其眼药对症点洗，妥适便好，不须琐赘。愈后必有白障，若鱼鳞、玛瑙等形，终身不能脱。然亦不幸中之幸也。揆因，盖木火自焚，殃及金土，一水不胜四火①，是以焦瘁神膏。良医遇兹，也须昼夜监守，假徒茶毕一揖，揖后一函，放心他往，一时症变如上，救得睛完，亦带疾耳。学者虚心敬听，进德良多。

原案：友人艾秀瞻，初夏暴得此症，服驱风散热之剂反剧。或谓城中林桂苑素知名，曷请治之。既至，视其形孱弱，其色枯白，审其脉细数，其家素封，意必斫丧过度，精血不能经营，因而外感。故辛凉之药不投，乃主补中、四物、六味地黄等汤，未数日翳满而失明，加之烦躁不安。林辞去，遗书②招余。余尝与艾子同学，信而专，遂以大承气下三黄丸五钱，一服无响应，再服略下，痛稍减，明旦微开，则右目已能辨黑白矣。复如前药，日进二剂，至大利乃止。止则头目痛攻顿除，然后散以八正、逍遥，

① 一水不胜四火：心肝之火传及肺脾，故肾水一脏不胜心、肝、肺、脾四脏之火。

② 遗书：投书。

丸以退云、既济，月余，能出溪桥以纳凉，秋中全愈。桂苑问故，曰：目痛自下而上，头痛重太阳穴，阳明胜厥阴也，故承气以通之。大小便秘，脏移热于腑也，故三黄以降之。气轮簇火，八正实泻其子。震廓凝脂，逍遥直解其郁。退云、既济，特以靖余孽耳。林退而叹曰：法之妙，神验如此！可见法不远人，人自远法。智圆胆大，触类而长之，则术在我矣。虽然秀瞻形脉怯弱，用重方屡通，幸获戴人邪实急攻之效，而仲景忌下之教不几违乎！是案徒以伐功，不可为训。

星月翳蚀十二

谁将厚指甲，冰镜掐深痕。致令星云起，从教日月昏。湿邪陵火鼎①，金气入寅门②。莫谩专攻散，和中妙理存。

此症甫病，目既赤肿痛泪，不敢近火向日，风轮生白翳，状如大星，星中有一孔，宛若锥钻。甚者如新月，月上亦有一痕，俨指甲深掐，故曰星月翳蚀，凝脂症之小者。盖人怒气及土郁伤肝，肝虚不胜病势，所以一逼便循空窍，双睛现症如斯。男妇患者多多。无论脉浮数弦大，总以犀羚逍遥散或四物汤加柴胡与萸、酒炒连，不则疏风养荣、泻青、导赤等方增减与服。其翳虽险，徐徐自尔枯落。但痕迹下陷，日久对脉补和，始上而平，非一时能遽没。

---

① 湿邪陵火鼎：木生火，火自木生，故火鼎指肝木。“陵”同“凌”，侵犯、欺侮、凌侮之义，如木火凌金、寒水凌土、肾气凌心、湿土凌木。《广韵》：“陵，侮也，侵也。”“湿邪陵火鼎”即湿土凌木、土郁伤肝。

② 金气入寅门：十二地支中，寅卯属木，巳午属火，丑未辰戌属土，申酉属金，亥子属水。其中寅为阳木，卯为阴木。“金气入寅门”即金克木之义。又十二地支与五脏六腑相合，则寅为胆，卯为肝，此处指本症与肝胆关系密切。

花白翳陷十三

黄白嫩花蕊，沿睛历乱开。尔时才几瓣，顷刻即双台①。明月不相照，妖云何处来？伊人看未足，寂寞拣风摧。

此症初起，双目便赤肿狂痛，畏明生眵，开视青睛沿际，许多白点，俨若扭碎梅李花瓣，瓣色黄而浮大者尤险。一昼夜牵连混合，蔽幔神珠，看之与混睛障相似，却善长速变，且四围翳起，中央自觉低陷，甚则翳蚀于内，故名花白翳陷。治疗大费神思。意者土盛郁木，木郁则生火，火盛生痰，痰火交烁，膏液随伤，乃变无了局。《瑶函》谓金克木之祸，② 真是睡中说梦话耳。速救可以挽回，更须与凝脂症一样监守，以菊花通圣散一两，分三次调服，看势不衰，翌日再进一两，肿必消，翳亦合减。换治金煎，日二剂，中宵以三黄清热丸吞四钱。症不反复而渐罢，然后顺气疏肝、清热化痰，大约尽一季可全瘥，但终不能如旧，人其毋全责乎医。

原案：壬申仲冬，一日余左目倏尔奇痛，随肿而泪多不敢开，入夜右目亦然，如煎如刺，眠食俱废。强起览镜，左右风轮沿际，若念珠环绕，知是花白恶症。依前方对病增删，三旦夕，痛稳减，肿亦消，却人物罔见。问妻儿，佥曰四周翳大而白，幸瞳神微现黑影，乃以空青石、芙蓉镜乳调互点，渐渐能视。凡五阅月圆始全瘥。

蟹睛横出十四

风流过，风神大损风标挫。风标挫，固所风轮，吹弹得破。

---

① 双台：指花瓣重叠。

② 瑶函谓金克木之祸：《审视瑶函·花白翳陷症》作“因火烁络内膏液蒸伤，凝脂从四围起而幔神珠，故风轮皆白或微黄色……此金克木之祸也”。

瞳人圆活凝脂可，瘢痕虽在光无堕。光无堕，将就罢了，又愁甚么？

此症视风轮上有黑珠一颗，周围肤翳略缠者是。盖缘暴风客热，暨水衰火炎，医不合法，致凝脂、黄液、木疡诸病，蚀破青睛，黑睛从破处而出，始如蝇头，中如蟹睛，甚则横长如黑豆，故呼上名。软而不疼，金井但斜，未败，准可许其平复。间有结痂如豆壳，壳落始愈者，然补穿合碎，虽妙手空空，瘢痕终乎不免。若尖硬痛紧，药饵再误，则黑白混一，蟹睛决不能平。不则必裂，青黄叠出，目其随眇已乎。

蟹睛本医药妄乱逼成，一切汗吐下诸法皆用不着。合选和而带补之方，加五味、枣仁、白芍，徐徐酸敛，日久自然收入。若未经看治，此则木火强盛，脉必浮弦而数，须抑青、泻青、八正、逐客等洁净脏腑，然后宜和、宜滋养，细心调理，十九无害。

长虹贯日十五

离离赤脉虬丝，出银海，入水池，纵横粗细，长短稠稀。昏沉云冉冉，痛紧泪垂垂。若白虹之贯日，类红线之穿珠。大知水困金无助，致令风狂火益威。

此症乃赤脉虬丝，纵横粗细，上气轮而缠风轮，最不易治。盖水泄金元，风木燥而无制故也。且火盛木焚，风胜木折，虽松柏之姿在所不免，况肝胆乎。以故风火合作，赤脉即生，赤脉生则漫睛翳障，热泪流而痛紧，世谓若白虹贯日①之变事焉，因征其兆、拟其状而命名云。其丝脉只在气轮，纵涩紧不爽，及有微泪赤虬者，此目病之常，不足为虑。即风轮有障，医者自能研究，

---

① 白虹贯日：《目经大成》命本病名为长虹贯日，《原机启微》《审视瑶函》《证治准绳》诸书又命之名为赤脉贯睛、赤脉贯目。

兹无庸赘。《内经》谓：赤脉从上下者，太阳病；从下上者，阳阴病；从外走内者，少阳病；从内走外者，少阴病。太阳病宜温之散之，阳明病宜下之寒之，少阳病宜和之，少阴病宜清之。知此，则生克制化之理不难体会，用以治人，如鼓应桴也。愚按：赤丝虬脉，风火眼所必有，大小粗细，位无一定，何从分上下而辨内外？只看脉大贯过睛珠，便处导赤散加黄连与服，不应或增障，经久在目，此风热不制，恐或痼疾，须既济丸、人参固本丸、百合固金汤，圆融通变而主之，当必有效。

彩云捧日十六

赤障阑删①状怎生，兰缸花结②夜来灯。还与彩云同一气，绕天行。风火病顽心弗急，泪眵流惯意仍平。当面问他能见否，不分明。

此症满风轮生障赤色，厚薄高低不等，痛涩莫敢开视，见人则两眉紧斗，眵泪并流，且丝脉纵横，白睛亦红紫相映，故曰彩云捧日。看似风血有余初症，不知实系痼疾，非王道不能治者。何为此病多得于幽郁妇女及穷苦之人？夫人而穷苦，不独忧郁，即饥寒负荷，精、气、神三才，六时无一刻施畅，虽具吾体，不为吾用，而劳动之火无制上炎，上炎之际不免雨露外承，寒凉内遏其火，不得发泄，沉郁在络，年深日久，血亦相因而瘀焉。瘀与郁偕，郁藉瘀出，故得症如前。说者谓：阳王风高③，障赤而

---

① 阑删：同“阑珊”，此为凌乱之义。

② 兰缸花结：“兰缸”亦作“兰釭”，为燃兰膏的灯，亦用以指精致的灯具。唐·施肩吾《夜宴词》：“兰缸如昼晓不眠，玉堂夜起沉香烟。”花，此指灯花。南宋王沂孙《三姝媚·次周公谨故京送别韵》词：“兰缸花半绽，正西窗凄凄，断萤新雁。”

③ 阳王（wàng 旺）风高：阳气统辖风高之处。高巅之处，唯风可到。王，统治、统辖。

微坚；阴虚火动，翳白而中陷。是道也，在彼在此，不远不近。治法：先揣其境遇，次问其因，次诊其脉体，非病实形实，以冲和养正、神效黄芪汤，大剂进一二，看他如何转应，或补或和，虽功效綦难，药无惜而日月不计，终有瘥时。若少年境顺得此，必盲医治坏，更须细心调燮，否则必变时复症，大费工力。

目血十七

断送一生心力，能消几日奔波。梦魂中夜且风魔，劳动坎离真火。时下眼流血泪，面前人隔烟萝。幽怀无计可消磨，琴罢煮茶孤坐。

此症目无病痛，自然鲜血迸流，有如刀针刺伤，一时不能遽止。除小儿食火郁肝外，系老年及有心计的人，元神虚惫，倏感风热，一脉上游直[①]血，未归元府，因逼而妄泄。泄之至再至三，睛徐陷而失明。然为治颇易，但于病情、时令不可不省察三分。省察妥当，脉体对症或否，不必拘，总以大补元、人参养荣、归脾、滋阴地黄等汤，与治立效。

劣庠某，善刀笔，常视钱数多寡许讼输赢，其门如市者廿余年。一日薄暮过东桥，江风扑面吹来，左目泪涝涝滴，拭之盈匊[②]鲜血，比至家盥照，眇矣。或以为发脏毒。噫！脏盖言状，字异音同。虽即事雅谑，未必非受病根原。特书于此，钻厕者尚其鉴诸[③]。

瘀血灌睛十八

气滞血瘀，将归何处，沁入乾宫，青空纯白倏成红。防风驱

---

① 直：通“值”，碰上。《洪武正韵》：“（直）与值通。”

② 盈匊：满手，满捧。

③ 钻厕者尚其鉴诸：钻营者重视此事，以之为鉴。钻厕者，即钻营者。

邪金井中，井中得得应殊色，如落日，与月当全食。且回头，光顿收，罢休，还愁年不留。

此症始得，眼胞一环半玦[①]青碧隐隐，次后紫黑，或满腔微肿，白睛亦赤元胀起，俨若老拳打伤，左右相传，远近怕看。幸能视无痛，不甚苦楚。盖热物食多，胸膈气海为邪所蔽，血盛滞塞不通，逼而上走，故作此状。甚而咳紧，口鼻出血。急用清毒逐滞汤，大剂数进。不退即开导，或抵当汤、通幽丸以攻之。不然火金乘木，必变凝脂、黄液、鱼睛等证。其金井不见黑神，显然鲜血满灌。此定先病风热，既散不随滋养，一味苦寒到底，致肾精胆汁耗损殆尽，一点元阳直犯水德，岂火入血分，有形之急者比乎！人如患此，险恶极矣。得生脉散、十补丸、龟鹿二仙膏递服三两，昼夜尚可救。若再不珍重，与药饵差错，非惟目病难治，而命亦恐不久。医必先立病繇[②]，或以此书示渠家人，于事无济，庶免悔尤后话。

又，白睛不论上下左右，现一片几点，绝似红炭朱霞。过一夕，色浊转青紫，片点亦加大。此血热妄行，客寄肺膜间。有因咳起者，皆气不宁谧之故。治宜治金煎、导赤散。火既退，而血随通，病不难制。若泥解表泄肺，处散方投之，恐天元焦悴[③]，风木不胜削弱，内外重症，有不意而得者。

垂帘障十九

逆障上弦生，垂帘浪得名。蹉跎年月久，混沌始漫睛。有犯加凝滞，方才变赤疼。数般相似处，辨别要分明。

---

① 一环半玦：一圈或半圈。玦：半环形有缺口的佩玉。

② 繇：通“由”。《汉书·魏相传》：“正文繇冢宰。”颜师古云：“繇，与由同。”

③ 天元焦悴：天元，肺中元气。心肺位居膈上，而肺尤高，为华盖，天之分也，属乾金，故此称肺中精气为天元。焦悴，指肺叶焦枯而衰竭。

此证生于风轮上半，渐掩瞳神。不论厚薄，但在外色淡白者是。若红赤，必触犯搏动其火，乃变增，非本病也。盖缘目素疾作，不能相时制服，徒以辛凉散降，败其血而郁其火，风轮渐渐伤残，年久不痊而致。医非良明，与主不笃信，诚恐永为痼疾。其初起神水清，乃退后膏涩，结而成者。此精衰火灼，益宜深心体认，不可草草施药。或谓障从上生，合称顺，胡为逆？此指火而言，夫火性上炎，今下垂，逆其道耳，因云逆。又状其自上而下，故曰垂帘。为治，当察其苦乐，审其脉体，问其喜恶，验其点服药，既详且悉，然后对病处方。大约不外逍遥、四物加味，吞千金磁朱丸。不效，改用助阳活血解郁润燥，日以芙蓉镜，夜换空青石，合点无不愈者。如初患暴症，见障似此，须从彼论治，不在斯例。然总须心细眼明，若虚应故事①，药石必致差错，转为赤脉贯睛，再变为彩云捧日，即龙树医王②，能减而不能痊。

白膜蔽睛二十

羞答姮娥面，偷云出照人。晕生风起易，虹贯祸弥殷。③ 无复清晖影，空留病业身。幽怀言不得，一望泪沾巾。

此症初起，势甚轻微，次后始赤涩有泪，浑睛生障，多脉与眵，日久诸轮廓皆坏，虽略能行走，瞳子不见影动，且障稍高于

---

① 虚应故事：照例应付，敷衍了事。

② 龙树医王：喻指技艺高超的眼科医师。龙树，即龙树菩萨，古印度高僧，擅长眼科，有眼科名著《龙树眼论》《龙树菩萨眼论》《秘传眼科龙木论》等托名龙树菩萨所传。医王，既指医术极为精湛之人，又乃佛家语，指佛菩萨。

③ 晕生风起易虹贯祸弥殷：晕生风起易，表面指月亮生晕便要刮风。宋·苏洵《辨奸论》：“月晕而风，础润而雨，人人知之。”此处指本症若是因风邪所致，尚为易治；但若出现长虹贯日，赤脉虬丝，那么病情便更加严重，则为难治。

睛，状如小小狗肾，故独以膜名。前后均无痛苦，缓而不变，却最难愈。往见少年患此，市人呼赤觑赤瞎，不辄于以终老，良可永叹。病由俭啬劳役，残弊肌骨，或从欲嗜味，耗损真元，荏苒无形燥火，深潜在经，爰抱斯疾。医宜应机投药，非若有形风热之可散可攻也。假障上有星月蚀入，病似增而减翻速，盖火郁既发，烟不再生。然亦宜因上穷因，境中索境，得其情，更勿循守故辙、舍症从脉，聚宝成丹，点不计工，服无吝费。有日开雾见天，向笑而赤觑赤瞎者，窃恐为赤觑赤瞎所笑耳。

族叔正坤，壮岁已得是症。逮受杖①，列上宾②，不杖乡杖国而杖家③矣。时余甫业兹术，看其障虽近白膜，觉尚松而不光滑，为刬④去睑内外椒粟，以八宝空青石、芙蓉镜、加味磁朱丸昼夜点服，间煎神效黄芪、全真一气汤，凡四阅月全清，不惟不需杖，黑夜常出市肆间谈，如此十数年乃谢世。其子某某不德余，凡内戚问尊翁双睛久瞽重光之由，辄对曰：天数。嗟夫！坤叔寿而康，或天也，数能使目中瞳子老而还少耶？

新城杨孕初先生，父子青年进士。每书札相招，款⑤称侄不言弟。盖余常主其馆，友善太翁暨诸父故也。切思守谦主敬，固士

---

① 逮受杖：到年老。受杖，即授杖，指年岁高。汉初规定八十岁以上的老人有资格享受高年授杖，成帝建始年间，降到七十岁以上老人。每年秋，由地方政府调查高龄老人，为其举行授杖礼，给予优待。后以“授杖”指年岁高。

② 列上宾：列为上宾。指因患眼病，难以自理，需要家人悉心奉养照顾。

③ 不杖乡杖国而杖家：（由于罹患眼病，目力不佳）不能拄杖外出，只能在家中休养。杖乡杖国，指外出。

④ 刬（chǎn 产）：削平、铲平。《广雅》：“刬，削也。”

⑤ 款：落款。

大夫本色。医，贱役也，纵学术兼优，车笠不渝盟①已耳。乃谨惇父执古礼，视某某天数之对渺若山河。

聚星障二十一

一片片，几星星，翳青睛。引泪落，与丝縈②。夜而朝，右复左，主何经？木郁结，火飞腾，两相争。能急变，不当明。雾笼花，云漏月，过平生。

此症黑睛有细颗，或白，或微黄，或连缀，或丛萃，或散漫，或齐起，或先后逐渐相生。大该木火扰攘，亦目疾所常见。乃时依星月翳蚀主治，则聚者徐散，散者顿灭。若日长一日，合作一块，与数片赤脉缠贯，虽不类花白、凝脂之善变，而自困、困医有必然者。相期淡泊宁静，毋为痰火所用。

目疡二十二

目病如疮生，实邪显有名。肝强多落泪，血旺自羞灯。湿热弦眶烂，干风椒粟成。眦头心有故，唇口土无情。腰下三阴蕴，六阳顶上行。耳根征肾燥，鼻窍验金清。将次周身现，都来十二经。谨防精混浊，主治幸分明。

此症专为目病，目病后生疮反变幻而言。位次不等，大约总在睛之上下左右。盖君火郁邪，郁则血注，血注则肌热，故发现皮肤。久则所注之血化为水，所郁之邪复滞水而成脓，故漫为湿烂。始生微痒为虚邪，肿痛赤热为实邪，甚则寒热作而饮食减。不急治，恐浊气沁入目内而波及于珠。若但睑眦有故，别无痒痛，此眵泪渍溢，目愈自散。凡见疮生，不验部分形色，得自何来？

---

① 车笠不渝盟：车笠，即车笠交，乘车的人和戴斗笠的人的情谊，比喻不分贵贱贫富的友谊。渝盟，背叛盟约。《左传·桓公元年》："盟曰：'渝盟无享国。'"

② 縈：回旋缠绕貌。

将欲何往？与夫热淫、湿淫、血胜、风胜所致，概以三仙、五虎等丹主之，治标不治本，不可谓之知医。治法：采嫩桑叶、忍冬花、芙蓉根煎浓汤洗刮极久，以菜油调八宝丹涂上，内服托里消毒饮或人参败毒散。如是半月三旬，许渠清净。或谓疮疡，因毒已见，似为重出。曰：因毒与自毒攸分，且兹理解，通而不合掌①，便重无碍。余仿此。

黄液上冲二十三

从来疮液肉溃成，如纸风轮那更生？大抵火邪膏内作，黑神冲散病黄精。

此症于风轮下际金位之间，神膏内生物黄色，状如鸡脂。稍轻者若黄浆小疮，外面无有，俨人指甲根白岩相类，非针药所能及者。势大不消，必冲出风轮，其睛随破而眇。即不然，金井立散，黑神败而失明。是症最逆，盖经络否塞，阴阳离间，火土诸邪蒸溽幻化而成。有头痛便秘者，尤急。若作天行、客热，胡乱治而顿愈，吾其退避三舍。临视，当问其已治未治。未治，以柴葛解肌、十神汤进一剂看效，效则三友丸、大黄丸尽服，不效改用人参白虎汤、芍药清肝散，或泻黄，或双解，病必缓而渐退。已治，审其脉，相其体，验其方药某过某不及，裁以心法，羚羊、犀角磨调逍遥散，或拨云、固本、还睛诸丸煎汤递饮，黄液无不消。消则补和，对症选方，还元易矣。十中间有一虚寒，入手须参、芪、桂、附温散者，舍症从脉。元有是说，又不可不细心理会。

水轮贴风轮而生，质最脆嫩，中空而薄，能舒能敛，正看似

---

① 通而不合掌：合掌，原义谓诗文中对偶词句的意义相同或相类。通而不合掌，此处指“因毒”与“自毒”虽然似乎互为重接相通，但二者其实涵义不同。

在外，斜视则显然在内，凡鸟、兽、鳞、介之目皆如是。其空处俗谓之瞳子，常遇险病，莫不以手招之，能应即喜，甚至青盲、风变，且谓“瞳子尚在，谅不妨事”，不知此乃镜花水月，以影示人耳。其瞳神深藏膏中，有光无光，伊谁得见。本科不惟未及发明，竟渡河有豕①，穿井得人②，公然立说，并有引重瞳③、一物两现之奇者，为之捧腹。尤可笑者，于此症则曰风轮上际、坎位之间④；于水轮散大则曰风轮窄窄一周；⑤ 外障正中者则曰肾翳。其所用药，俱不免地黄汤加减。是直以中空者在外，为风轮，包来神水者在内，为水轮矣。呜呼！下愚不移，无庸深辨。第剖之蠢而笨之猪睛，使渠详观，谅必茅塞顿开。舜、羽之目，大抵较常人分外精采，故曰重瞳，果一物现二影？于理不达。若一目两瞳，则俨然怪物耳，帝王云乎哉？至曰“舜目重瞳上下生，羽重瞳左右生”⑥，不知谁实见来，载于何典？

是症诸书皆曰黄膜上冲，傅氏本专家，所辑眼科曰《瑶函》，

① 渡河有豕：即三豕渡河或三豕涉河，比喻文字传写或刊印讹误。典出《吕氏春秋·察传》：“子夏之晋，过卫，有读〈史记〉者曰：‘晋师三豕涉河。’子夏曰：‘非也，是己亥也。夫己与三相近，豕与亥相似。’至于晋而问之，则曰晋师己亥涉河也。”《孔子家语·七十二弟子解》作“三豕渡河”。

② 穿井得人：指家中打井后省得一个劳力，却传说成打井时挖得一个人，比喻话传来传去而失真。典出《吕氏春秋》。穿井，即打井。

③ 重瞳：重瞳即一个眼睛里有两个瞳孔。《史书》记载虞舜、重耳、项羽、吕光、李煜等人为重瞳。

④ 于此症则曰风轮上际坎位之间：《审视瑶函》原作“风轮下际”。《审视瑶函·黄膜上冲》：“此症于风轮下际、坎位之间，神膏内初起而色黄者，如人指甲根白岩相似，若凝脂之症。”

⑤ 于水轮散大则曰风轮窄窄一周：《审视瑶函·瞳神散大症》：“此症专言瞳神散大，而风轮反为窄窄一周，甚则一周如线也。”

⑥ 舜目重瞳上下生羽重瞳左右生：这一说法出自明代蒙书《龙文鞭影》：“舜目重瞳上下生，项羽重瞳左右生，南北朝沈约则左目重瞳。”

曰《大全》，似无出其右者，曷亦相因称膜。不尘特正之曰液。盖液类浆水，比喻恰切，膜系皮属，凡薄而嫩、厚而韧、不动紧着者皆是，讵能上冲！看牛腤①膜、猪膏膜可晓。明明浆汁之物，混沌名症，岂字典、字通、字汇俱未谋面耶？

又下症曰五疳。夫疳为小儿甘食致病，奈何着于眼上？岂点眼药过多，目饱积成耶？不顾笑脱人颐！今换疡字何义？疡乃疮痍别名，去理未远，故直书曰五疡。

五色疡二十四

木疡如豆据青睛，绀碧苍黄画不成，若使深侵金井去，水纹荡漾绿苔生。

此症生于风轮左上，色苍碧，形若败豆。大要非下销精血，火燥上攻，即味穷山海，毒循气发。以故一起便内热食减，头目狂痛，莫敢开视。逮病势稍衰，已成今症。虽不同黄液自内而出，其险恶过之，失治则睛必裂。愈后显有藓蚀苔斑，似翳非障，神医为之掣肘。

火疡状如红豆蔻，其故知为邪毒否，两眦之间已不堪，气轮犯克难分剖。

此症初起如蓁椒②，继如红豆蔻，生于内睑眦间，着气轮者为急。盖火之实邪，今在金部，所谓鬼贼相侵。失治或误会成溃漏。须黄连解毒汤，不妥，当八正散、犀角地黄汤。再则宜滋水以济火，或补阴以配阳，圆机活用，治法良多，宁必一意败毒。

土疡俗号包珍珠，血瘀生痰火剥肤。莫谓疾微无用治，到成溃漏费神机。

---

① 腤：同“肚”。《正字通》：“腤，同肚。”

② 蓁椒：诸本同，据文义当作“秦椒”。

此症世又呼偷针眼，生外睑弦上，初得但痒而肿，次则结一小核，乃作痛，屡屡不药自消。若病形俱实，必至核大溃脓始愈。有一核溃，一核又结，一日罢，一日又起，乃窍虚外风袭入，头面悉肿，目亦赤痛。如再犯燥烈，决为腐漏吊败，改形换相者。些须小恙，而祸害一至于此，患者幸毋忽。始以泻黄散、竹叶石膏汤，次归芍六君、金水六君。若目赤痛，面微肿，亟进清胃散、二术胜湿汤，或于疡顶上重砭一针，血出气泄，万万不致溃腐。

金疡玉粒生睛上，湛湛水轮碍蓁莽。时交阴气金水清，流火居西神稍爽。

此症生于气轮，状如金粟，粒数无定，眵泪涩痛不消说，间有连上睑内结者，尤碍青睛，且击而发翳障，俨与椒粟仿佛。但火金亢战，非风湿居土木也。子后午前阳气升旺之时，病必急。大剂泻白散、冶金煎。不稍减，消毒逐瘀汤投之，无有不罢。倘违戒反触，变祸端恐不免。

水疡震巽轮间着，黑气碍空苍气薄，太阳离丽苦头风，瞳子生憎金井落。

此症仍生于风轮，病状病态亦与木疡绝肖，但巽廓先起，其色元黄[1]，间亦转青转蓝，由内逼出青睛，目疾之奇恶者，其不陷睛丧明，真有重瞳耳。或曰疡本火郁，头系风痛，何以病反属水？盖肝木风干则生火，火胜必侮水。金井，肾脉也，风攻其上，火煿其中，而下之化源未能遽援，些微膏液不得不同流合污，随风入木，结而成疡。且风行水动，物理自然，凡头风痛攻，决伤瞳子，岂限水疡耶。是疡由热淫，火兼水化，水乏肾困，其为病也明矣，夫复何疑。

---

① 元黄：即“玄黄”，此指深黄色。

水木二疡本无治，故不立方。然遇初患，医乃仁术，主定诚求，讵忍坐视。木与三黄丸、抑阳酒调散，水与知柏地黄汤、通幽丸，止痛保凹凸可矣。或天相吉人，有效，再对脉选药，百中亦起一二。但必预陈病由，乃无后言，好人且无从诋毁。

睛漏二十五

何来风毒土金停，化湿为眵作泪倾，时序迁移形不改，医家因以漏睛名。大眦漏多人火旺，时流血水疼而胀，肾曾养也更须升，心已清兮还欲降。天火上行小眦伤，漏缘砭割欠端详，致令血怯神膏损，镇日阴淫视减光。

此症非一时生得如是，乃游风客热，停蓄脏腑，传于目系，未能发泄而致。且热，气也，风，亦气也，气以成形，则变为痰、为液、为脓汁，出于大眦上下睑头小孔之中。甚者，内睑近鼻结一核，砭破核则消，而口不合，脓汁长流。向夕流多曰阴漏、曰龙火；日中病剧曰阳漏、曰肥积。幽郁痰饮及天禀衰薄之人患者多。亦有因蚬肉、胬肉，割伤精血，气不流行，而疮口渐冷，冷则凝，凝则无所消化，遂溃腐为脓、为涎，经岁无干。每食毒物、受风湿，更能痛与胀起，腥秽不堪闻。治当先事木火，清空散、胃风汤、防风散结汤。次及金土，百合固金汤、白菊清金散、玉屏风散。盖火为毒源，洁其源，则流不待澄而自清；风为邪帅，降其帅，则众不为祟而潜散。然后以竹叶泻经、大补黄芪、养阴清燥等汤，或升阳益阴、升阳散火，各随气禀厚薄、病症浅深以投之，殆犹有甚然者，吾斯之未能信。

眦帏赤烂二十六

黄子散步芦汀，有客于林皋小立，两目频眨，皮毛粟粒，虽内无所损，而芝眉诚不堪挹。曰：噫嘻，悲哉！斯人斯疾，其由有十：盖太阳失职，太阴降级；君火上炎，阳明燥急；或殢郇厨之酒①；或对牛衣之泣②；或茶烟冒多；或菽水③不给；月出皎皎兮，幽人独往而冷露淹浥；马鸣萧萧兮，壮士早行而晓风潜袭；至乃新秋病进，此流火之沴金；大寒不退，又木运之交入。故其为状也，睑弦沃丹，眦头流汁，烂而微腥，痒而兼涩，手不停搔，巾裾常湿。补矣哉，裂见鲜血。攻矣哉，肿痛交集。以清温、以和散，何贼邪之难戢。而犹不易平者，恐水火未济。须亿中，书毋泥执。客颇悦服，顾余长揖，欲有求而力不能及。归而私念，中心悒悒，援笔赋之，次于篇什。

此症眦睑赤烂，或痒或痛，眵多泣出。致病颇繁，验病亦多端：大略赤属火，烂属湿，痒属风，痛属热，眵多气虚，泣出血衰。赤胜烂者，多得于劳心、忧郁、忿悖，无形之火；烂胜赤者，多伤于酒食、过哭、冒烟，有形之气。风热蒸，则痒而泣出；湿热淫，则痛而眵多。烂而微肿者，责以寒湿；赤而干涩者，责以血燥。火盛风起，则生疮于艮坤，睛亦病而翳焉，所主虽在心脾，然要于左右轮廓、阴阳表里、虚虚实实而求之，病情斯得。其有水米不继，迟眠早起，寒气沁入肌肤，致为痼疾。更宜设身处地，庶有治法。万勿以家贫、日久，置若罔闻。临事先以眉刀剔去上下睑内外粟粒，蒸化昭容膏，不时洗擦。俟干，弦上搽元霜，内点胭脂雪。随发杞菊饮，赤加黄连、赤芍药，烂加苍术，大剂热服效。否则再剔再洗，对症

---

① 殢郇厨之酒：典出《新唐书·韦陟传》。唐代韦陟，袭封郇国公，性侈纵，穷治馔羞，厨中多美味佳肴。后以“郇公厨”称膳食精美的人家。殢，沉溺于。

② 对牛衣之泣：即牛衣对泣，典出《汉书·王章传》。汉代王章为诸生学于长安，生病无被，躺在牛衣中，向妻涕泣、诀别。遂以“牛衣对泣”等谓夫妻共守贫穷，或形容寒士贫居困厄的凄凉之态。

③ 菽水：豆与水。指所食唯豆和水，形容生活清苦。

处方。或以六君子为主，赤加丹皮、丹参，痛加黄连，痒加防风、薄荷，烂加苍术、石斛，寒湿加附子、干姜。周年半载无间，不怕他不愈。

友人孔荣芳常患厥疾，赤烂无异残风，按法治瘥。制元地一斤，百合粉八两，花椒末四两。杵融蒸极热，为丸与服。今不发十年矣。药之灵效乃尔，爰附记备用。

目瞤二十七

皮肤中，脉转蓬，气不融和血欠隆，匪邪风。甚而口角牵鱼尾，摇无止，诧杀儿童笑杀翁，莫翻容。

此症谓目睑不待人之开合，而自牵拽振跳也。盖足太阴、厥阴荣卫不调，不调则郁，久郁生风，久风变热而致。主以全真一气汤、十味益荣煎、艾人理血汤，不移时立住。倘认为游风淫热，议从凉散，则肉纵筋引，恐变㖞斜。不则或左或右，连口不时吊上，摇摇翕翕，若木工之绳墨、猎人之射烟枪，人见莫不含糊，洵终身卖笑之招牌矣。

悬毬二十八

上睑胡为胀？阳衰湿令游，个中浑是气，此外若为毬，颜色未全易，风光能久留。辛温惇治理，无效亦休休。

此症目不赤痛，但上睑虚起若毬，久则始有火，睑或红、或内生赤脉。湿痰与火夹煿者，则有泪而眦烂。乃脾肺阳衰自病，不可误认为覆杯、蚌合之实邪。试以手掌擦热拭之，少平，顷复如初，可见其真元不足，而泛火壅于肌理也。治用异功散、补中益气汤、神效黄芪汤、助阳活血汤，立愈。

覆杯二十九

土祸由来风木构，累山廓胀如杯覆，忍痛羞明，须针且药，无用筹先后。

料想青睛尘不受，怎禁得雨驰云骤。风蜡烧时，菱花照处，光景全非旧。

此症目先赤痛多泪，后睑渐肿硬，如覆一酒杯于眶上者。是盖木不务德，以风胜湿，风胜必生火，火受风邪，又淫入土，湿因转而焦燥耳，故坚而色赤。若外感风热而致者，为祸稍缓。然肿极必瘀血，恐灌入睛中，将如之何？须用开导、敷治。敷治退而复来，开导消而再作，或愈肿愈高，此风痰夹攻，症变不测。医非四诊精确，煞是棘手。张子和曰：目不因火则不病。白轮变赤，火乘肺也；肉轮赤烂，火乘脾也；黑水神珠被翳，火乘肝与肾也；赤脉贯睛，火自甚也。经曰：热胜则肿。凡目暴赤肿，畏明涩痛，泪出不止，热气炙人者，皆火之为祸也。但治疗之法，有寒凉以降火，有补水以配火，有添油以济火，有填灰以养火，有滋阴以制火，有培木以生火，有抽薪以退火，有沃水以灭火，有升阳以散火，有砭针出血以夺火，有灼艾分痛以移火。故子和又曰：能治火者，一句可了。宁必大苦大寒，上散下攻，然后始为对症。如是症合下章，当用砭针、抽薪之法。砭针即开导，抽薪乃下夺。本经谓之攻，通气利中、三承气、三花神佑皆可用。不则清胃散、凉膈散、普济消毒饮。俟肿消，看睛坏或否，再作区处。或谓上药过猛，急治其标可也，倘年老及新产妇、元气素弱人，须除去硝、黄，加人参、怀山药、姜、枣佐煎。斯固至言，不知以病受药，虽猛无害。胆欲大而心欲小在此。

余每临急症，当汗、吐、下三法大剂频进，中病乃已。而注方授人，却叮咛提撕①，盖恐后学心粗胆大，杀人于竹垆瓦缶中而不悟也。城中某士自号名医，非殷户百金五十不往。见所用药，

① 提撕：教导，提醒。

百病皆六味地黄、补中益气，且药必手戥①，计重不满三钱，时彦咸服其稳慎。吁！如是而曰稳慎，庭镜不足道，张仲景先生书直可覆酒瓮、付丙丁②耳。呵呵！

蚌合三十

天关双阖昼而宵，独抱衾裯③耐寂寥。展转无人堪入眠④，一腔热泪湿鲛绡。

此症初起，目赤畏热，一二日两睑渐肿硬，俨如蚌蛤之紧合者是。盖痰燥血滞，脾火上泄，故睑硬。睛固火炙，未免痛而泣出。经所谓土极似木，非肝病也。必有椒粟生于其内。治当敷软，翻胞开导。若坚实翻不得，或脑再胀起，痛如劈如钻，此土反克木，巽风已动，结毒之祸，顿起萧墙矣。有病兹不娴开导，睑肿虽愈，疮痍留内，结成蚬肉。日久坚硬，状如粟壳贝齿。须用月斧逐渐铲去，俟薄而开闭自然，点净星障，准可全清。但必膏梁子弟，始可尽法施行，盖谚云："眠安食美，出得血起"故也。亦治至八分则止，过割恐亡血，又起别病。

是症与上同一肿胀，治应无别，但缅怀平生所历，不同处尚多。何以见之？上症木土争克，肿极上胞，治在肝脾；此则痰上蒸溽，两睑平合，治在脾胃。且上症多病左目，虽传右不如左险；此则先发右目，传左亦轻。入手宜白虎汤、竹叶石膏汤；不退，三友丸、一味大黄丸，再加开导；肿合消，仍着青睛奚似，对症

---

① 戥（děng等）：戥子，一种小秤，用来称金、银、药品等分量小的物品，最大单位是两。

② 付丙丁：意谓付之一炬。丙丁，十天干中丙丁属火，故以丙丁指火。

③ 裯：原作"稠"，据《诗经·召南·小星》："肃肃宵征，抱衾与裯，寔命不犹。"改。

④ 眠：原作"眼"，据文义改。

拣方点服，收效易矣。博议于此，壹令执事者①，知所审视，手到厥病减除。

胬肉攀睛三十一

脂非脂，膜非膜，蚀风轮，掩巽廓。金刀具在未全除。血气方刚能再作。

此症始自内眦，生脉一二缕，缕根生瘀肉，赤黄色，状如膏膜而韧，日久积厚，横侵白睛，蚕食神珠。有兼锐眦俱生者，但枝蔓所传，终不若正受者之多也。凡性躁气逆，恣嗜辛热，劳心劳力之人患者多。间有漫睛皆障，视亦不见，必内外兼伐，根净则愈，然亦难矣。病由《原机》为奇经客热②，其言曰：奇经客邪非十二经之比，十二经之外，别有治奇经之法，而所用药亦曰胜奇散。却只是芎、归、连、草等物，无稽之谈，人谁从同！《谬刺论》曰：客邪于足阳跷之脉，令人目病从内眦始。近似《瑶函》曰：肺实肝虚，其肉胬起。③ 夫肺实，据轮言，通睛合胬，据肝言，并不在内眦之位。且肝虚肺实，木已受金克矣，又用胆草、木贼以伐之，何哉？愚意症发两眦，乃合太阳少阴而病，肉属脾土，赤黄胬起，是火炎者土必燥，水木不能制，祸罹于金。虽在气轮，非肺经之自病也。起手须如法钩割，点以飞熊丹，内服泻黄、泻白、导赤等散；俟刀口平复，依心火乘金，既济丸或滋阴地黄丸一料，治本不治标，其殆庶几。

---

① 执事者：从事医治的人，指医者。

② 原机为奇经客热：《原机启微·奇经客邪之病》："阳跷受邪者，内眦既赤，生脉如缕，缕根生于瘀肉，瘀肉生黄赤脂，脂横侵黑睛，渐蚀神水，此阳跷为病之次第也……还阴救苦汤主之，拨云退翳丸主之，栀子胜奇散主之。"

③ 肺实肝虚其肉胬起：《审视瑶函·胬肉攀睛症》："胬肉之病，肺实肝虚，其胬如肉，或赤如朱，经络瘀滞，气血难舒。"

割法：用红矾一钱，水泡化，以新羊毫笔蘸水涤患处，其肉自然皱起，不起复涤。将锋利银针穿入简中，两头于上下眼胞担定，次用钩钩正，次眉刀或鞋刀从中轻浮搜至神珠攀底，复又从针处搜至眦头，近血轮离一粗布线位，小心割下。有不必针穿、不藉矾涤、不须钩只用钳、不须刀只用翦①者，一听自便。总宜器利手快，看得风、水、血三轮亲切②，不致稍犯，庶不误人。割去处，肉白者顺，易奏功，赤者缠延。血出不止，用新棉花蘸顶烟墨涂之立住，秋夏沃以泉水亦佳。盖红见黑则止，阴阳之自然为偶，血得冷而凝，水火之所以相制也。割后澄心节欲，去酒，禁椒炙③，前方点服弗歇，刀口日平一日，虽未能视如无病，较病中相去天壤耳。假通睛皆肉膜蔽满，下不见风轮影色，先于中央起手，割开黄豆大一孔，问渠见光亮，微有昏昏黑质，不妨渐次钩割，十中常一二可治。否则神膏已涸，不消费力。

凡大眦有肉珠一块如榴子状，本科呼为血轮，刀烙误伤，必致溃败成漏，卷首已说，再识于此，不啻耳提而面命也。

胬肉有尖头、齐头二种。齐头浮于风轮，易割易平复，全好，迹象都无；尖头深深蚀入神珠，大难下手，且分明割去，明日依然在上，非三五回不能净尽。及瘥，其瘢痕至年久始没，但所有昏朦、赤涩、眵泪等病，胬肉去不复再见。倘弗慎口节欲，劳心伤力，到老难免斯疾。

鸡冠蚬肉三十二

蚬肉与鸡冠，形容总一般，多生睑眦畔，后及风轮间，火土交为祸，阴阳并作奸，不精刀烙法，莫向病家看。

---

① 翦：同“剪”。《干禄字书》：“翦，俗作剪。”

② 亲切：准确。

③ 椒炙：辛辣烧烤类的食物。

此症初起，壮热目赤痛。一昼夜，大眦内睑之间，生瘀肉紫色，垂吐胞外，目闭亦不收，形与斗鸡冠、蚌蚬肉无异，故曰鸡冠蚬肉。昔人分为二症，究竟皆真元素虚，炙煿厚味之物食多不化，致血热火燥，感以阴阳乖戾之气，则发为壮热，热盛生风，风动血行，上逼空窍，酝酿而成。此物盖目疾所常有，而怕医者亦多，何为？是证朝生夕长，始软终硬。发手须白虎汤加黄连、木通、麦冬、竹叶，大进一剂，然后沿根割净，不可少留毫发。再与防风散结汤几服，看刀口平否，未平，血且不止，其肉如韭莱，剪去处勃勃生发上来，急用烙以杀其势。烙已，煎黄连解毒汤，净坐半日，当必清宁。倘病者畏法，家人将信将疑，所譬鸡、蚬恶物，决渐长渐大，害及气轮，而尽掩青睛，甚则坚实骇人，欲割不能，能割无益矣。

同里朱氏女，甫六龄，左目内睑伤寒后忽生参差一片红肉，吐于目外。余曰：此鸡冠症也，法当割去，否则长大，浑睛满而丧明，朱疑畏未定。明日，其睛化为菌①毒，高寸许，大如盏，色红微软，后渐上至三寸乃已，状类牛斗角解。居无何，又于耳畔生一疣，不数日大如碗，硬于石。有作血溢而治者，有作火郁而治者，转日夜痛楚，恹恹欲绝，复延余，主以托里消毒，佐三黄、滋肾等剂，痛稍止。既而疣遂溃，眼肉亦随萎，但形神不若从前之肥而且润。一日午睡向晚，举家皆谓安神，莫敢惊觉。及张灯视之，死已久矣。一奇症也，一奇事也。或曰，症、事固奇，而子之为政，未为尽善，盖金石之语。因存此案，以志吾过，以广见闻云。

鱼子石榴三十三

石榴鱼子症，两样不须猜，鱼子一宗起，石榴四角来，俱为

① 菌：原作“茵”，据文义改。

血气瘀，却即肺脾灾。能知剿割法，云汉渐昭回①。

此症气轮一二处生浮肉一片，色浅红，内细颗丛萃，操之俨似小小铁砂，曰鱼子。其肉块圆长，或四、或六，四角生来，若榴子绽露于房，曰石榴。不割，亦复蔽满瞳神，视无见，经络、病因恍如前，就如前方、法、主治，徐瘥。又有细细红颗散生于风轮之上、白睛之内，不变能视，亦名鱼子。用月斧划净，在风轮，泻青丸，在白睛，冶金煎，然奏功綦难。兼拳毛、皮急及赤脉缠贯，久成残风，万万不能全愈。

椒粟三十四

风湿郁肝脾，荣凝卫不舒，粟疡胞内起，粒粒似金珠；睑急开张涩，头痛坐卧疲，椒疡红而硬，阳毒易为驱。

此症似疮非疹，细颗丛聚，生于左右上睑之内。色黄而软者，本经名粟疮；嫣红而坚者，名椒疮。形实邪盛，则跎踏②高低，连下睑亦蕃衍，碍睛沙涩，开闭多泪。盖风热蕴结而成。凡病颇重，旬余不罢，胞内势所必有，只利刀间日剿洗，照本症点服不辍，自尔渐渐稀疏。若二三颗如粟如椒，红根、黄顶、高平，不敢施刀，即施未必净尽，且头目定肿痛，眵泪随拭随来。此湿热郁于土木，土木争胜故也。《瑶函》谓粟疮防病变，当指是。亟用竹叶泻经汤、泻黄散或杞菊饮、防风散结汤交互递进，心清胃调，病徐兴矣。经曰：久而增气，物化之常，其斯之谓与。

傅氏《瑶函》，眼科之能事毕矣。然其人晓医而昧儒，亦恨事也。谨阅所列证治，除依古抄来，了无折衷外，有理近而文法重

---

① 云汉渐昭回：银河渐渐明亮起来，喻目力恢复清明。云汉，银河。
② 跎踏：应为“疙瘩”之误。

复，牵强不达病情；有句妥而病药凿圆枘方①，鉏铻不入；有必须刀针，全不道及，支离汤散，说了又说；有既知无治，业已名言，一症一方，饾饤分俵。有自相矛盾，有不相符合，有当言故讷，当详偏略。种种疵弊，指不胜屈。就据此条而论，彼分椒、粟二症，已可不必，其一椒疮红坚易散，未若粟疮之黄软难散也；一谓粟疮黄软易散，未若椒疮红坚之难散也。如此背谬，謄②录嫌渠手拙，乃锓劂梨枣③，岂以是书非病眼人不读，朦对瞽，固无恐。为之莞尔者竟日。虽然，事贵先资，《瑶函》其可诋毁乎哉。

十　二　因

因风一

风兮风兮来无由，未解吾愠添吾愁。表虚引入肌肤去，不病肌肤病目系，有致惊搐与偏㖞，或成上视死亡多。若夫六经因风作，痛攻先在头巅着，洎而风变医无济，外症得来仍不治。血虚血热亦生风，昏痒痛泪不和同，热盛风生祸较酷，一类凝脂一痘毒，君不见无风火不炎，病情虽逆药通参。

此章谓患风病人而病目也。盖风属木，木属肝，肝窍在目，本乎一气。久风多变热何也，木能生火也。火盛则血遂而耗损矣。况久病气必郁，郁则亦生火。火炎而又生风，转转相生。内外障翳皆起于此。有日浅郁深为㖞斜者，有郁浅日深为翻睑者，有血虚筋急而振搐者，有火邪乘乱融和之气成内障者，有风腾血涌眦帏赤胜烂者、结为瘀肉如鸡冠者，再加服以香燥药物，概酒色不

① 凿圆枘方：即“方枘圆凿”，比喻不调协，扞格不入。语本《楚辞·九辩》：“圆凿而方枘兮，吾固知其鉏铻而难入。”诸本原作“凿圆柄方”，“柄”当为“枘”之误。

② 謄：同“誊”。《说文解字》：“謄，迻书也。”

③ 锓劂梨枣：雕刻出版。

禁，致阴愈亏而火益炽，火益炽而风弥烈，病变为花白、凝脂之重者。治当因上寻因，大抵调气为先，清火次之。不然，源既不绝，流何能止？今虽暂退，后必复来，治之任至再至三。风不住而火不熄，目终无清宁之日矣。若夫中风之因，岐伯谓大法有四：曰偏枯，半身不遂而痛；曰风痱，身无疼痛，四肢不收；曰风癔，奄忽不知人；曰风痹，诸痹类风状也。《金匮要略·中风篇》云：寸口脉浮而紧，浮为虚，紧为寒，虚寒所搏，贼邪不泻，邪在皮肤，㖞僻不遂。在经络，肌肤不仁，邪入腑，不识人。入脏，舌难言，口吐涎沫。治用大小续命、西州续命、排风、八风等汤。东垣云：有中风卒然昏愦，不省人事，痰涎壅盛，语言蹇涩，此非外来风邪，乃本气自病也。凡人年逾四旬，忧劳忿怒伤其气，多得此症。肥盛者，少壮间有之，亦是中气衰而使然。急以三生饮加人参一两，既苏。河间谓中风瘫痪，非肝木之风实甚，亦非外中于风，良由将息失宜，心火暴盛，肾水衰不能制，则阴虚阳实，热气拂郁①，心神昏冒，筋骨不用而卒倒无知也。亦有因悲思等情志过极而致者，夫情志过极皆为热。俗云风者，言末而忘其本也。须地黄饮子补其阴火，阴火治则阳火不难于折服矣。丹溪曰：中风有气虚、有血虚，虚则会有湿痰。左手脉不足及半身不遂者，以四物汤为主加姜汁、竹沥。右不足，以四君加之。气血两虚，总八物更加星、夏。之三子者，各发人所未发，踵事增华②，而中风无剩义矣。或谓三子一主乎火，一主乎气，一主乎湿，与风何相干涉？《金匮》言邪不言风，言虚寒所搏不言风中，

① 拂郁：刘完素《素问玄机原病式》作“怫郁”。

② 踵事增华：继续前人的事业，并使更加完善美好。踵，追随，继续。南朝梁·萧统《昭明文选序》：“盖踵其事而增华，变其本而加厉。物既有之，文亦宜然。”

而乃以中风名篇，亦欠圆到①。要知因于中者，真中风也。因于火、于气、于湿，类中风而非中风也。是在详辨施治耳。辨之为风，则从真中治之；辨之为火、为气、为湿，则治从类中。虽处方各有不验，而立言实骊珠之夜照也。师谓真中风决不病目，类中风亦止有口眼㖞斜一症，皆读书见道之语。其小儿率尔痰壅，眼翻牵掣，此水不荣筋，因而火燥木急，绝类中风，但治法迥别，且速瘥，故不收入。

因寒二

寒令伤人无火郁，直据大中成冷厥，循经以入渐而深，内邪逼出方发热，热煎既久了无寒，谓从寒变成何说。风寒伤中本无常，或入于阴或入阳，就向阴阳求活法，初终手足任端详。

此章谓目病因伤寒而得也。夫伤寒百病之祖，不独专责在目。读仲景先生书得其纲领，治亦无难。若求之多岐，则支离矣，略述一二于下。太阳经，表之表也，行身之背。邪入皮毛则先伤之，便有恶寒恶风，头痛脊痛之症。脉浮紧无汗为伤寒，以麻黄汤发之，得汗为解。浮缓有汗为伤风，桂枝汤，邪散汗止为解。身热者，邪闭元府，内气不能泄而生，非风寒之所变也。阳明经，表之里也，行身之前。发热恶寒，脉微大而长，鼻干不眠，用葛根汤以解肌。少阳经，半表半里也，行乎两胁之旁。耳聋，胁痛，口苦，寒热往来，脉弦而数，小柴胡汤和之。过此为邪入腑，若其脉沉而有力，不恶风寒，而反恶热，谵语大渴，六七日不大便，明其热入肠胃，所谓正阳明病也。轻者大柴胡汤，重则三承气，大便通而愈矣。过此则少阴、太阴、厥阴，俱入脏而为里。当辛温对症主治，不可凉散。若初起便恶寒，手足厥冷，或战栗，倦

---

① 圆到：周全。

卧不渴，兼之腹痛吐泻，或口出涎沫，面如刀刮，不发热，而脉沉迟无力，此为阴症，不从阳经传来，轻则附子理中汤、四逆汤，重则九转丹、回阳饮以温之，不宜少缓。外此有假阴假阳，如太阳症，头痛发热，脉当浮而反沉，又似少阴矣，故用麻黄附子细辛。少阴症，脉沉，应无热而反发热，又似太阳矣，须用甘草附子干姜。阴症四肢厥冷，而阳症间亦或然，此四逆汤、四逆散不同也。阴证下利，而阳症亦有漏底，此理中汤与黄龙汤不同也。又有真阴真阳虚损发热，亦与伤寒无异，如恶寒自汗，胸膈饱闷，则用补中益气汤而愈。面赤口渴烦躁，与六味地黄汤亦得。再，下部恶寒足冷，或欲饮而反吐，即于前方加肉桂、附子、五味，下咽随安。总之伤寒者，盖冬时严寒，感冒即病之名。先由皮毛经络而入腑入脏，始虽恶寒发热，而终为热症，其人必素有火者。中寒者，直入脏腑，始终恶寒，而并无发热等症，其人必无火者。经曰：发热恶寒者，发于阳也。无热恶寒者，发于阴也。寒伤形，热伤气。一则发表攻里，一则温中散寒，两门判然明白，那得存骑墙之见，而与素有内伤者，阴阳真假，同证混治耶。目科忽伤寒而不论，专家论伤寒而迂阔。愿常领会此条，所谓相与观所尚，时还读我书也。

因暑三

大暑伤乎气，脉虚身则热，热极耗阴精，孤阳上飞越，忌下亦忌升，忌散复忌泄，此中有真意，高人参得得。

此章因暑暍致目病而言。夫暑乃六气之一，动静皆能中人。有深堂高阁，过受凉风或瓜梨鲜果，多茹生物，阴能遏阳，热气不能伸越，必头痛肌热，肢节酸疼，心烦吐泻，恶寒无汗，此静而得之为逆暑，主以大顺散，不效加参附。远近贾客日中行走，暨老弱农役，炎蒸劳作，既耗元神，而又逼起真火，病发身热头痛，蹔渴引饮，汗大泄，恶热，此动而得之为中暍，甚则昏倒不知人，手、足、背、心微冷，或吐，或泻，或喘，吐沫，急以二气丹同苏合香丸料灌下。如无，研蒜水调香薷饮亦可。势稍退，合前证灵砂益元散、苍术白虎汤主之。若体气素虚，药不合式，惟增易清暑益气汤、补中益气为当。今人恐患暑病，常服益元、香薷等药，谓之预防，适所以招暑也。平居远害，生脉散为夏令最宜。

暑病与热病相似，但热病脉盛、暑病脉虚为辨。治当调养元气而佐以解暑。若人吐极，病危笃，水米不入，入即吐，亟用人参一钱、黄连三分、糯米一勺，浓煎候冷，徐徐咽下。尽一小盏，不吐，便可投药食矣。或炒盐煎水一杯，亦效。

因湿四

寒冬蒙雾春苫雨，劳人更涉空江水，秋夏炎威敞四溟，石泉收汗茶解醒。外而内，稔受湿，元气虚，湿邪入。入肺喘满生，入脾肿胀成，入肝身痛风湿搏，入肾体重寒湿薄。久湿入心变湿热，仍发肿痛与痎疟；湿淫肠胃为濡泄，湿阻气血倦怠绝；湿在皮肤则顽麻，强硬不仁居经脉；湿邪上游眼沿烂，或胀微疼眵不彻。吁嗟！湿令如此胡为医？清温而利见真机。

此章言病因湿所致。有在天之湿，雨、露、雾是也，在天者本乎气，故先中表之营卫。有在地之湿，泥、水是也，在地者本乎形，故先伤血肉筋骨。有饮食之湿，茶、酒、乳、酪是也，夫饮食归水谷之海，有入有出，受得应不言祸，然洋溢淹浸，一时讵能化行，故伤脾胃。有汗液之湿，谓汗出沾衣未经解换是也，夫汗衫随干随润，不换而着，最难耐人，故伤肌脉。再则有血溺阴渍之湿，脾土自化之湿。阳盛则火盛，变为湿热。阴盛则水胜，化为寒湿。其症总发热恶寒，身重自汗，筋骨疼痛，小便闭涩，大便溏泄，腰痛不能转侧，跗肿肉如泥，按之久久始起。经曰：因于湿，首如裹。湿气蒸于上，故头重。湿伤筋，故大筋緛短，小筋弛长。緛短为拘，弛长为痿。湿胜则濡泄，故大便溏泄。大便泄，故小便涩。湿从下注，故跗肿。诸湿肿满，故腹胀肉如泥。湿入肾水流湿，从其类也，故腰痛。治法：在上者当做汗。经曰：湿淫所胜，助风以平之，羌活胜湿汤。又曰下者举之，得阳气升而愈矣，升阳除湿汤。又曰在下者当利小便，四苓散。东垣亦曰：治湿不利小便非其治也。又曰在下者引而竭之。愚意湿从外入，本来伤阳，过用渗湿之物，是重竭其阳，阳竭则精神萧索，而疾益淹留，改用辛温和剂，如平胃散、藿香正气散、理中汤、参苓白术散等而补益之，自然湿气日除。湿自内生，变化颇多，未能枚举。然总不离酸痛、秘涩诸证。精医者尚其以意求之，以脉参之，以前药消息之，病情允服。湿热发黄，或有兼证，更须斟酌。若乃所谓痰湿者，王节斋曰：痰之本，水也，原于肾。痰之动，湿也，由于脾。庞安常曰：有阴水不足，阴火上升，肺受火侮，不得清肃下行，由是津液浑浊，生痰不生血。有肾虚不能纳气归元，气出无归则积，积而不散则痰生焉。由此观之，夫痰特病名与标耳，随病而生，随病而没，原非人身之所固有，虽来疾故变，不过假威肆恶。不求其本，而齐其末，必欲攻劫殆尽，恐咳嗽唾咯，相因杂见矣。

因厥郁五

寒热薄煎食气血，尸痰蛔统名十厥，大知是症致命多，神珠卒尔病稀得，资身木火土金水，流行对待生无已，太过不及郁深沉，达发夺泄折能起。

此章言因郁而致目病，病而复厥症。治郁有五，经曰：木郁则达之，火郁则发之，土郁则夺之，金郁则泄之，水郁则折之。

达者，畅茂条达之意。肝性急，怒气逆，胁腋或痛，火时上炎。治以辛散，不愈则用逍遥散，或升散之品加厥阴报使而从治之。久风入中为飧泄，则以清扬之剂，四君子加桂枝、芍药举而散之。凡此类皆达之之法。注《内经》者曰：达之，吐之也。吐中虽有发散之义，只保得无害，便可以吐字该达字耶。发之，注曰汗之也。东垣升阳散火汤，使穷其势则已。其实发与达不相远，盖火在木中，木郁则火郁，即以达之之药发之，无有不应。夺之，注曰下之也。如中满腹胀困甚，非咸寒峻下以劫夺其势，决不能平。然食塞胃中，厥逆不省，不吐则死，当以吐为上夺，而衰其胃土之郁。经曰：高者因而越之，非夺而何。至曰泄之，渗泄、解表、利小便也。夫肺主皮毛，纵诸气膹郁，解表则金气已达，再加渗利，不惟便涉水郁，端恐虚其虚而郁愈郁耳。折之，谓制其冲逆，固是妙解，然调其气，过者折之，以其畏也。所谓泻之，又当体认，凡水道皆气化，气止则化绝，非过而折，郁将转变为厥矣。由此言之，折之须当有术。或左右合归，暖其肾气，气运则郁泄。或补中益气，升提肺气，使上窍开而下窍自通。或建中助其脾土，制以所畏，不利之利，即所谓泻之也。丹溪曰：气血冲和，百病不生，一有拂郁，肇基于此。乃制六郁论，曰气，曰湿，曰热，曰痰，曰血，曰食。且谓六郁以气为先，气郁而成湿滞，湿滞而成热，热郁而成痰，痰殢而血不行，血不行而食不消，此六者相因为病者也，故立越鞠丸以治郁。薛氏因越鞠变逍遥，加减出入，尤为平允。厥有十：阳气衰乏者阴必凑之，令人五指至膝上皆寒，曰寒厥，是寒逆于下也，宜六物附子汤、八物回阳饮主之；阴退则阳进，阴气衰于下，则阳往凑之，令人足下热，热甚则循三阴而上，曰热厥，且六味地黄汤主之；暴怒则火起，激血上行，令血菀于上，气乱于中，血气相搏而厥，曰薄厥，蒲黄汤主之；诸动属阳，烦则阳气张大，劳火亢矣，火炎则水干，故令精绝，是以迁延辟积至于夏月，内外皆热，孤阳飞越，如煎如煞，曰煎厥，宜人参固本丸主之；五尸之气暴淫于人，乱人阴阳，形气相离，不相顺接，令人暴厥如死，曰尸厥，二十四味流气饮或苏合香丸主之；寒痰迷闷，四肢逆冷，曰痰厥，或吐蛔，曰蛔厥，并宜姜附汤，不则乌梅丸、理中汤主之，气为人身之阳，一有拂郁，阳气不能四达，故令手足厥冷，曰气厥，与中风绝似，但中风身温，此身冷耳，宜八物顺气散主之；饮食自倍，适有感冒，胃气不行，阳并于上，须臾昏迷，身半以上闷而热，或心烦头痛，身半以下冷于冰铁，拥炉不热，曰食厥，医以为阴寒，中风而温补之，立毙，须阴阳淡盐汤探吐，食出即愈，或平胃加减，保和丸主之；汗出过多，血少气并，血上不下，气亦拥塞，倏尔如死，气过血还，阴阳复通，移时方寤，曰血厥，妇人多有患者，宜白薇汤、仓公散主之。总之，十厥五郁，证则尔尔，而治常不等。得意忘言，毋徒从事成法。

因毒六

何事疡疮不罢，血气注留未谢，浊邪因此害清和，目病斯来也。道是酒肉淫，却似烟花惹，风流棒打始能瘥，甘受几多下。

此章言人生疮疡，流毒攻及于目。夫疮疡之作，皆由膏粱厚味，酒色劳郁，耗损真元，外邪袭入，朋党作奸，致血气注留，内无从泄，发为肿痛。经曰：形伤痛，气伤肿。又曰：五脏不和，九窍不通，六腑不和，留结为痈。外似有余而内实不足，如再加肝虚毒胜，必循目络，侵扰清虚，法当澄清毒源，毒去目自愈。大要肿高焮痛，脓水稠黏者，元气未损也，仙方活命饮解之，次用托里消毒散。漫肿微痛，脓水清稀，元气衰弱也，用托里不应，加姜、桂。脓出反痛，气血虚也，八珍汤加芪、桂。不生肌，不敛口，脾气虚也，四君子加芍药、木香。恶寒、增寒，阳气虚也，十全大补加姜、枣。晡热、内热，阴血虚也，四物加参、术。欲呕、惯呕，胃气虚也，六君子加炮姜。自汗、盗汗，心肾虚也，补心丹或都气丸。食少体倦，脾气虚也，补中益气加半夏、茯苓。喘促咳嗽，脾肺虚也，前汤加麦冬、五味。欲呕少食，脾胃虚也，椒梅理中汤。再腹痛泄泻，则虚寒矣，前汤乌梅易附子。小腹痞、足胫肿，脾肾虚也，十全大补加枣皮、山药。更泄泻足冷，则虚寒矣，再加香附。热渴淋闭，此肾虚阴火，加减八味丸。喘嗽淋秘，此肺肾虚火，前方及补中益气汤。大凡怯弱之人，不必分其肿、溃，惟当先补胃气，以托里消毒散加减从事。或疑参芪满中，间有用者，加上许多凉散，所补不偿所损。又有泥于气质素实，及有痰不服补剂，专一败毒，草菅人命，医云乎哉。故东垣云：形气病气有余，当泻不当补。形气病气不足，当补不当泻。丹溪曰：但见肿痛，参之脉症，虚弱便与滋补。气血无亏，可保终吉。若好讼，因而受杖棒，疮痛攻及目，此怒气激伤肝肺，须援因他例议治，却与本症无涉。刑非妄与也，惟犯法健讼者受之，是以君子怀刑，讼狱衰息，为国之瑞。今人倚恃护符，稍有争端，辄驾词诬控，虽个中讨得便宜，而家力日告消乏，万一官清敌劲，褫杖端恐不免。夫以轩轩好汉，与隶卒同一匍伏，已自不堪，乃囚首献臀受责于众人属目之地，耻孰甚焉？尔时，纵气硬口硬，痛苦自怜，而亏体辱亲，子弟且做人不去，不孝又莫大于此。愿天下有为之士，完国课，守卧碑外，务以宽厚之情施诸乡党，断不能飞空冤陷，即不幸偶罹株连，亦天理人心，昭雪有日，杖何如受。

因疟七

无痰无食不成疟，风寒外感仍能作，惟火沴秋金，邪魔入却深，脾寒肾气痒，疟住还下痢，反复陷春阳，阴霾目减光。

此章指病疟目病，病目疟病，反复变迁而言。经曰：夏伤于暑，秋必病疟。盖冒暑，肺渴引水自救，过饮则阳明受湿，而热邪畏不敢发，伏而成祸。至秋金令行，暑温乘燥而出，此时被凉风一吹，二者复为所郁，既为所郁，必虚中而侮寒水，三经合病矣。故阴阳混战，寒热往来，按期而发。发则头痛心烦，骨节酸痛，或呕或渴，神魂无主，虽汗过渐止，而肌肉已暗暗销脱尔。故从疟而名症云。其寒多热少、热多寒少，一日一发、间日一发、一日两发，与夫子后午前、午后子前，先寒后热、先热后寒，但寒不热之牝疟、但热不寒之瘅疟，此在阴在阳、邪深邪浅之分，理虽渊微，不甚费解，医如四诊具备，自能得其巅末。治法：无汗要有汗，散邪为主。有汗要无汗，扶正为主。以青皮饮、麻桂饮随证加减。若胃中有郁痰伏结，用草果饮。不效，当补中益气倍柴胡加半夏、生姜，或建中、归脾。热盛寒少，加丹皮、栀子亦可。久疟并前方俱不效者，八味丸、九转丹确有神应。然总须病未来二三时迎而夺之，疟不自退，病自稍减。有一种似疟非疟，凡伤寒后、大病后、产后、痨瘵等症俱有往来寒热，或一日二三度发，此经所谓阳虚则恶寒，阴虚则恶热，阴气上入于阳中则恶寒，阳气下陷于阴中则恶热是也。又有一种疟后痢、痢后疟者，夫即疟后，发泄已极，必无暑热之毒，复为痢疾，此客感别邪，脾肺元虚，不能升发，而变似痢非痢也。既为痢后，下多亡血，气又随痢散，复为疟疾，此阴阳两败，似疟非疟也。并作虚论，一用前药消息之，立愈。粗工不问正疟、似疟，但见病候如前，辄用常山、香连等物斗病而进，谓之截江桡，枉夭颇多，不悔不悟，伤哉！因并辨别于此，以俟作者参考焉。

因胎产八

为产血下阴已脱，浑身阳气随萧索，窍虚风动外邪并，五邪颠连疾其作，再加人事日相催，目病等闲年命薄，未产如病号兼胎，元自阴阳否塞来，邪恐有余正不足，医人须另出心裁。

此章总言孕妇既产、未产而目病也。分而疏之，凡孕归临产，百脉沸摇，困苦不堪；既产血气俱伤，怀虚若谷；产后儿哑其乳，或自食必女红力办，纵任般爱养，猝难复其天禀，一切外邪皆得乘虚侵犯，正衰邪盛，内外交攻，而经脉精华渐萎，是故因产痨瘵，于以毙命者颇多，况目乎。《诗》曰：哀哀父母，生我劬劳。欲报之德，昊天罔极。[①] 先儒岁值生辰，曰母难日，不茹荤饮酒，深有得于《诗》言。治当大补微和，人参养荣、人参补胃、艾人理血等汤加减，万不可施寒散。及迁延时日，恐气乱血凝而病深入，取效难矣。若夫兼胎之治，尤宜矜慎。盖既否塞中州，阴阳未免间隔，火上水下，故目病，足亦肿胀。目多假实，而足真虚寒。将谓疗以清利，固知有故无损[②]。将谓投以温补，而上下不对证。屡见粗工措手不及，其实溯本探元，一用保胎流气饮、正气天香汤内护外劫，且益且损之法，于事毕竟有济。嗟嗟！俄顷之间，两命是寄，至情所感，无往不通。阅斯论不兴孝思，临斯病而居奇货，此奸慝无恒，不可使知医事。

因痘疹九

痘疹元无种，平生只一遭，火威酷若吏，风利快如刀，作害侵空窍，攻坚入不毛，收成犹故我，造化小儿曹。

此章指痘疹致目病而言。夫痘疹本难疮，曰天花，曰大小果子，讳辞也。为毒最重，中其毒，等常病亦最烈。盖禀受以来，蕴积诸邪，深入脏腑，迨痘疹天行，感其气，则六经百脉清纯太和之地，皆被搅扰，有失生长化毓之源。是以毒内攻者，痘疹必

---

① 哀哀父母生我劬劳欲报之德昊天罔极：语出《诗经·小雅·蓼莪》。
② 有故无损：当作“有故无殒”。语出《素问·六元正纪大论》。

坏；毒上升者，眼目必灾。且肝胆乃谋决之官，邪正理不并立，而眼目又清虚之府，秽浊安可熏蒸。故痘疹放点即上目，至收靥始作者，然又有说，非劳顿不堪，恐怀藏太重。或元气未复，膏粱过味，或饔飧不继，忧苦倍常。病发多端，症成则一：有为流泪、赤烂，有为凝脂、黄液，有为花白、聚星，有为星月翳蚀，继则有凸者、焦者、冰瑕者、蟹睛者，有转风为㖞斜、为振跳牵引者。总宜慎思明辨，各随人之轻重虚实，按经投药，是症虽险，亦有以出之之法。倘冥顽不识，恃能种痘，明目张胆将人家好儿女平白结果，是不用刃而杀人。亦有村妇愚夫，咸曰种痘稳于天行，盖痴望痘师担当、痘娘保佑故也。讵知痘师那讨得返魂丹耶！治法：不问痘之好歹，但见目有泪、畏光、微赤，急用黄丹、轻粉、威灵仙为散，吹耳中。不退，点以银朱或胭脂雪、飞雄丹。又不退，须调活血散、升解散，不则消毒饮、化毒汤或暂除参、芪，虽未必就痊，准可抑疾使缓，化重为轻。然是症有专科，《活幼心法》《幼幼集成》，暇时潜心领略，治目不无小补。

余同怀两兄弟皆八子，孙曾兄倍之，荷天之宠，无一殇于痘。表兄朱某二子，已成童，俊而慧。虑种子自过多麻面，择能稀痘名手，设坛特种，苗发遽毙命。使听其自然，不惑妖言，未必尔尔。后竟无嗣。呜呼！医乃仁术，种痘者，其矢人哉。

因疳积十

谷气积成疳，肝强木火炎，烁金而克土，五脏已伤三，腹大肌肤瘦，声干秘结兼，目盲命亦致，医者请详参。

疳者甘也，盖肥腻美味致病之名。疳积兼寒苦而言。凡小儿并无伤寒、疟疾，却发热烦渴，肌肉渐渐消瘦，筋青发竖，腹满不利，白珠带青，或黄，或枯瘁，黑睛浑浊，色如死后，抱轮微红，怕亮不睁，眼睫频眨，眵泪如糊，最后风轮上有白膜，膜上旋起黑晕，遂失明。次第如此，疳眼无疑也。病根于土，土燥则郁木，木受郁则风火无从而泄，以故脏腑皆受其害，酿成此祸。先辈谓饮食过倍，即困土，复妨肝，肥儿用神曲、芜荑为丸，正恐其成疳也。若面不甚黄瘦，睑能开合，晕膜浅者，勿治其目。保婴丸、治中宣化丸竟治其疳，疳去目徐瘥。虽然疳亦难期瘥日，为子也母者，勿以多不为意，毋以少而娇养。为子也父者，不防未然于必然，而以后车蹈前车，致小儿瞽而毕命，全不哀悼，伤哉！

疳有肥瘦，无分冷热。肥者形气充盈，胸腹不甚热，二便常利；瘦者手足细甚，项小尻削，二便不通。总由脾胃虚败，不能运行饮食，或饮食不常，得损及脾胃，生痰生热，转风转虫。务宜消积、消毒、杀虫，循次乘除，间亦有获痊者。方书有冷疳之名，无肥疳之辨。冷主藏寒，是必热治；肥疑气虚，定忧泄利，既补且固，则助益病，能速其死矣。

因他十一

现成有病居阴分，时令违和气不顺，气不顺兮阳不升，遂使清浊两相混，内外症发固因他，就事论事他勿问。

此章专言因害别故而累及于目也，所致不同，未能直指为甚，故统曰因他。如伤寒，酷疟热郁，蒸损瞳神，蛊胀过饵姜附而肿，时疫之夺人元神，岚障之干冒正气，一也；真阴销泄则靡，精绝昏盲，阳气烦劳则张，热胜惑妄，一也；痰症之厥晕，火症之痛涩，气症之结郁，血症之赤疼，一也。总之，凡因病病目，外虽有标，必问何因而致，即以因症治之。违道不远，或第裁以本经之药，其因自得，断不可胶柱鼓瑟，有辜病情。嗟嗟！天之赋禀已定，人之斫丧无穷，故亏者多，盈者少，泰者少而否者多。苟知爱重而不犯戒约，居易行素，静俟天命，自然灾眚都无。万一事出意外，更以识遣识，以理止情，以不如我者巧自宽解，心地休休，与物无忤，觉鸟兽禽鱼欲来亲人，不独身无恙而目视明，年亦永矣。元机之士，非不河汉斯言，修真炼性，当直奉为家法。

无因而因十二

嗜欲少，世情疏，性气温和饮食宜。日月风霜皆不出，恹恹哑病耐人思。

此章言目不应病而病。世有硕德仁人，韬真养素，内遏人欲，外体天和，宜水火既济，阴阳各得其所，乃目亦病，病且不愈，何哉？盖禀受亏歉，纵日饱膏粱，未能应机蒸变，则当生者不生，不当克者而克。如雀目、近视、残风、天旋，与夫处子血怯、小儿肾虚，皆造化使之也。自非通人，概以恒情相格，不惟医理欠讲，而杀机蚤流露于药笼中矣。故于诸有因外，另增无因而因。三折肱者，其以予言为篙矢也夫。

卷之二下

痰核三十五

痰核痰核，湿热两般蒸结。暖红新剥鸡头，风痳破为血流。流血流血，胡乱清平不得。

此症艮廓内生一核，大如芡实，按之坚而不痛，只外观不雅。间亦有生于下睑者。盖食火、痰饮酝酿而成。为治，翻转眼胞，必有形迹，一圆一点，色紫或黄，就于此中砭针。尽法劫夺，挤尽脓液。碾清气化痰丸，淡姜薄酒调一两，徐徐呷之，刻日平复如初。若以无别苦，不治无碍。恣啖热物，则火愈燥，人而附瘰垂疣，变为重疾，经年溃腐不痊。语曰：涓涓不断，将成江河，此之谓也。

原案：邑痒某，年六十，体肥善饮。秋时上睑得一核，绝不经意。明年春，其核自破，色红紫微疼。或按《瑶函》，用清胃散结等汤，① 十数剂稍痊。弥月复发，复投。核渐大，状如荔，外胞绽开。日夜流血不止，遂束手无策，卒而下世。愚意学人必劳心，癖酒一定有色。心劳者神慢，过饮则脾胃受伤，浊气上蒸，故核大而破。加以入房太甚，水木俱惫矣。水竭火盈，故血妄行而不归经，乃尔长流。此时急用烙治其标，烙已，以归脾、养荣、七福、十补培其本，庶几内外两得。此人思不出此，屡以疏风降火，虚其虚而损其损，气衰痰盛之人，有不速其毕命者乎？书此案，以为食古不化者警。

---

① 或……用清胃散结等汤：《审视瑶函》论治痰核，主方为防风散结汤与清胃汤。

倒睫三十六

从来倒睫最蹊跷，病有根苗，症有规条。太阴衰老少阳骄，坏了脂膏，损了皮毛。翳如云雾泪如潮，丹也徒烧，药也空调。知非手法不能疗，夹又防痟①，烙又愁焦。

此症皆由患疾，妄称时眼，不以为意。或酒、或欲、或风霜，全不禁忌。致风邪深入，久而不瘳。然后内急外弛，皮宽弦紧，睫渐拳倒，未免泪出。频频拭擦不已，毛愈刺入，遂扫成云翳。目疾所有者，皆具日积月累，必至失明，治难见效，任灵药不能起睫。睫不起，翳终不净，而泪亦不止。不得已，用法夹之，令毛向外方妥。夹落再为调护，可保无虞。若仍前纵恣，身子疲极，一有感冒，两目交病，病必肿，肿一次则皮松一次，依然还元，其功费矣。李东垣谓攀出内睑向外，速以三棱针出热血，以左手大指甲迎右针锋，立愈。倪仲贤亦从此治，且曰：夹治之法徒为苦耳，切勿施也。但以防风蔓荆饮、决明益阴丸、搐鼻碧云散主之，则紧缩渐弛，宽纵自愈。李时珍言石燕磨水涂之，睫毛自出之。三人之法，原从乌有先生学来，今失其传。再有教拔去拳毛，以虱子血点者，以木鳖子、自然铜为条搐鼻者，以石灰扫落毛者，以鱼胶胶紧皮者，以药师医魔，可直偕无是公②入酆都治鬼毋矣，绝倒。

夹法：用老竹一片，长寸许，广一分，正中平破，不可削尖锋。先扎定一头，一头斜侧放开，将患眼上皮安置其中，丝线络住。教渠载闭载瞪，仔细看真，睫毛毫无倒入，方着力扯紧。其夹外之肉，碾生半夏、生远志，油调厚涂，则易痿不痛，血气虚衰人不必然。须看两头线缝，稍松一发大，便过血，务加缚紧。

---

① 痟（xiāo 肖）：肿。

② 无是公：原为司马相如《子虚赋》中虚构的人物，后以之泛指虚构的人物。《史记·司马相如列传》：“无是公者，无是人也。”

不尔，决肿而溃。俟七日，肉干作痒。拆去夹，将利剪剪落。所着睑之痂，切不可损动，听其自脱。既脱，以香膏不时于痕上搽抹，久之肉色如旧。药煎竹叶、石膏、麦冬、沙参汤，上、下午调救睛散三钱，再则黑神散日四钱。夹痂落后，眼内有故，仍如本经燮理。

皮急三十七

皮急小兮，膏血了兮，筋脉绞兮，瞻视眇兮，忧心悄兮。

此症谓上下胞渐自紧小，甚者小如枣核，眼将合矣。盖膏液耗尽，筋脉急缩故也。若治而小者，治之之过。乃皮宽睫倒，只夹外而失内理。后则复倒复夹，遂尔肉焦血损，目络不舒而睑日急小。夫既已小矣，年深日永，欲令开视如常，其可得乎？

或谓是症无害于观，治亦不难。讵知彼目惯病，粗工只见症医症，酸丁又以药治药，致瞳子先伤，然后始及外睑。睑急毛卷，夹且晚矣，劣手胡乱施行已可骇，谬于夹上之肉，用灯火烧个不了，势必肿而溃烂，不待再夹，眼胞实残毁不堪。今纵遇吾侪，惟仰天唤可奈何、奈若何已耳。

起睫，乃外治粗工。然眼目为人身华表，必遵法从事。除毛出夹正外，不可左高右低，更不得右大左小。于妇女及有德名儒，尤宜小心矜慎。七日解夹，再七日落痂，瘢消迹灭，治犹未治，庶几无忝厥职。常见市人有三角者，有疤病牵引者，有胞肉全无睛露惊人者，虽宵人无知妄作，亦由耳目昏聩，不自省察之故。为人子，不可不知医，其斯之谓乎？

睑黡三十八

时对青铜理鬓毛，意萧骚，销金帐暖醉酕醄①，梦魂劳。倏忽

---

① 酕醄：大醉貌。

肉轮沿际黑，如灰色。妻梅子鹤耐清操，命根牢。

此症两目别弊，但上下外睑煤黑，有如淡墨沉于旧棉纸。望之若米家山水[①]，烟雨空濛。盖虚肥之人，肺脾稔亏而饮食过量，未尽传送施化，譬沟渎所积，自然久为淤浊。且土金亏，则水木之邪由中凌上，故现前象。治宜辛温大补。始进真武汤，次三建中，次理阴煎，不令痰饮上溢。太璞还贞，不必及瓜为期。倘药力不充，或更酒以色下，气从财使，本病固变，颧颊决增斑晕，着以优孟衣冠，公然花面，窃恐笑不成笑，哭不成哭矣。

此症妇人亦常见有患者。总由脾土衰惫，倦于承运输送，致寒饮热痰，不下行而上走，现斯秽迹。或人事不齐，中怀郁郁，无时悲泣，因而木胜水侮，青斑黑点玷污花容。饰以金丹蓉粉，翻为轻薄子，刻画无盐[②]，其可哀也夫！其可惜也夫！

地倾三十九

地廓倾翻形最恶，血泪洋洋廓上搁。若使伊来惊小儿，不须两手下攀着。合前弦睑烂难堪，总号残风治无药。

此症乃目下维倾缩，内睑绚烂于外，有若人翻转而致者。盖气逼血拥，而又乘以风湿，遂筋拽皮急，能下而不能返。甚则赤烂，多眵与泪，本科呼为残风。风痰好酒人，往有患者，治亦难愈。非风暴得，有肿有疼，清胃散、泻黄散、甘露饮治其内，砭且洗治其外。内外兼理，抑又不难。若轮廓已坏，病楚俱除，但照镜自觉可羞，殆将有事风鉴，医无庸议。

---

① 米家山水：北宋书画家米芾及其子米友仁所创书画技法，以浓淡墨点描绘山水景象，人称“米家山水”。

② 无盐：春秋时期齐国无盐女钟离春容貌丑陋，后以无盐代指丑女。

眵泪不禁四十

杨子泣逵途①，为其可南北。墨子悲练丝②，为其可黄黑。稚子何所伤，开襟泪沾臆。有若哭相思，青青转成碧，又如惜别离，盈盈不忍滴。发我抒愫居，参苓作汤液。露稀金风肃，清欢邈难即。

此症目内外轮廓无恙，但泪稠如浊酒豆浆，长流而不止也。间有睑肿紧合，强攀则激而溅出。时医以为脓汁，莫识所自。且小儿患此居多，无以为治。讵知清肺理脾，治之亦易易耳。或问故，曰：肺非无为也，主降下之令焉。凡人饮食入胃，脾气散精，上归于肺，肺不和则不能通调水道，灌溉百骸，遂溢于高源，淫入皮肤，为肿为湿。加以木火上升，曲直作酸，则水凝而浑，愈无从而渗泄，乃就其所属，出于气轮曰眵泪。由此言之，病固不在肝而在脾，不在脾而在肺也。久而不痊，恐脾肺俱困，懒于运精化气，则神水内枯，保得长年，目光终乎不亮。治法：小儿只六君子加柴胡、白芍药。再则去柴、芍，加麦冬、五味子，服数剂立住。男妇用白菊清金散、九仙丸，脉形俱虚者，归芪六君子、补中益气加附子、防风、五味、白芍亦妙。

此症目科常有，诸书无一语讲及，何也？

气轮枯落四十一

一圆径寸突如来，绝似嫣红荔剖开，欲识病从何气得，地天衰老冷风摧。

---

① 杨子泣逵途：指因误入歧途而感伤，典出战国哲学家杨朱故事。《淮南子·说林训》："杨子见逵（大道）路而哭之，为其可以南，可以北。"

② 墨子悲练丝：典出春秋战国墨子之事。墨子见染丝者而叹曰："染于苍则苍，染于黄则黄。五入为五色，不可不慎也。非独染丝，治国亦然。"后人称"墨子悲丝"。

此症白珠红胀长垂，若舌卷下舐，形恶惊人。轻者睑不肿，痛亦差强，但眵凝粘污，睛明久已渐失，身子亦弥留欲绝，盖罕见之病也。悬揣其故，此人资禀素虚，客感厉风。医不扶正抑邪，谬以散法尽处，致真元削弱，淹淹胀起。又认作火王①，苦寒攻泄，艮坤之土皆败。所谓欹器既满，又从而挤之，而欲不覆，得乎？抑且丹溪曰：脾具坤静之德，而运行乾健。故能使心肺之阳降，肝肾之阴升。今妖厉外感，草木内伤。动静升降，失其常道，天地不交而否矣。否极则清浊相混，隧道壅塞，郁而为热，留而为湿，湿热相搏，载销载胀，遂成枯落。虽金锁固元、百合固金、生脉散、益营煎大补微和，渐能收缩还位，不似从前启人疑问而动人悲恸，本目终不雅观。先贤谓爱子之心，无所不至，顾宁馨团儿，残贼于渔利下工而不事事。若父若母，亦可谓愦愦者矣。假寐永叹，中心惄焉如捣②。

黑白通四十二

水天轮廓碧云通，金木战西风，且知潮随日落，惨淡处，火烧空。初若线，继如虹，绕青宫。望中目断，梦后魂销，问甚神瞳。

此症左右白睛，尽变粉蓝深碧之色。今虽无害，而源远流长，将来莫穷止境。所以然者，金德本白，被风木郁蒸，青气游出，逼入气轮，青白混融，致成蓝碧。夫木承金制，尚能为祸，顾主弱贼强，焉不肆其暴戾。且风生水动，乙癸同源，瞳神必有大小之患。神不大小，只微碧而涩，系上膈潜伏虚火，与脾肺之络微有湿热，秋天人多见之，俗呼稻芒眼是也。有小儿白睛微变青色，

---

① 王：当作“旺”。

② 惄（nì 溺）焉如捣：忧思伤痛，心中像有东西撞击。形容忧伤思念，痛苦难忍。《诗经·小雅·小弁》：“我心忧伤，惄焉如捣。”惄，悲痛。

黑睛稍带白色，黑白之间，赤环如带，此心火乘金，金木交战。缘平素病困已久，服药过当，肝邪抑郁不舒，曲直动摇，内伤元气，元气一虚，肝邪愈固，乃所谓淫热者，亢而侮金，金者兵象，不胜则失机。目为五行正色，金木相敌，风气杂作，故宜青者而白，宜白者而青也。倘更腹满飧泄，则木火又犯脾土，痞食必矣。又中年人，脾肾衰甚，不能资生养化，致木失春荣，视物如烟树云林，或瞳子高低不平，色浊如淤泥，赤带抱风轮而系。再常内劳外感，厥症之变，有非毛颖①所能殚述。统以花果合欢丸，经岁长服，黑自各还本色。愚按：淫者过也，溢也。淫热者，犹言湿热浸淫也，当指母而言。盖母有热邪，子资气禀，热遂传入。反克者，正本制邪，邪盛则害正。如上证，金能胜木，肝邪安能入肺。盖金衰木旺，反其所克。譬以小刀劈大木，木未损而刀早折矣。倪氏撰淫热反克之病，有云足厥阴木妊子火，子以淫胜，祸发反克，故肝受克而目亦受病也。由斯说，是生木者其火，胜木者亦其火也。岂心有大小，而火分君相乎？读者澄怀体认，自应翻怒为笑。

气胀四十三

白眼浮于黑，虚虚势渐高。圆长中忽断，邪正一相淆。会结珠儿颗，无妨鱼子泡，若然传木火，胜复析秋毫。

此症睛无所苦，但气轮一处二处虚虚壅起，而不红不紫，或圆或长，或中断，隐若鱼腹中之白泡，乃气自衰癃，寒湿相乘。助阳活血汤扶其正，四君子加桑皮、麦冬抑其邪，自然消复。否则，一变为水红，通睛胀满，再变为赤紫，遂脉生泣出，畏明涩痛，是盖大苦事也。平肝耶，清肺耶，抑亦听其自然耶。治后间

---

① 毛颖：即笔之别称。古时笔以兔毫制成，有峰颖，故又称毛颖。

有数颗结实如珍珠，终身不没，不敢施刀烙者，然亦无妨。《瑶函》从肺脏积热，治以清凉。夫暴热则属火，发于目必赤痛。顾自然无苦，只如鱼泡虚泛，乃谓之积热，非病风丧心，一何蒙蒙至是？

血翳包睛四十四

瞻彼松筠，苍翠茀郁。乃某青睛，赤翳蔽密，无分乾宫，莫辨巽室，黑白圆融，血肉合一，左右相传，恐成痼疾。人见辄惊，见人不识。治擅砭针，少凶多吉。

此症初起，或左或上，赤肿狂痛，泪流如汤，畏避不敢向阳，恍若暴风客热。失治，赤脉大小纵横，贯过风轮。越宿，加头痛、便秘，赤脉陡大，变成血障。障复实而成翳，厚蔽震巽轮廓。强擘开视，黑白无有，惟一体血肉，故曰血翳包睛。厥症亦算险恶，入手须菊花通圣散，或清毒逐瘀汤大剂煎服。服已，用砭针开导，以绛雪丹、飞熊丹昼夜互点。看势稍定，分珠散、八正散、消风散血汤增减与服，自然恶化为善，险归于平。倘医不耐烦，患者嗜欲弗戒，虽未必便至凹凸，风仪殊觉少玷。

火天夺日四十五

天廓由来即气轮，不通传导损乾元，火天见惯浑闲事，夺日谁云不骇人。

此症无因无恙，一二日天廓尽情肿起，色紫碧，状如败猪肺，看得怕人。甚者并风轮包倒，不见金井，故曰火天夺日。其实亦无害。盖传导失职，内火上炎，洁其本经脏腑，使邪从下出。更以生熟地黄饮、扶桑丸早晚互投，则肿渐消，而色亦渐白。如从伤寒赤热为治，未能中病，徒丧真元。倘斯人大运已去，则熔金毁木，其利胜斧钺多矣。临症者，尚凛遵无忽。

流金凌木四十六

忧思郁结心神损，恚怒劬劳肝气亏，饥饱不匀仓廪坏，色欲无时水火虚，土气既衰金自薄，风邪寒暑易相欺，病兼五脏惟斯症，医得无增便是除。

此症目无甚大弊，但三处两处似膜非脂，从气轮而蚀风轮，故曰流金凌木。状如胬肉攀睛，然色白而薄，位且不定。亦多见于阴郁妇女。所以然者，妇人性虽柔，当不得好胜而善愁。善愁则气降，好胜不胜则愁变为恨矣。恨不能发故郁，郁则生火，火盛精耗，金木俱伤，爰得斯病。病成可却而不可除，万无妄施钩割，徒致人丧明也。

症成可却，盖风轮患此，必有微眵与泪，或昏眊不自在。以归芪六君子合生脉，倍分两为丸，岁月长服，则病不再长。或还少丹、驻景丸亦可。不可除，攀睛胬肉明明薄在轮廓，只钩起钳定，飞刀割之立去。此则谓攀睛却是翳障，谓翳障却是皮膜，谓轻而无害，却针药无下手处。医得无增便是除，此言虽谬，见理綮明。

天水昏黄四十七

气轮绝似黄花色，青睛再尔昏应得。胃家湿热肺家蒸，清气已遭浊气逼，无因无色视而朦，水少元虚兼血失，一般怠忽不经医，及至双盲徒太息。

此症谓白睛昏黄，如败葵残菊之色。盖少年豪举，酒肉无算，炙煿不忌，脾倦不能化，秽恶之气时常在胃。胃口上连于肺，肺固覆而虚中，熏蒸日久，安得不为所染。故清白美质，转为昏黄不正之色，所谓杨花落砚池，近朱者红，近墨者黑。然水轮亦尔者，金生水，浊气又淫入肾也。肾不受污，将还肺，而肺不收，则郁而生火，故有朦昧视眇之隐祸焉。天水昏黄者，肺为天，肾为水，乃所以状其色而名其症尔。治宜葛花解醒汤，吞既济丸一料。然有不能饮，目亦尔，此脾肺气沴，培元散加参、芪、归、术，服一二斤准效。若内外无些须气色，但视而昏渺，年过五十者有之。盖天真日衰，自然精光渐减，犹月之过望、星之向晨也。在少壮则不宜，非精神涣散，即气血虚衰，日复日，月复月，渐积甚而失治，则内障青盲有不谋而合，不期而至者。其目在病时及病后，针砭、生产、亡血，视渺而惑妄，已有其故，此不妨事。然亦当滋生赞化，精气潜足，而光自复矣。

迎风落泪四十八

戛戛铮铮铃语，高高下下花飞，飘飘飐飐刮头皮，悄悄潸潸坠泪。忽忽温温冷冷，行行疾疾徐徐，明明白白火离离，实实虚虚议治。

此症不论何时何风，触之则冷热泪流。若赤烂有翳障，非是。盖水木二经血液不足，不足则窍窦不密，致风邪引出其泪。且肝肾亏，不耐风而惹火，凡泣出微温者，相火劫也。总以左归饮、八味丸、十补丸加枸杞、麦冬主之。倘忽不治，液将潜竭。有迎风则喷嚏而泪者，气虚。望光则喷嚏而泪者，血虚。亦宜保重。或门人之哀痛而涕泪交流者，何气使然。曰：心实令之，肺实行之，肝肾不与焉。夫人脏腑津液上潮于目，心悲气并则宗脉皆摇，摇则液道通，液道通则肺举其津液上溢，涕泪出矣。故泪不住而涕仍不止。彼迎风之泪，不分冷热，任流总无涕。经云：厥阴司天，三之气，天政布，风乃时举，民病泣出。等此之谓，是耶？非耶？

无时泪下四十九

山叶辞柯，草虫委露，早是薄寒天气。孤衾中夜不成眠，枕上湿，疏疏清泪。并未悲秋，何曾困酒，水木无端憔悴。借将腻粉饰衰容，界长痕，菱花羞觑。

此症谓目无病故，时常如哀如悲，泣下沾襟。非前迎风泪落之比。盖肾水不足，肝气渐弱，液道不固，一也；膏血耗伤，津液不洽，虚火内逼，二也。清冷者其常，间有热而浑者，乃正为邪沴，清难免浊。水得火而煎，阴必从阳，不治终无完目。何则？夫津液者，所以灌睛濡空窍者也，流尽则津不通。肝气者，所以统神、会空窍者也，泄尽则神不赴。不通、不赴，窍门乃闭，而目失所天尔。目失所天，安得无干涩、视渺、青盲、内障之变？但为祸且缓，人不为虑，罹其害者多矣。悲夫！沉酣香衾，及过哭多忧妇女，每有此患。治法：二气左归丸。脉迟而濡，以大补黄芪汤倍加枸杞、故纸、鹿角胶。所谓病与脉俱，药与病值，多其物以幸有功。许胤宗云：一症惟用一药，疗未萌之兆，气纯而愈速。欺世盗名，徒资浅陋人口实。

瞳神散大五十

瞳神散，状如何，巽廓犹丝大不多。精气两衰风火凑，光摇银海水生波，病业来思吾已矣，纵邀天眷失人和。

此症专言金井散大，向明斜视，风轮下无时窄窄一周，甚则一周如线也。盖人性急善怒，及癖酒、嗜腌炙厚味，皆能明激真气，暗生痰火，将胆肾十分精液销耗五六，致巽风雷火交相亢害，水轮因而不用。而神膏亦游走败坏，色变异常，视物如隔玻璃镜，虽见不远，惟大无小。此时细察，无内障颜色而能收者可治，然亦不宜缓，缓则气定膏损，非惟不能收，并不能动。暨有障不成，成障而散大如故，丧明必矣。一证因暴怒而散，光遂不收，都无初、渐之次，不必服药。又有为物所击，散大同暴怒之症，亦不复治。若夫头风痛攻，神散而阳光顿绝，此为风变，不得混呼前名。

瞳神缩小五十一

两目当空罂，墨白分明好，童时无大今无小，可知为至宝，可知为至宝。因何倏忽水干木槁，瞳神收缩精光少，看看盲到老，看看盲到老。

此症谓金井倏尔收小，渐渐小如针孔也，盖因劳伤精血，阳火散乱，火衰不能鼓荡山泽之气生水滋木，致目自凋，而水亦随涸，故肾络下缩，水轮上敛。甚则紧合无隙，残疾终身矣。治宜大补气血，略带开郁镇邪，使无形之火得以下降，有形之水因而上升，其血归元，而真气不损，或少挽回一二。

原案：倪氏《原机》为强阳搏实阴之病①，抄书奴皆从之。庭镜特辟其谬，可谓反古，窃亦有所见而云然。一少年武闱下第，目忽不见，瞳神小如青葙子。某医谨遵渠，用抑阳酒连丸、搐鼻碧云散、还阴清肾等汤，未十日死矣。又一老丈亦得此症，近视略见指动，人咸曰寿微，余曰：病也。诊之脉沉迟而涩，饵以人参养荣及理阴煎十余剂，视稍远。一戚属仍处倪方，竟失明。由此验之，其为阴阳两虚无疑。且即据《原机》而论，阳强阴实，水火既济，何病之有？内无所伤，能睹不昏，何药之有？火强搏水，水实而自收，是犹日月对照，固当明察秋毫，何微觉眊燥？况瞳神小者，金井小之也，于心胞络何事？至云，又有神水外围，相类虫蚀，此眼目心腹之病，何止边鄙皮肤。老朽疯话，公然梓

---

① 原机为强阳搏实阴之病：《原机启微·强阳抟实阴之病》："足少阴肾为水，肾之精右为神水；手厥阴心包络为相火，火强抟水，水实而自收。其病神水紧小，渐小而又小，积渐之至，竟如菜子许。又有神水外围，相类虫蚀者。然皆能睹而不昏，但微觉眊矂羞涩耳。是皆阳气强盛而抟阴。"

以行世，不仁孰有甚焉。《瑶函》颇更其说，[1]而仍录其方，依次主治。非故口不从心，处此决无佳谋。然则少者之死，与老者之瞽，皆天也。岂抑阳、清肾之为祸哉？剔灯孤坐，忧从中来，不知涕之奚自。

抑阳清肾，固不对症，然遇偏阳鳏夫，服亦或效，未足深非。碧云散，主风热蔽郁，目暴赤肿，搐鼻窍而喷嚏，则邪从涕泪而泄。顾两肾自病，毫无表证，怎想到攻散法上，实可笑而不可解。

近视五十二

双睛近觑是生来，不是生来却祸胎，真火不明真气弱，真阴一点亦危哉。瞳神远见足元阳，视短孤阴自葆光，断莫春江明月夜，又随人宿载花航。

此症目禀赋无恙。忽尔只见近，而不见远者也。甚则子立身边，问为谁氏。行坐无晶镜，白昼有如黄昏，盖阳衰讨阴，病于火者。火病则光华偎敛，安望继晷传薪？又且火之所用即气，在身为风仪，在目为神威。乃纵恣嗜欲，丧其元阳，则云埋雾蔽，肾中真水仅足以回光自照，尚能健运清液，以滋胆汁，而使木中之火远布于空明耶。治之当何如？益火之原，以消阴翳。

远视五十三

近看模糊远看明，虚阳发外损阴精，甫能补得真元足，目睫疏疏数亦清。双睛自昔远通灵，近列与薪数不能，几度支节台上望，生憎羽化魄飞腾。

此症目渐次昏昧，能远视而不能近视者也。甚则秉烛作书，举头落笔。出入非杖藜熟路，莫敢放步。盖阴不配阳，病于水者。

---

[1] 瑶函颇更其说：《审视瑶函》对瞳神缩小病因病机的认识已不同于《原机启微》，认本病病因病机为："瞳神细小，精气俱伤，元阳耗散，欲坠神光，莫使没尽，医术无方。"

水病则从燥化热，不遑涵虚静鉴，又且水之所变为血，亲上与气谋，亲下与精谋。若淫泣劳极，斫耗风力，则元神飞越，命门少火。窃恐为毒龙所引，讵能使远照之灵，敛藏方寸，与未亏天癸同其贞明耶？将何以议治？壮水之主，以镇阳光。

火之源，命门真阳是也。水之主，两肾真阴是也。真阳之气犹风日，真阴之形等月露。风日培于外，月露渥于内，内外相资，则阴阳和钧，远近发用，各得其宜。经曰：目得血而能视，似非确论。且目赖气，为水火之交，而能神明。否则能近怯远，能远怯近，不几桑榆晚景之渐乎。至云根于中者，命曰神机，神去则机息；根于外者，名曰气立，气止则化绝，斯可尽二症之理。《外台秘要》以远视责其无水而滋肾，似矣，近视责其无火以补心。赵氏《医贯》以八味丸益火，似矣，以六味丸壮水，均所谓差之毫厘，失之千里。益火须椒、附、桂、茸、故纸、肉蔻、阳起石，益之无益。此阳衰随阴下陷，譬日夕则光威渐靡。不思锐进，增入麦冬、石斛、茯苓、草、石决，视愈短。壮水以归、地、枣、杞、河车、苁蓉、龟鹿胶，壮而不壮。是阴寒弗受滋渥，譬河冻得春阳乃解。不加峻补，改用丹、泻、黄柏、犀、羚角，命必倾。

神水变色五十四

神水空蒙色变多，性天心地两违和。愿伊销却勾心胀，免令医人唤奈何。

此病谓神膏换却元黑本色，着眼与平人迥异。而自家视物，亦耗然不爽。盖阴精阳气消烁殆尽，致内风虚热长居脏腑，非独向温柔乡打乖，但损伤肾水者也。夫人水谷入胃，化为气血，在身为津液，升于目即为神水。得则滋而清明，失则燥而浑浊，一定之理也。是以阴阳消烁，邪干目本，而色斯变焉。所变不一，大约饱酒肉厚味者，色多黄，间兼蓝；茹蔬食菜羹者，色多青与微碧；沉郁境遇者，色惨淡不舒；奔驰势利者，色龌龊如初生狗眼。是症最逆，恨来迟且不甚苦楚。人虽稔知委曲，究竟忽不经意，每每害成内障。治之奈何？经曰：有者求之，无者求之，虚者责之，盛者责之。顺天之时，而病可以期。

有内障欲成未成，针不能拨，自视亦混沌略见，当以此名名之，病情始协。

神气枯瘁五十五

气瘁神枯见亦稀，更兼原委少人知，阴阳不济真元失，生日无常死有期。

此症轮廓无伤，但视而昏花，开闭则干涩异常。掀睑细看，外面养睛神水有若蜗牛之涎，延游于黑白之间，徒光无润。须臾风轮内外，气象渐变枯败如死人，故曰神气枯瘁。急合睑，令渠静坐半晌，再掀再看状如前，少间始复。此脏衰火作，虽真元未必遽绝，而自致之邪妄耗膏液。爰得斯疾，忽而不治，命其能久已乎？其致病不审所以，大约不离情欲二字，及时理会，自得其解。《诗》曰：他人有心，予忖度之。① 此之谓也。

已上六条，壹皆肾病。肾无外症，无泻法，总于补阵量体选方，十亦可全二三。

有病攻伐过多，神水亦致枯瘁，目转运白睛随皱。如能视，须大补真元，切忌外治。

阴风障五十六《瑶函》名此证曰“高风障”，义不可解

大道行不去，可知世界窄，未晚草堂昏，几疑天地黑。心迹非无素，双睛绝尘墨，何以蔽幽光，惺惺重侧侧。濉川古疾民，

① 他人有心予忖度之：出《诗经·小雅·节南山之什·巧言》。

元气能培植，相识半盲人，共子度晨夕。秋风哭不成，浩歌响岩石。

此症世呼鸡盲，一名雀目，本经曰阴风障。至晚不见，晓则复明，盖元阳不足之病。或曰：阳既不足，午厉属阴，何未申尚见？子后属阳，何丑寅不明？日午后虽阴，太阳离丽，日阳而时阴，阳分之阴；子后虽阳，太阴瞑黑，夜阴而时阳，阴分之阳。目其类也，故晦明共之。然有灯、月亦尔者，月太阴，灯亦是阴，安能内助乎阳而容光必照焉。且五六天地中合①，人身脏腑十数，既与天地相参，则阴阳之气无时不中，亦无时不合。平旦阳气生，景午阳气隆，日西阳气息，气门乃闭。人而阳不胜阴，则气必下陷，阳气下陷则阴气上腾，纵有火光月色，终不能睹。亟用春阳回令丸、四神丸各一料，早晚量服。再汇升阳益阴上品好药，昼煎一剂，则精气冲和，自然而愈。不则，变内障者有之，变青盲者有之。若骄恣不遵戒慎，或衣食不适口体，致阴阳否塞，为中满、中消而死者，患者其毋忽诸。

内障五十七

无故双睛白似银，失明久作已亡身，神仙不泄天机妙，漫把金针暗度人。偶尔从高跌下，无意被人一打，神水挠而浑，年久凝成翳也。不怕不怕，自有金针在也②。

此症盖目无病失明，金井之中，有翳障于神水之上，曰内障。非精艺莫识所以，且疑为诈。讵知障在睛内，犹悬布幔于纸窗之上，外人安知其蔽而不明也。初起目昏，次视惑，次妄见，甚乃

---

① 五六天地中合：《汉书·律历志》："天六地五，数之常也。天有六气，降生五味。夫五六者，天地之中合，而民受以生也。故日有六甲，辰有五子，十一而天地之道毕。"

② 也：底本此字被墨笔改为"也"，掩其原刻字。两仪堂本作"者"。

成翳，色白或微黄，或粉青状，如星、如枣花、如半月、如剑脊、如水银之走、如膏脂之凝、如油之滴水中、如水之冻杯内，名曰圆、曰横、曰滑、曰涩、曰浮、曰沉、曰破散、曰浓厚。先生一目，向后俱有。其致病始末，前后已详言之，无容再赘。今专究其针治如后。目不赤痛，左右并无头风，瞳子不欹不侧，阳看能小，阴看能大，年未过六十，过六十而矍铄，知昼夜，见影动，皆可针拨，反此者不能。既不反此，其翳黄如橙、红如朱、清如水晶，昏暗如羊眼，绿如猫睛，皆不可针。又有外看无一毫犯禁忌，针入翳坚如石者，沉泊黄精者，韧如皮膜，碎一孔而不能者，着针睛珠病皱不胜力者，通睛沉陷针难转拨者，须罢手勿强为针。后有头痛用葱艾熨法，痛甚按穴灸，呕吐当暖胃，白睛红当清火行血，通睛急痛安神养精，佐以和肝。过此，瞳神有油气，视而䀮䀮，大益荣卫。如欲缩小，加辛以开；欲散大，倍酸以收。但不宜用芎、桂、姜、附香燥之物，恐助血作针口。过此，障落无光者，阴阳不交。障久复上者，再针亦可。人能调养精神，勿药亦保无虞。倘以为愈，而不加谨慎，日夜思所以斩伐其命脉，致元元憔悴，若焦若烧，必转为风变。而后乃今，虽华佗再见，亦无如之何也，已矣。

有头脑被物打触，或跌扑倒撞，瘀血流出眼窝，渗入神水，当不及觉，后荏苒成症。轻止本目，重则左右相牵，本经曰惊振翳，受病固不同于他，而治法则一。然要知右边受伤，先损右而牵左；左边受伤，先损左而牵右。牵损者可针，先损者忌针；损轻者可针，损重者忌针耳。

诀曰：

无因自尔渐昏朦，偏是昏朦色界通。
妄见蝇飞花乱落，或如电掣火流红。
这般病业非伤性，水不清凉木有风。

彼时药石差标本，邪正相持气混融。
始然一眼如烟罩，次后相牵总一同。
年久舆薪全弗见，爰名内障障双瞳。
漫漫长夜何时旦，金针一度日当空。
生成内障有多端，可能医治十来般。
分明一一知形色，行针方可获全安。
鸭舌古针今罕尚，三棱用亦不相干。
病虚老弱兼娠妇，前后调和药饵难。
咳唾瞤摇仍未许，无已预服补和丸。
不雨不风天气好，致斋申敬待针完。
八法通神心勿怖，但是闲人只静观。
有血术疏急住手，误犯黄精岂等闲。
乾廓利贞巽地善，鉴人神水静无痕。
三日启封虽见物，花明水动莫多言。
若然使性违将息，纵不伤生翳却翻。
内障金针针了时，针痕湿着痛微微。
软帛缠头金纸贴，仰眠忱以稳为期。
眼外忽疼禁不住，首风牵引莫他疑。
或砭或药归经窦，否则还将熨法施。
欲吐盐梅含咽下，吐来端坐却由伊。
三朝羹粥温温服，震动牙车事匪宜。
大便小便轻叫唤，行云行雨绝相思。
如此耐心三十日，徐行出入会亲知。
一切有情身外事，病魔从此永分离。

不尘子曰：内障之来，其故有四。五脏有偏胜，众脏失调候，弱阴艰强理，虚阳无补法。心、肝、脾、肺、肾各遂其初，以乐天和。一脏或有余，四脏俱不足，此五脏有偏胜也。胃、胆、大小肠、膀胱各司厥职，少违功令，为燥为淫，此众腑失调候也。天水不下，地水不上，急而欲滋之，遂使龙雷见，此弱阴艰强理也。壮火食气，气食少火，是曰阳无根，益之欲令实，翻致不能禁，此虚阳无补法也。经曰：心者，五脏之专主。目，其窍也，又为肝之窍。肾主骨，骨之精为神水，肝木不平，内挟心火，神水莫制，为势妄行，上为内障，此脏病也。腑脉系络于脏，循于目，其精气亦上注而为目之精，精之窠为瞳子，瞳子受伤，则系络乃败，邪火乘之，上为内障，此腑病也。黑水神珠法于阴，白眼赤脉法于阳，阴伴阳齐故能视。阴微不立，阳盛亦孤，上为内障，此弱阴病也。劳役过多，心神倦怠，相火代行其事，相火一衰，百脉沸腾，上为内障，此虚阳病也。故脏病者，气亏血损，邪中之则神光自现而精散，精散则视歧，故以一为二。腑病者，痰停火扰，邪中之则随眼系以入于脑，入脑则目眩以转，故视定为动。阴弱者，视觉微昏，常见空中有黑花，久则视渺、视近，神水淡绿色、淡白色，已而纯白则不见。阳病者，视物惑乱，状类不一，甚则若萤若电，时发时止，神水变色如前。然虽有脏、腑、阴、阳属病之分，而障成则一。

究其原，皆从五味、四气、七情、六欲不知节之所致也。由微至著，而人不猛省，凭仗血气方刚，仍加斫丧；或安地命元理，听其自然。再则较锱铢之利，方真药假，信庸劣之医。始轻终重，堂堂之躯同于木偶。虽富且贵，如梦如幻。呜呼！是谁之过与？语曰：天无二曜，一物无所生；人无两目，一事无能为。可不慎哉！是以疾之初起，必于药石之外，正心寡欲，惜视缄光。盖心正邪不入，寡欲水自生，惜视则神不劳，缄光而膏常润。又且目为心所使，心正则非礼勿视，安得牵事长思。丈夫志气逼人，动为裙钗所沮，精力云乎哉。寡欲不但延年，且免牝鸡司晨。心为目所诱，夺物交物，则引之不见可欲，使心不乱，是视宜惜。目不着于邪物，则心无妄用，是光宜缄。审如是而行，则五脏之病、众腑之病、弱阴之病、虚阳之病，虚者可补，弱者可强，有调有候，不偏不胜，内障奚自而来？

而犹有病之者，天之灾也。天灾可逭①，吾将持金针以度之。针用金者，非贵之也。盖取金与金合，不伤肺气，犹磁石引铁之义。故必须上好赤金子打造，长可六七分，大惟与缝衣针并，颖略钝，不可大利。下用银钳一管，长五分。以象牙铿柄约三寸半，紧斗入内，通体水磨圆直，恰好利用。则珍重藏着，临事祭以灵液，无不应手。名曰神针，不亦宜乎。

古人针用三棱、用鸭舌、用马口铁造者，虽载诸简策，未得指授，率意为之，鲜不败事。无若吾此者之圆活稳便也。有某士中年落魄，寻医生涯，师心自足，耻问前达。闻人有独得处，偏加意鄙薄。一日阅余开目，彼阴记其款式，遽出治人，瞳神一痛而破。可见金针尚不敢妄施，三棱、鸭舌而可漫然尝试者乎？好自用者，愿以此生为戒。

凡针，量其人年形苦乐，预为调停脏腑外，前二三日须少进清散之剂，平其气血。及时取新汲井泉水一盆，安置架上，患者对盆正坐，医家侧立，以手勺水，频频于眼内外浇淋，觉冷气沁入脑户，则脂翳越凝，拨而无血。且使肌理顿木，不知痛怯。于以下针，运斤成风，自不黏滞矣。若冬月及老弱人，兹法不施亦得。拨眼要精八法，六法易传，惟二法巧妙，在于学者心灵手敏，久之自然有得。

八法者，一曰审机。患者以冷泉洗眼毕，正襟危坐椅上，靠定头项，勿令转动。两手搦珠，心无妄想。如拨左眼，医师用左手大指、食指分开眼皮，即就二指捺住白睛。次用右手大指、食

---

① 逭（huàn 幻）：逃避。《说文解字》：“逭，逃也。”

指、中指执针，令紧而直。名指略按眼眶，庶可动而察轮，静而观廓。

二曰点睛。针锋就金位去风轮与锐眦相半，正中插入，毫发无偏。随用疾逆泻荣，徐顺补卫。

三曰射覆。针锋深入无碍，即近黄精，慢慢斜回针柄，会须进不招愆，退而得所。

四曰探骊。针泊黄精，如意运用，使不晕不悸，不妨直自内寻，横从外觅。

五曰扰海。神龙即见，雾雨潜兴。闭目片刻，则风雷自息。然后重截云头，轻收虹脚。

六曰卷帘。障虽拨落，开手自能上去，必加力掉下，又放上来。务期上而不高，下而到底。

七曰圆镜。翳净，用针干于金井中央、周遭浣涤。细看睛内，神水澄澈，颜色指动，一一映照，自尔远可识人，近能鉴物。

八曰完璧。回针将障送至护睛水内尽处，迟迟出针之半，少息再出，恐障复还原位。切莫缓在半日，急于一刻。

此八法之大概，其中妙处不传，深造自得者，尤在三四法之间。夫探骊得珠，请问谁能没海。射覆知名，亦不过偶然猜着。顾名思义，不几令人骇汗。孰谓胸有成竹，固可恃而不恐也。其它六法，惟扰海一针。羚羊挂角①，无迹可寻。第终知为羊，自可捕风捉影，端不若前法之微且险也，故曰六法易传。虽然，金针治目可谓力能回天，圣、神、工、巧，八法备之矣。或以为易而忽之，或以为难而矜慎，纵心灵手敏，均不可语吾道。如拨右眼，则用左手，照左目八法。左目用右手，右目用左手，一定成法。

---

① 羚羊挂角：原指羚羊夜眠以角悬树，足不着地，不留痕迹，以防敌患。最早见宋代陆佃《埤雅·释兽》。后比喻不着形迹。

故学针，先须从左手讲究。张氏石顽《医通》谓左手不便事，只右手由大眦插入，曰过梁针，此强作解事。直插可入，横眠讵能转运。医固不通，而心实顽于石。

行针之日，斋明盛服，洒扫户庭。堂口横设一案，置香炉、茗果等类于上。医者居前，主人居后，再拜稽首而言曰：

某年月，下士某，敢昭告于上下神祇曰：惟天地万物父母，民有疾，伤厥心，匪药而克。某枵腹①不学，未能变化成方，勉治针经，用匡不逮。今某立身行己，无恶于邦家。既眇复瞽，俾昼作夜，五色昏迷。若沉湎冒色，其或有过，罚宜从轻。废为残疾，大可矜恤。知悔斯已，启以自新。恐术于数衡罔济，惟尔神尚克相予，俾疾瘳，毋诒伊戚，永荷天休。

是用告虔而默鉴其心。礼毕，褪去大衣，抖擞精神，执针于炉上，且熏且祝曰：

假尔针神有灵，助我八法，开彼双睛，日还其精，月含其明，我不辱命，彼乐余生，假尔针神有灵。

开妇人瞽目，用全红简，照帖式书启一通。其辞曰：

伏以玉烛调光，中壶照仁寿之镜；铜乌献瑞，南陔补白华之诗。置灵素于腹笥，司培元气；烹江铅以掌露，启迪瞳神。言念某氏，望族女媖，名家闺范。丰仪间雅，宛然林下清风；性质温严，委的闺中韶秀。一灯五夜，绣弗停针；寒雨幽窗，梭宁辄织。然而才优于命，受用多让邻家；抑且女慧于男，教育莫如彼妇。嗈嗈文雁，奋翮高骞，秩秩青莲，并头早折。凡兹劫数，谁实安排。大都结习未除，或者善缘欠讲。东土岂无罗刹，庸犯戒言；北堂虽祀观音，罕敦慈训。缃裙翳血，曾随喜选佛坛场；贝叶写经，恒误剪凌波履式。人谓嫦娥不死，桂宫兔杵，宵宵捣药何为；

① 枵腹：谓空疏无学或空疏无学之人。

古称仙子了凡，七夕鹊桥，岁岁渡河则甚。尔问我答，端涉诙谐，既笑载言，知添罪恶。但赏惟从重，平生每事多磨；罚合就轻，未老双睛递瞽。春花红若锦，不窥园已三年；秋月白踰霜，难移步至五尺。真所谓魄未下世，魂早离形。庭镜少治儒书，长通医术，临财毋苟得，冷户那较丰仪。见义当勇为，近功用补新过，是以直行厥道，逞计他求。伏愿上天勿念前愆，能自新厚加保定，本师劼毖薪授，可为法点运枢机。银海涵虚，日中顷刻消云雾；金针宣化，指下分明有鬼神。此后余生，由今再造。无任存诚，主敬激切屏营。谨启。

此余向昔治某妇而作，其妇美而贤能，只一子种痘殇。夫因子死忧成病，寻亦不禄。妇昼夜悲泣，得圆翳内障。告神针之，双目如生，因录以为则。若夫、子无恙，文雁、青莲句勿用。或有别情，修饰增入，与某某姓名，须实填。

圆翳，非谓方圆之圆。乃两重相粘，中央夹有浊水，犹包子壁钱之象。凡针拨动荡，却不能脱落者是。须针锋望巽廓空中一刺，其浊水滚滚下流，或溢出于金井之外。再竖针，向内打圆按下，则瞳子瞭然矣。

滑翳，亦非光滑之滑。乃圆翳未结，针入能散能聚，散之则大珠小珠上下交流，聚之仍合而为一。所谓如水银之走者，此也。是症不多见，针亦莫能奏效，学者识之。

附案九条

目瞽既久，生犹死也。一旦复见人世，纵需用多金，当亦乐从。况有不爱钱，肯施恩之天医乎！乃以下九辈视为容易，不惟不谢承，翻埋冤赖诈，是盖蛇蝎蚁蛆合为一体，豕心狗行，未足方其秽恶。览者不怒发冲冠，决非烈士。

邵武罗东山，攒典罗英抚子也。年三十，赤贫。闻吴某弃妇张，归宁母氏。母颇有升合①，足供齑粥，夤缘②入赘。然妇老而无出，敢怒而不敢言，冉冉丧明。时提学葛岁试，扶瞽告验。家弟侄见之，教由建访余。余友艾南天，尝主伊宅。英利其有钱，命东山父事，至是赖其力求治。一切使费，皆取给焉。药资赠于乃兄艾秀瞻。盖怜其贫病，而乐以襄成也。讵两目针而重光，坚隐不认，反以瞑黑痛楚，日夜号泣。艾母疑饥虑寒，时遣施予。泣益频，号益张。余直叱不能禁，乃谋舁归。明年春，秀兄子廷珍补弟子员，因同侪语若近况，始知已具呈补考，又明年南天捐馆。艾母八十寿，总无一字存问。不论受恩弗忘，即泛交，亦无此不情。

余既精针法，焚香告天，愿有治者，不问贫贱，咸与医药。丰人饶倒，生而得银星内障，父母惊异，爱愈常。儿比成童，纤毫不见，乃知为双盲，欲溺死者再。邻媪怜而育之。诲以话文，耳颇易入，声亦朗朗可听。每出，人乐施，足赡命。行年二十，余至其里，为针一目，障去而人物不识。教以手扪之，再问，对无差，因悟苏长公日喻③，诚有其事，非寓言也。媪喜曰：伊父母羞产瞽人，呼为饶倒，今成人矣！再四称谢。越五年，媪弃世。饶仍还本相，负鼓板曳杖而去，莫知所之。

陈岭陆瞎子，形瘦小如老猿。年近六旬，不生髭髯，妻男亦无。然不甚贫穷，麦田蔬圃，尽可自怡。适余过上坪，见之目可治，询其由，乃夏夜出浴，为虎攫去，越十数高岗放下，载嗅载舐，啮其阳事而去。得命归，惊且恸，成斯症。本里张蜀瞻，不信世有是术，扫榻居停。恳针其一，金井如冰壶秋水，纤尘不染。

① 升合：谓少许米粮。

② 夤缘：攀附。

③ 苏长公日喻：典出苏轼《日喻》，原文谓难以向生而目盲者描述日之情状。

张喜极大呼曰：虎口余生，今日复阅东区风景，何以为先生寿。陆惶恐无以应。有顷，引指探吐，矘矘①作痫中状，在庭各三两偶语。余笑曰：此罗东山故智也，吾与若少退安矣。及使人侦之，果然。

广昌瞽者唐三流，丐于同里余宅。予瞥见曰：此可针而愈也。众以为大言，强施之。针入即光。问所见，云：黑如漆，加之狂痛。索钱米满意乃行。明年于白水砦作鼠窃，被人执获送司。余氏子遇诸途，始知前言非夸。三流盖小人，狗彘不食其余者也。

泰邑龙湖童静山，慕余术，既受业，他症略临，惟未见内障。偏觅得一孤贫戴六牙，针之须眉毕现。童细诘光景奚似，仍对如三流言。

嗟夫！人世之事，非人世所可尽，汤义仍不云乎?② 连上所治五辈，东山、三流固属赖诈，陆与饶与戴果何作用，而昧心至是?

西城薛伯恭之子二乞，亦生而双瞽，家人不知也。试周，晬盘什物，一不能取。亟遣舆迎视。曰：此内障，非金针不开。然须长而晓事，始可施行。书数方，教依次制服，使春木仁气常存，厥症不变。凡历十五寒暑，欲申前议，而家落矣。岁乙酉，伊胞兄环声、从兄惟洁，省城遇余于章江。茶话之下，询乃弟近境。曰：家风大改，惟侄目如初。先生忝善予，肯念屋乌之爱，恩及废人乎？容不才着落相请。余敬诺。十月回，内子搜尺牍出阅，知已代邀，会得钱五千。寻复札，订期而往。薛若不知情，惟洁劝至伊馆夜餐，力恳开罪。翌午勉针一目，睛湛如镜。问人物，倏言见，倏言无睹。图赖谢金耳。环悟，勒钱送余归。止出二千

① 矘（tǎng 淌）矘：眼睛无神，茫然直视。《说文解字》："矘，目无精直视也。"

② 人世之事……仍不云乎："人世之事，非人世所可尽"语出《牡丹亭》。汤，指《牡丹亭》作者汤显祖。

文，余推某某未得。余鄙其无藉宵人，谢诸好善乐施者，遽行，不复再齿。后二乞代乡人收布，见余，回头不顾，可谓心盲矣。

宁瞎子，同里显名从兄，寄居游坊桥。年五十止一子，疫死，目暴盲。时九月神会戏班，大家观者，皆叹赏。显名料余必归，舁至埠上求治。审系惊振内障。盖子死，以头撞柱石号泣故也。明日，显名偕族侄松谷踵门议礼，许谢三金。曰：银数如命，必预封定始下针。松谷力肩承，余不许可，曰：是症针入病除，转瞬多以不见脱骗。订以某日行针。至期表妹夫科捷暨伊叔父菊村来说，闻午刻开彼人瞽目，特往观。问松谷何在，曰：已备物先去。二人固余所敬爱，又属一家，信而不疑。比至宁室，果置所许三两在座。施针，纤芥能辨，众方哗骇。松谷潜袖银肥遁。显名遽前谢曰：家兄自带有钱，何必称贷亲友，饭罢送至府上。日将入，显名匿不出，索钱无有。还寻松谷，妇应未下来。翌午复往埠上，瞎子已凌晨返游坊去矣。人心险毒叵测，至如此其极耶。

丹阳曾斗先，余孙妇族叔祖也。因妻死，忧成内障，迎余治。睇视如圆翳，及针，果浊水奔腾，风轮倏若暮烟布满，心悸甚。急罢手，煎养荣汤与服，令就寝。少停鼻息如雷，禁勿惊觉，是夜无事。晨起揭封，水澄精湛，矩细能辨。余原不校利，况属亲道。讵知口蜜腹剑，见面谆谆致谢，对人言翻谓尔时非晓医理，一针几毙命。言下似自品药而愈者。呜呼！此老鳏居十年，子媳弃如敝屣。今舌耕饱食，全不以我为德，窍亦东山之流亚欤。

上盘江子万，石匠生理。一日厂中凿碑，石节弹左目，既眇。右目寻得惊震翳。央程以珍求余针，议银四两。针入障即下，程问见否，江不答。余叱曰：尔德谅不可有光，仍将障拨上。忙曰：见！见！其子妇急出钗钏交程手为质。乃如法毕事，语曰：世风不古，又曰人心叵测，于金针一道，领教多多矣。

时复五十八

不知时复症，岁岁至期来。将谓无深患，终乎是祸胎。有经名手愈，过后犹未治。与夫目素瘥，见人辄波累，莫咎医留难，病根锄未去。

此盖目病不治，挨忍而愈。或治不得当，欲戒有犯，触其脉络，遂致深入，又不治之，令邪正击搏，不得发散。乃年之月、月之日，如花如潮，至期而发，过期而又愈，久而久之，及激发者，然后始有症。不治不得，未发问其所发，因何病本；既发验其形色部分，在何脏腑，对症主治，终有不复之时。断不可拘于运气、月令，概以及时之剂投之，恐未中病先已中药矣。

有目经上工治愈，迟则二三年，速则八九月，再过则一月数作，谓时复亦通。此病根未除，遽然谢医停药，或久耐禁束，一时霍然，乃游衍风霜，放恣嗜欲，此从彼召，气血遂因而留注，病走熟路，决从原经络而发。世人多咎人留酒碗，非也。临斯症，更当相机投药，万莫被前医某方印定心眼。所谓薪尽火传，焉知来者之不如今也。

有目素瘥，但见人病辄发。此一时之气变使然。经曰：百病皆生于气，思则气结，恐则气下，惊则气乱。夫人目惯时复，则个中甘苦备尝。见人病，莫不惊恐而思及自己，尔时神气乖张。纵外邪未必传染，而一线未了，宿业感而遂通，是以辄发。譬人方呵欠，如身子疲倦，则当面学样。口任燥渴，说着梅子，便舌下津生，其致一也。列于本症，格致之余，敢谬以古人不见我为恨。

逆顺障五十九

障胡名逆顺，上下围将至。转瞬失风轮，瞳神憔悴矣。为治当如何，平肝滋肾水。既治了无功，固金参妙理。

此症风轮上下生翳，厚薄圆长不等，色昏白，赤脉周匝绊罩，朦胧多泪。盖虚风湿痰，滞瘀经络。滞于阴，先发左目；滞于阳，先发右目；阴阳皆滞，左右齐发。睑不赤肿，珠无胀痛，亦不可轻视。若睛伤膏坏，头如棒击，不能辨物者，又不知其变何症也。

混睛障六十

轮廓天然成五色，五色昭明，守黑而知白。黑白有时不务德，黑翻为黄白翻赤。黑白难分名混一，轮廓未伤，十病九痊得。但是年深药不的，夜光终始非灵璧。

此症皆一色昏白之障，轮廓无损，细视瞳子尚见，历久而不变，不治亦不愈，世之患者最多。其赤痛羞明，眵结泪流，与他病同。病情及治法亦如之。间有障厚而实，浑似盐酥黑豆，丝缠而粗，恍若碎文磁钮，得效綦难。浅人不知进退，药饵全无，惟以草以丹，且敷且点。不应，复手擦舌舐，挑耳根，炙臂膊，无所不至，非徒无益而又害之。或病轻当愈，彼医适际其会，不自省悟，辄夸援为例，此不才之甚者也。更有令渠佩桃符，照水碗，扎衣角者，真足喷饭。余承师训，参较有年，各症俱得其理。凡经手治，虽不神验，决无差误。然除刀针以外，其所用药，不过宽郁、消痰、顺气、行血、滋阴、扶阳、疏风、降火等项，且人以艺高远游，非败症不果。延症既败，多就补和处方。故病家咸以非专科药而疑之，不知药非专科，固专科之不能用也。正如倪迂①晚年，灯下作竹，傲然自得。晨起展视，全不似竹。迂笑曰：全不似处，不容易到耳。可为解嘲。

浮萍障六十一

障生或聚开，湿热郁于脑，浑如云月遮，开视星辰小。来时

① 倪迂：元代画家倪瓒，自号“倪迂”，善画山水、墨竹。

痛涩多，去后亦欠好，来去若萍迹，治疗休草草。

此症如翳非障，或圆或缺。痛则见之，不痛则隐，来去无时，聚散不一，因谓之浮萍。盖原患风痰头痛，谬工虚虚实实，致元气摧残，而病曾未去。庸工知补其虚，不敢治其实，以故湿热深潜脑户，遇岁气不和及人事感激，则触而祸发。性柔者常一季数次，刚急者一月数次不等。虽不药仍瘥，终始留成痼疾。医宜伐毛洗髓，曲当人情，病根乃绝。

已上四症，皆久而又久，攻散之法不必讲。切其脉，问其近境及喜恶、便溺，越鞠、逍遥、疏肝、菊花、茶调诸散，拨云、补心、还少三丹，再则人参固本，生熟地黄量度增减，丹点其障，刀去其瘀。虽主攻①如嘉言，端不犯医门法律。

黑翳如珠六十二

凡黑翳，有来由，巽震风雷惨不收，莫怨老天悭薄命，此中原不似蝇头。

此症初起微痒，继而涩，已而痛如刺。日久则赤肿流泪，畏明长闭。风轮上浮起一翳，黑而圆，其大小高低不等，状如蟹睛，然非因轮破而得。且内外夹攻，乃所谓蟹睛者。不觉自落，落后再为料理，痕迹都无。怒不能发，食而非宜，病候如前，预防一二。

此症少见，平生只遇一贫家子，形僝而能劳，病患如是，犹拾薪卖草，辛苦自若。余怜之，赠以四君加萸、酒炒连，痛止能开视。再进，其翳觉焦小，遂除连加白芍、麦冬、牛蒡子，未三剂，睛平复。与助脾蜜饼子四两，全瘥。然此亦偶中。恐膏粱壮夫，须依蟹睛未服药未破治法。

① 主攻：诸本原作“主政”，据文义改。

物损真睛六十三

物伤何最险？风水气三轮。黄白两般色，浅深一样痕。血亡先益气，神倦且安魂。已破加沉陷，汤丸免入唇。

此泛言目忽被金、被木打伤、跌伤，迫在轮廓之甚者。初患必赤肿痛涩，急进救睛散、黑神散。稍瘥，始现伤痕，或黄或白。白者害迟，黄者速而险。有赤障头疼，症必变。再用紫泥金，看效否。发本科药，对病调燮，准愈。其为细尖之物所触，浅小可治，若伤大而深，及内损神膏、外破神珠者，纵然急治，免得枯凸，明终丧尔。嗟嗟！千金之子，坐不垂堂，知命者不立乎岩墙之下，书不云乎？彼真睛物损，非金也、木也、人也，盖天刑①也。繄我为治，抑亦逆天行道者乎？

飞尘眯目六十四

大道匪荆棘，风起沙尘竞。眯目不能行，泪障烟雨并。安得松滋侯，一洗群嚣靖。

此盖风吹沙土游丝，偶然撞入目中，而泪出不止，痛涩难开。又一种毒虫，名金蚕，吐丝网竹、树间，误触而不即出，眼必肿。肿极不消，神珠潜裂耳。其实总易治，只浓磨好墨，用新羊毫笔涂入目中，少闭，仍用笔拭出。不出，磨人指甲，与竹鼠齿和墨再涂，无不出者。出则痛患顿消，服药俱不必。奈人不知此，且擦且吹，致气血凝滞，泪干而物着上睑不动，酿成大祸，甚有不可救者噫。

竹鼠，一名土豚，毛色苍碧，身肥大而足短小，食笋根。樵人常于竹山挖获。其齿上下四个，长八分，生取下备用。

颍川十龄子秋成，时沿溪扑草虫饲雀。误拂一物于目，睑率

① 天刑：原作“天形”，据文义改。

胀起。本里有眼医二，一曰暑风，一曰中虫毒，尔散我丸。既汗载下，睑愈肿，睛尤痛不能耐。无已延余。心知飞尘眯目，拭未出尔。翻胞见谷大一颗，周围血瘀。铲落视之，真谷也。哄堂一笑，厥病如失。然谷有芒刺，不受尘埃半点，侵之青睛，何当刺蔽三日，竟成气翳？嗟嗟！医者，意也。乃无妄之疾，治之大故，二医之意深矣哉。

睑废六十五

众人皆醒我独醉，众人皆醒我独睡。讵知非睡亦非醒，目睫一交永幽闭。忽闻客自远方来，手攀上睑向明开。宁愿能开不能闭，定睛看杀可憎才。

此症视目内如常，自觉亦无恙，只上下左右两睑，日夜长闭而不能开，攀开而不能眨，理有不解。尝见患者，一行一动，以手拈起眼皮方能视。针药无凭，以此传老。愚意两胞丝脉之间为邪所中，血气不相荣卫，麻木不仁而作此状，与风中肢体同出一辙。人谓除夹以外无治法，是或一道。有初生小儿，十数日不开眼者，此由产母过食辛热，散其胎气，或本儿脾倦所致，乳哺充足，弗药而愈。然终始娇怯，不易成人。若睑外眦头微现眵泪，此脾肺虚而有湿痰。以清空膏滴入目内。更煎人参、贝母、麦冬、云红①、夏枯草，尽一小酒杯立开。

风引㖞斜六十六

六气中人风独酷，最轻亦自伤口目。㖞斜对客实羞惭，便面好将纨扇覆。

此症睛珠自然欹侧，而腮唇亦歪在一边。医家皆呼口眼㖞斜，一曰唇睑相邀。盖风本湿土，二气为厉，本脏素虚，故尔引渠卒

① 云红：滇产红花。

中。中则血脉涣散，㖞斜不遂。斜而能正，正而复斜，㖞而能合，合而复㖞者，正容汤、加味地黄饮子、省风汤可治。若已定性，不分久暂，丑态终身矣。《灵枢》言：足阳明之脉，其病颊筋，有寒则急引颊移口，热则筋弛不能收，故僻僻者偏也。亦以真气为邪所陷，上不得出，下不得泄，则偏引于一边。左寒右热偏于右，右寒左热偏于左。法当灸地仓、承泣。不效，灸人迎。经曰：陷下则灸之，[①] 是也。一说谓湿淫所胜偏于左，风淫所胜偏于右，皆有微理，务宜参详。倘任意从事，将不利于斯人。

睛凸六十七

怒气并邪横入肝，入肝筋脉早伤残，通睛凸出不堪看。风月素耽精血竭，觥觞数举胃皮寒，一般为祸请从宽。目形类丸还类橘，下稍着蒂圆动极，元虚筋弛忽逢邪，橘蒂长垂成怪疾。

此症通睛突然凸出眶外，非鱼睛因滞而慢慢胀高者比。其故颇多：有虚风痒极擦出者，有烂醉狂呕激出者，有热病关格胀出者，有暴怒吼哮挣出者。究竟皆水衰精败，脉络焦脆，邪火亢害，内无从泄，则上走空窍，泄之不及，故涨涌而出。至打扑猝凸者，不在此论。凡出未全离睑，而神色不变，可乘热捺入。但筋脉损动，终是无光。凸而犹含者易入，光且不熄。若悬空如铃，膏液转为血肉，不能救矣。至乃不知不觉，通睛和盘托出，长垂至鼻而不能收缩。世谓之肝胀，不知此神魂将绝，谬作肝胀持论，势必用疏风之药落井下石耳。何以言之？夫肝所以藏魂，心所以凝神。比人元气大虚，则神魂颠倒，所得之症皆奇。又且肝主筋，心主脉，神去魂失，则筋脉散弛，散弛之际，邪至窍出，是以随意直下。病者惊心，观者骇目，而医者窘手。然业已如斯，虽未

---

① 陷下则灸之：语出《灵枢·经脉》："为此诸病，盛则泻之，虚则补之，热则疾之，寒则留之，陷下则灸之，不盛不虚，以经取之。"

见惯，不必恐，用软帛盛住，好生安置眶内，令渠闭睑嘿坐，煎大补元汤、温经益元散，乘热呷之。一面煅磁石淬醋，对鼻熏蒸，肝得浓厚酸气，虽散合收。俟微汗欲发，开襟将冷泉水于胸前、背心不时喷之。俾肌肤一挠，脉络一缩，尽昼夜可定。然后适情顺养，或可侥万一之幸。

东邻吴氏女，夜窗绣鞋，目忽不见。初以为灯落，举头觉有物在颧间，摸之，乃睛也，捶胸大恸。家人惊呼，余亦起视。时天严寒，系已僵。浣小碟，置温泉，将睛涵养片刻，纳入睑。治以前法，越月而痊。然神光熹微，妙语莫能形容。

平生阅睛凸多矣，尚有奇恶二种，经书不载，谨编附症末，开发来学。

一小儿右目甫病，金井随散，风轮渐大渐高，绝肖张睢阳死为厉鬼杀贼之像①。越一夕，高大如酒杯，直挺射二寸许，日夜叫哭。寻睛破，非脓似血。叠请知名外科，一筹莫展，卒而毙命。

一书生无因无故，左目通睛胀出，大寸半，上圆硬，下微尖而匾，垂长几与鼻齐，然能睹不疼。继复于大眦侧气轮内，另生毒物硬如石，俨若皮膜包着橄榄，将黑睛碍过一边。始昏眊作痛，畏光难耐，终焉浑睛溃腐，痛连头脑，不能食与坐起，其势亦必死而后已。

总二症幻变无理，脏腑分属亦背常。何为？凡病纵暴险，须风生火，火生风，风火酷烈睛始坏，未有一患即爆凸者。且风火合在心肝部分，怎灾及脾肺？金轮无因下垂主气脱，却肿实，又加毒结。此脾肺火亢，后先蕴酿，应伤残右目，曷废左眼？将谓斫耗真睛，小儿元无知识；将谓罪招恶报，书生有甚奸回。顾百

---

① 张睢阳……杀贼之像：安禄山叛乱时，唐睢阳守张巡誓死守城，每战大呼眦裂血流、齿牙皆碎。

药不对，坐以待毙。嗟夫！天道之微渺，人事之不可问。方书未足以尽信也，有如此。

疔翳六十八

一双青白眼，无人实有钉。神医拔不去，狂瞽足平生。

此症初得，身热憎寒，突如赤肿大作。眉骨、太阳痛楚逾常，生翳一颗，白色。失治，其翳直钉入内，则混睛加障，赤丝环绕，昼夜不辨，目翳之奇恶者，因以疔名。盖血气摧颓，木中春阳下陷，阴风上腾所致。何以验之？身热畏寒，暴发赤肿，非气血摧颓耶？率尔生翳，便侵入内，非春阳下陷耶？痛在眉骨、太阳，非阴风上腾耶？且阳陷火必郁，故赤丝环绕。阴腾寒乃胜，则混睛加障。人如病此，但失明而不焦槁，亦算造化。

此症十有九不治。即主人深信，亦必告明病之结果，立案存验，庶无后话。用药有二法，须详诊脉息，弦大而数，不妨大攻、大寒。若濡小沉涩，当先补元气，气旺自然推邪而出。其疔渐小，再点磨之丹，无少差谬，疔落而风轮不破。否则不凹即凸，学者其敬听毋忽。

孔某氏妇，五日携季子登眺，左目暴得兹证。至十一延余，已丧明四日矣。包头挟纩，眠食大废。诊其脉浮大微弦，明系元虚伤风，风厉变热。遂用补中益气合加味逍遥，日进二服，痛止神安，思得蔬食。复以归脾增附子、防风投之，夹衣脱去，烦躁如失。最后凡点服之药，无不应效。一日其疔忽堕，状如小小橘核，剪之不断，目遂见物。未几竟愈。或曰：此妇抚孤守节，操作自给，从无怨尤。药饵之功，殆天玉女于成①也。虽然淑慎姆师

---

① 玉女于成：即“玉汝于成”。女，通“汝”。《集韵》：“女，同汝。”意谓像打磨璞玉一样磨练你，使你成功，指逆境可以帮助一个人取得成功。语出张载《西铭》：“富贵福祥，将厚吾之主也；贫贱忧戚，庸玉汝于成也。”

受天之佑，庸或有之。彼男儿狼心狗行，臻上寿而目若童年，即间抱疾终老，遇余治而遽痊者，抑又何为？

气翳六十九

宝镜晶莹号照魔，悬空谁把气微呵，愿言此后珍藏好，免得昏朦费洗磨。

此症目赤痛、眵泪都可，但青睛如浊烟笼罩，色泽欲死。甚者若混镜呵气，不能照人面目。从侧面视之，始隐隐微见金井。其自视虽近能见物，然亦何啻隔帛。竟其病源，乃热症寒药，交伤脂膜，而又靳惜药饵，神劳岁久，不为将息而致。分明是外障，而风轮光滑，无障可去，故曰气翳。最不能治。若暴病翳退似此者，此元气未复，不得与于斯论。药照案内增减，十稳。

表兄余兆文次子，年十六，长夏病风热赤肿。医既瘥，双睛得气翳，状如死人目，怕看。兄亲往南丰求治，余以祖母至戚，冒暑偕行。视症固怪，切脉亦乱来。问所喜、所便，曰腹满不思食，唯渴而需饮，小水多。问所见，曰：昼犹夜。因悟医药过甚，邪虽去，而脏气大损。乃以附子理中汤加归、芪，傍晚复处左右合归方与服。翌日风轮下际如新月，清朗逾常。遂依此进药，日开一线。恰计十五日全清。

后又一人，暴得气障，发手昼以补中益气汤，夜八味地黄丸递投十数日，亦好。

眼科无此症，亦未必用此药，学者触类而长，庶几得余心传。

暴盲七十

银海双涵照夜珠，等闲沦丧漫惊疑，匪神作祟妖为厉，实气潜推血暂离。患者众，去其稀，多愁善病不须医，邯郸梦破黄粱熟，说与纯阳亦皱眉。

此症谓平素别无他病，外不伤轮廓，而内弗损瞳神。倏然盲而不见也。其故有三：曰阴孤，曰阳寡，曰神离。伤阳者，多六欲；伤阴者，多七情；伤神者，兼情欲而有之。有少年知识未开，老来世事已休，忽得此症，不在三者之列，盖关格之病也。关格者何？乃阳脉不和，气留在府，则阳气太盛，阴气不得相荣于上，故曰关。凡外感，是气动，邪从气入，而上窍不利者，皆关之类也。阴脉不和，血留在脏，则阴气太盛，阳气不得相卫于下，故曰格。凡杂病由血生，邪从血出，而下窍不利者，皆格之类也。阴阳两盛，阴中无阳，阳中无阴，阴阳相离，则荣卫否塞，气血不相营运，此脏腑交受邪也，故曰关格。总而言之，非头风痰火、元虚水少之人不患此。能保养而药治以时，不日自愈，否则成痼疾。其症最速而异，人皆疑鬼神为祸，先巫后医，不知急治可复，缓则性定，药无用矣。鬼神其何能为，僧道其何能为！

是症暴逢，毋论为阴、为阳、为神。关格，急煎独参汤数钱，乘热频服。然后裁定药品，十补无一泻，或保无事。人问其理，曰：血者气之守，气者血之卫，相偶而不相离者也。故神安于其舍而目明。今而暴盲，盖气先中于邪，气既受邪，必传与血，所谓气病血亦病也。再一有失脱，则气为孤阳，有如烈火，血为独阴，几等寒水耳。斯时有形之血不能速生，几微之气所宜急顾。是用甘温之参以固元气，所以权轻重于缓急。经曰：血脱益气，阳生阴长，此之谓也。敢问其次，曰归芪六一汤，家贫无措，将以塞责可矣。若夫发矢中的，微参功谁与归？

血气之属，至蠢而笨者莫如猪。僧道能致人舍身献产，而不能使猪屈膝受戒，岂猪能辟异端？特敬奉异端者，蠢笨过于猪耳。信巫不信医，及险急若暴盲等症，先符后药，迟延不救。安得人书此数语于家，用昭明训，永杜此患，功德胜礼佛念经千万。

偃月障七十一

迟迟偃月障，濯濯风轮着，渐渐掩瞳神，薄薄人谁觉。脑有湿热停，肝遭怒气剥，莫待枣花生，昏昏难立卓。

此症风、气轮交际，显有障如偃月，薄薄盖向下来，其色粉青。乃非内非外，似从白睛中渗出膏液者。初不觉，渐及风轮之半始现形，再则环风轮俱生，障上累障，状类枣花、锯齿，遂损光。盖真阳衰惫，好动能劳，汗湿滃郁元首，及饮食之人，酒腻果腹，寝兴无常，混阳蒸变而成。由浅入深，不为调燮，逮至灵光顿失。虽输诚求治，无能为矣。有轮上轻微而轮下凝厚，曰仰月，症同。

瞳神欹侧七十二

猫睛轮目人乌有，碧眼方瞳世固稀，到是杏仁椒枣状，不时瞥见未为奇。

此症金井歪斜，有如杏仁、枣核、胡椒、半月等类。乃阳明燥极，传导失职，未及运化水谷以滋胆肾，致巽风内动，神膏因而潜涸，涸则水轮无所凭依，势必东倒西颓，故作前状。所谓破巢之下，焉有完卵者也。若夫睛破膏流，徐徐而得者，必曾患蟹眼。蟹眼平，瞳子不能复圆，轮外亦有迹膜，终身不脱。人目似此，见光不治犹治；不见，治犹未治。

天旋七十三

天旋白眼过于黑，患者仍多容易识，明看东边反顾西，业已进门似欲出，人谁忤若若生嗔，若不傲人人竦惕。小时了了未经师，长大无徒妨药石。

此症通睛偏昃，白眼斜觇，盖乾廊下倾，幼时所患者也，故曰天旋。其致非一，有襁褓中目病风热上攻，脑筋急缩者；有惊风天吊，带转经络，失于涣散者；有眠于牖下灯前，小儿望光既久，目系凝滞而偏者；有乳母挽抱饲乳，长夜不换手，卧侧者。凡此急乘时治之，若长成，筋络已定，气血成性，不复愈矣。然无害于明，但不免猪头羊眼之诮云。

常有一家父子兄弟皆如此眼，谓其苗裔耶，则前为臆说；谓其病情耶，曷相同若此？厥理殆不可解。

阴阳圈七十四

君火煎，相火煎，火退风轮现两圈，阴阳一样圆。心悬悬，意悬悬，何日瞳神快朗然，披云见九天。

此症黑睛上生二翳，一中虚，一中实，两翳连环如阴阳之圈，故名。有白中略带焦黄，及细细赤脉绊住，而光滑深沉者，皆不能去。大约多为险症，翳退而现。寻其源流，耐心治之，或稍见效。又有两目各留一翳，左右对照，谓之阴阳圈，尤为肤切。

冰壶秋月七十五

不多宿翳凌神水，尽晶莹伶俐。秋江月朗，玉壶水洁，一般情致。观光直恁留槐市，怎双眸无济。当前风物，转头陈迹，又将何以。

此症亦是宿翳，若隐若现，或片或点，留于风轮，色光白而甚薄，看虽易治，其实不然。掩及瞳子者，微觉昏而视短。盖青睛有窝痕的，点磨不到，不曾补得元神，俾水清膏足。或浮云暴症，内除未净，而冰硝过点，火热水冷，磅礴而成。玉质英英，晶光洞彻，余故有冰壶秋月之喻。须耐心岁月，坚攻稍退。但是症十有七分尚见，谁肯长年从事。且去翳之药越点越朦，肉娇而难耐毒者必红肿备至，人见辄云眼不医不瞎。其在斯，急罢手。有混睛障尽去，独存一翳，洁白映人，本科曰孤星伴月，呼此名亦通。

凡宿翳不在厚薄，但见实而光滑，及如雪如粉，直透风轮之背，巽廊之面，均谓之废疾，不必言及医药。

虚潭呈月七十六

有翳圆如月，阴阳总一般，当当珠上立，朗朗水中看。血少神弥散，精虚气不完，要将根底去，是必得仙方。

此症微翳混蒙瞳子。人虽不觉，自难耐其昏眊，名曰虚潭呈月。盖状其光滑深沉，似无而实有也。凡一切险恶外障，致目失明者，愈后必有此。既不能治，不必究其始末。

俗本于比类，分出许多名色。而论于治法则同。可谓真不惮烦。且幸是医书，若作史记，恐笔墨价重连城，岂限纸贵？

醢螺出壳七十七

夏侯死抱啖睛恨，① 阮子生成白眼贫，② 那更有人惊世俗，石螺烹出换瞳神。

此症乃神珠被头风痰火所蒸，色死而实，绝似煮熟田螺，其凸与平陷亦如之，故名。往见世人患此，初不经意，及症已成，求医之切，有不远千里而愿为执鞭者，为之太息。

剑横秋水七十八

秋水澄澄零露溥，星芒不幼剑光寒。瞳神此夜藏何处，扫尽妖氛仔细看。

此症系物击所现伤痕，色白或带焦黄，中央略厚，两边薄些，正中横于青睛之上，故曰剑横秋水。轻重不一，重者虽露上下风轮，而瞳神被掩，视宜无见。轻者终是被掩，视亦暧昧，纵有神丹，止可稍减一二。倘日久沉滑，暨轮廓低陷，或再加微丝组织，

---

① 夏侯死抱啖睛恨：典出《三国志通俗演义》。汉末夏侯惇在徐州之战，左目中箭，怒吼拔箭，却不慎连眼珠拔出。夏侯惇立即大喊："父精母血，不可弃也！"便把眼睛塞进嘴吞下，然后又挺枪纵马杀敌。

② 阮子生成白眼贫：《晋书·阮籍传》："籍又能为青白眼。见礼俗之士，以白眼对之。"

终身不痊。又有热障闪烁，或点或服寒药过投，一线刚风上逼，刮画睛轮。初不觉，病退，中正白翳紧着，有如针定罗盘，唤此名亦似。为治较前尤难。所谓长剑倚天外，非具拔山之力，不能摇动。

玛瑙内伤七十九

此翳薄而实厚，形色浑如玛瑙。虽未损瞳神，根脚深深蚀透。依旧，依旧，药石怎生能勾。

此症风轮生翳，半掩神光。或沿白睛交际得来，则能睹不昏。乍看在外，细看则显然在内，薄而圆缺不等。其色碧或带黄黑，或微红，状如玛瑙之属。盖头风痛攻，凉药削伤津液，寒毒凝结所致，甚至两目俱有。并水轮浑浊而失明者，医减一二，亦是国手。

青盲八十

青盲不似暴盲奇，暴盲来速青盲迟。最怕龙钟神气夺，又嫌清瘦精血脱。与夫脾痿胆不充，青囊妙术医无功。吁嗟乎！暴盲目光闪烁如飞电，日月星辰皆不见。青盲斯人有疾谁知觉，孔子见之未必作。

此症目内外并无翳障，金井不大不小，俨与常人一般，只自不见。初起视斜视短，间有神膏绿与水轮黄色者。其因有二：一曰心肾不交。盖心者，神所舍也，宜静而安。肾者精所藏也，宜固而秘。不安不秘，是为不交。不交则精神潜散，精散则销阴而视斜，视斜者，犹下弦之月向晦也。神散则销阳而视短，视短者，犹着花之灯未剔也。精神俱散，阴阳两销，则营卫关格，目淹淹如长夜矣。一曰甲己不合。盖甲为胆，胆乃金相水质，澄之不清，挠之不浊；己为脾，脾为后天黄庭，诸阴之首，万物之母。土木合德，生生不已。甲己不合，乙戊先伤。肝伤则血不和，目不能辨五色；胃伤则五脏失资，不能运精归明于目。且胆寄王于肝，肝有贼邪，胆汁自坏，故燥上炎而睛绿。脾食气于胃，胃有壮火，则脾亦散气，故中寒，湿热上蒸而睛黄。睛黄、睛绿，甲己真色。真色已现，真元索然，则元府出入之路被邪遏抑，不得发此灵明，目虽有，若无矣。此二因者，究竟皆得于七情六欲，最不能治。有抱元守真，药饵无时无算，或稍痊可。如年形衰迈，性气浮燥，治亦无济。

关格者，百病之关键，解见暴盲。元府者，河间谓十二经皆有之，乃神气出入升降之道路门户也。元府热郁，则闭塞不通，五官四末，有时不用。由是言之，青盲即暴盲，经脉即元府，关格即闭塞，悬而似近，异而实同矣。经脉即元府，说的是。然余更有妙解。盖经系手足三阴三阳之经，脉乃通五官四末之脉，元府则脉中流行，不舍昼夜之气血。譬诸花木，根干，经也，枝叶，脉也，雨露滋荫，有如元府。根干伤，则枝叶萎；枝叶伤，则花果落，一定之理也。又如人放纸鸢扶摇而上，直干霄汉，命脉在此一线。倏而风翮不用，乃线断耳。人与纸鸢两不相妨，此症其近之。

五风变八十一

五风变症有五色，为绿为青为黄黑。雷头风结白于霜，明丧瞳神收不得。

此症乃火、风、痰疾烈交攻，头目痛急，金井先散，然后神水随某脏而现某色，本经谓之五风。如春山之笼淡烟者，青风也；若蓝靛之合藤黄者，绿风也；黄风，拟朝暾①之照泥壁；黑风，恰暮雨之暗柴门；惟雷头风纯白而已。五者皆目之大变，古又曰风

① 朝暾：初升之日。

变。病至此地，救无路矣。小儿疳症、痰症及疟疫、火症，目疼久闭，热郁蒸溽，皆能患此。幼稚无知，失明才觉，亦不复治。如以药在而强饵之，恐令竖子笑人不识膏肓处也。

已上十一症俱无治。既无治，立甚方？常见市医，当有治、易治，却不能治、辞治，甚而治至不治。遇难治、无治，偏许治，不惮劳走治，甚而赠药包治。原其弊，乃学考亭书①，执泥而致。何为？南人有言，人而无恒，不可以作巫医。盖巫所以交鬼神，医所以寄死生。作于无恒心，不守素业之徒，神弗福而药罔效。故夫子善其言，述以垂训，更引《易》不恒其德，或承之羞，咎人不玩占辞。朱注：虽云贱役，尤不可以无常。于全章意旨，不相联属。且贱役等犬马，有何恒德，兼通经术。圣人责以读《易》，又《周礼》春官司巫，掌群巫之政令。春官不消说，群巫纵贱，而葬祭祓除不详之际，所役荣甚。太医历朝设令、设院，尝草木，定方剂，出入皇宫，茂对天问，匪异人任贱役云乎哉。便是草野良师，春阳秋露，燮理和钧，非宦室朱门，车马恭迎不至，至则分庭抗礼，士大夫莫敢傲慢。如其人，目为贱役，不知所谓。子夏曰：虽小道，必有可观者焉。此泛言一事之微中有至理，随时自领，随在有得。朱注：切定农、圃、医、卜。夫农、圃何道可观？大祇播种芸灌，观其生发气象耳。果尔，当日樊迟请学，夫子曷鄙而斥之？卜谓乞儿跌筶，水碗售奸，本无天机，有何妙理？若体易蓍龟，不惟泄造化之秘，使人不迷于悔吝吉凶，而开物成务，直为道统。文字之祖，至圣如孔子，载赞载读。韦编三绝不休，是岂小道？医书始于《黄帝内经》，理深辞奥，与大易殊途合辙。无论起死回生，延人禄命，即金针一则，由一岁瞽

① 考亭书：朱熹之书。考亭，南宋时书院考亭书院，朱熹晚年著述讲学之地，于此创立“考亭学派”。

至二十、三十，或三十至五十、六十，遵法施行，顷刻能视。试问何者大道，有此神应，有此恩泽及人？顾晦翁不分上下优劣，一以医学医人，贬为小道贱役。三复其言，觉农圃厮隶之不若，后世业儒者咸耻之。儒者既耻，则供斯役，宜非贱必愚而无耻者，故天下在处有名士，而无名医。眼固医科之一，小而又小者也，有斐君子谁其事事，是以古今所授受止于此。余性乐施予，苦无财；思救时，恨无位；欲治医活人，病药未克全晓。勉就人所不屑，人所不能，人所至要者，伐毛洗髓，曲尽精微，笔乘成书。复按书治人，无不验，乃谋付梓。学者然吾言而乐吾道，请除去经生固陋，潜心静读，十得五六，终身享用不尽。校寄人篱下，受甘钳制，及坐破青毡，不得稍行厥志，相去何啻天渊？

有治，不能治，易治，治至不治，眼见多多，附一案于症末，可想其余。潘景云尝客荆楚，因天行赤热，治出右偏风。又以偏风治成蟹睛，蟹睛认作黑泡，以针刺破，痛牵脑户。幸两睑肿满，神膏流出无多，买舟还诣余，治愈。明年，黎俗中元赛神，潘素娴笙歌，昼夜纵游，忽恶心发热，走语子乙。学人子乙，老医也，且厚潘。即寓中煎四逆汤加黄连与服。有顷，冷于冰。改用麻黄附子细辛汤，向患目焮肿，经宿宛如覆杯。迎视十余辈，皆惊却。余至，仍力辞。盖病实形羸，弥留欲绝，无从入境。尊人执余手泣曰：是儿已办后事，但眇而不死，拜德多矣。苦思良久，曰：得之。遂以瓜蒂散灌而探吐，出秽汁升许，始能言，云胸膈眉目若烧若筑，急行通利及开导法，阳回脉续。徐徐养阴清燥，越月竟瘥。治优觞为余寿，子乙亦与席。曰：亏先生胆大，得乐此。嗟夫！理随心见，几兆其朕，景云溺情声色，精神不免销耗，故大暑难耐，伤气妨脾，食不化而蕴热恶心，不吐下夺其壅阻，徒以脉迟为寒，热剂理中，既药而反厥，明系火极似水，又以寒在少阴，谬施温散，几使辟雍弟子游学蓉城①。顾滑稽佻达，以谑解惭。由君子观之，斯人之道行，宜黎人士美丰姿者不禄，眇与瞽之所以多也。

无治，说易治，包药求治，仍不可仆数。始案一二，以敬后学之妄而无耻，且预防小人藉以进身为盗，而莫可究问者。邵武吴见智，起家刑书。年五旬只六龄一子，患伤寒眼。并非痞痘大病，为城中诸生药医，药治至双盲。时余在将乐朱宅，吴亲往求视。睛已凸，但翳尚浮嫩，可刀药平施。俟睡熟，试略铲剔，果零星碎下几星，如芦膜。执烛攀睑者，咸惊喜以为有治。放宽心调理至四十余日，能知五色，见人影。居无何，有光泽人字松圃者踵门自荐，吴呼儿出，审视良久。哂曰：是疾繄我为政，只十二日明矣。黄某号作家，奏效顾如此其难耶。今来无别，实不欲建宁人浪得虚名，而财难世界，为先生一惜其重费也。吴奇其言，扫内厅下榻。余闻辞往建阳，渠亦不留。嗣是，日索银市药，吴悔，复招余，对使焚其札而不阅，惟草一诗，嘱宾粘于座右，以为行斯道及信盲医，而轻忽名医者劝：

樵川古昭武，文名甲上府。博学兼通医，耳熟面罕睹。治眼有专家，城中廿四五，针刀弗师今，方药徒执古。彼此倘和衷，奚至错攻补。嗟嗟好儿郎，凹凸惨双瞽。乃翁素知愚，枉驾迎江浒。愧而无能为，弊精良自苦。某氏光泽来，冠服亦楚楚。大言十二日，须发若能数。举家喜欲狂，另居防间阻。洎示奚囊空，丹江缺子母。厥术陋而疏，阴人烛肺腑。键户昼不开，去留失处所。传闻作短章，弹铗歌且舞。

歌曰：

---

① 蓉城：即“芙蓉城”之典，见卷之一下《信巫不信医论》“芙蓉城”注。

泯之蚩蚩唤松圃，艺游远近咸咒诅。佛心神手黄不尘，化溥重离绝侪伍。大江以西走几遍，入闽本籍谁予侮。君不见运斤成风都料匠，莫敢班门弄花斧。又不见渔阳掺挝祢正平①，迅雷色变罢浮鼓。松乎松乎非稚鲁，妙喻启迪毋气蛊。初生犊子吼高罔，不畏南山白额虎。

横村童氏子某，友人包赓且婿也。于大街发兑杂货，两目无故短觑，斜睇则如常。托妇翁邀余治。曰：此初起青盲，乘未成症而药之无害，只酒与饼生活宜谢手。盖炉火醋坊，气怯火壮之人，当不得日夜蒸熏。童颔之，百务交割弟侄，已惟运筹记簿而已。乃处方教依次煎服，未几渐愈，理肆中事如初。明春杪目暴发，日甚一日。余远出，逮五月回，延视，瞽矣。适有负药囊过市，云邵武人，专治眼科。使看童，曰：是症人皆谓青光，实元阳衰，水火争相激射。幸遇吾，不然恐永为废疾。赓且述其言决于余。曰：我愧不能医，宁禁人勿药耶？包固老例，代议银十两，全好始交。医诺谢。面往赎咀片合散，竟与余所调燮无异。由是宿宿信信②，局中人了无疑忌。八月十九，中夜潜启门出，主问为谁，应是我，大月往外走动耳。鸡既鸣不返，惊起燃火烛箱，见锁开，所有银二十余一空，查钱去一千，及所寝被帐。唤人四路追寻，踪迹无有。最后有人言，是贼借求病看为名，常在市井捞摸，眼见黄先生论症用药，默识不忘，故大胆包医，赓且翁婿遂以为学有根柢，承奉恐后，然不虞有是举。贼是小人，智过君子，非虚语也。吁！大奸似忠，大恶偏和，凡一切面生可疑之人，乐

① 渔阳掺挝祢正平：南朝宋刘义庆《世说新语·言语》："祢衡被魏武谪为鼓吏，正月半试鼓，衡扬枹为《渔阳掺挝》，渊渊有金石声，四座为之改容。"唐李商隐《听鼓》诗："欲问渔阳掺，时无祢正平。"

② 宿宿信信：一宿曰宿，再宿曰信，叠用"宿宿信信"，指住了好几天。《诗经·周颂·有客》："有客宿宿，有客信信。"

为吾用，始受微利，终偿其害，百十倍不止。读斯案，谩谓持家即有民社之任，引而伸之，小可以喻大。

似因非症

怕热羞明

目开羞涩极，俯首复低眉，向日诚然也，当炉亦有之。心肝脾上辨，风火血中推，病退犹如此，斯为荣卫亏。

此目于明亮之处，则痛涩畏避而不能开。凡病初得，势颇重，皆如是。常有月夜不篝灯、落日闭户牖，犹不敢稍视者。病原在手少阴、足太阴、厥阴三经。总而言之，不过气盛血热，邪在阳分。亢阳侮阴，得凉而解。譬夏日当午，人望而畏，更与火灶相近，孰能耐其炎酷，是以阴黑空旷之所则清爽。然又有一说：暴发而怕热为有余，羞明与久患为不足，若不痛无泪而致乃血虚。血虚则胆汁必少，而肾气亦弱。所谓真元败，厥目喜垂闭，讵能运精华以敌阳光。治法：暴病抑青丸，久患滋阴地黄丸。不痛无泪，平气和衷汤。倘兼有他症，须对症候脉，再思而后处方。即不立效，背地断无人私议。

干涩昏花

如浪如花观自在，且干且涩愁无奈。皆因阴夺不侔阳，精神惫，膏液坏，转恐瞳人生障碍。

此目开闭总不自然，而视亦昏渺。多因劳瞻过虑，耽酒恣欲，五火熬伤神水而致。犹夏夜燃蚊香久坐，及睡瞑目，一时涩痛不堪，得泪乃活，可见水少热炙之故。若不戒谨保养，必变枯瘁。不则色泽不润，细细赤脉萦①绕，生眵与泪，终其世无宁日。治宜

---

① 萦：底本墨笔改原刻作“萦”，两仪本作“䌛”。

驻景丸、还少丹滋源培本，人参固本丸、金水六君煎略带抑邪。所谓本立则清气自和，邪去而源泉随化。医作火症，妄施攻散，会有紧缩欹侧之患。

此目十人有五相似，岂肉食之爽口耶？抑尤物之移情耶？务宜痛自樽节，以保神光。或曰：见酒色而远之，要眼何用？可谓善戏谑兮，不为虐兮。

目痛

倏尔青睛痛，浑如刺着肤，下虚上则实，里急外多疏。寒热时来去，风痰乍有无，认真阴分病，主治不模糊。

此症病势已衰，黑睛骤然痛如针乱刺也。夫黑属水，病属火，明系水不足而火有余。第脏腑即平，奈何复见厥象？盖其人不善调养，或更劳力役精，致水下火上，水火未济，邪气搏击，若疮毒鼓脓之意，其证候必来变者。书曰：病加于小愈，祸生于怠惰。是之谓也。医宜探本穷因，量进养心汤、全真散、人参补胃汤，务使痛疏或止，庶免坐而失事。有目未病，忽在此在彼，如针如炙，乃夏令失序，流火为殃。须记其始自何轮，今止某廓，可知将犯其经。体虚视劳，兼染淋浊之病，荣气不能上潮于睛，多有患者。又目先得前证，继而赤泪头疼，寒热交作，或旋去旋来，如风寒疟疾状，多属荣卫虚损，腠理不密，外邪邀动风痰。治法：一体橘皮竹茹汤、金匮肾气汤清其金而降其火，逍遥散、五苓散疏其风而利其水，则得之矣。

目痒

由来痒病果何为，为火为风为血亏。有病如痒痒愈甚，痒而无病病迟迟，点服尽情无治法，请投绝境觅仙医。

此目痒非常比，乃如毒虫行走身上，令人战栗，几不敢者。其故非一：有风邪之痒；有火邪之痒；有邪退火拨搔息，气血得行，脉络通畅而痒；有抱病之目，久不治而痒，痒一番则病重一番。总之，治后而痒，病必去速。无故而痒，病来定险。若痒难禁，时时频作，目觉低陷，及痒极揩擦而目脱出者，龄不延矣。泪多者，血虚生火，须验目内有无形证，以决其病之进退。如无形可验，只痒难忍耐，暂点飞熊丹。不退，霹雳火。再不住，须端详切脉用药。如弦浮泣出，此风邪，治以香苏散、芎苏饮。脉数而微芤，茶调疏肝散。因嗜酒而致者，葛花解酲汤。若沉迟濡小，须大补大热，否则必犯乎。谚云：白日着鬼祟，平路跌村人。此之谓也。临症须矜慎毋忽。

视惑

今日预愁明日，一年营计百年，头皮断送有谁怜，落得昏花惑见。风月青楼佳趣，膏腴烟火神仙，式歌且舞兴豪然，不久水轮奇变。

此目人看无病，但自视物色颠倒紊乱，失却本来面目，如视正为邪、视定为动、赤为白、小为大、一为二之类。揆厥由来，盖人一脏一腑，有真阴真阳，一曰真精真气，百骸滋其培渥，双睛赖以神明，除不得已之事有所烦扰，与夫岁气如临，莫能禁御，务宜恒自珍惜，毋使稍有耗损。倘放逸其心，逆于生乐，以精神徇智巧，以忧虑徇得失，以劳苦徇财利，以身世徇情欲，种种行藏，皆能斫丧真元。真元衰则脏腑不和，而神明失中，因人之形气以呈病状。是故怒气填胸，正气避位，而邪胜于一边，或饮食充胃，遏其隧道，脏气不得发越，则视正为邪。素有头痰，客感风气，风痰相薄，上干空窍，或阴虚寒战，牵引目系，而阳光散乱，髓海不宁，则视定若动。左右者，阴阳之道路也，并行而不相悖，一有差错，岐境转多，视小为大，视一有二。脏气，精明所禀。五色，其征兆耳。火水未济，阴阳失其守使，则气乖而驳，视赤为白，视黑为赤。然此都无大患。但清明在躬，瞳子安可有此？万一转暂为常，则妄见内障不旋踵而至耳。治法：十味益营煎、瑞竹四神丸、滋阴地黄丸。因血亡昏惑者，昼饮归脾汤，夜吞都气益阴丸。此而不应，当集思广谋，该渠依所乐、所苦、所好恶，并脉息形体，就前方增删，或补阵另选。所谓自具炉锤铸古今，病情未有不合。

凡病药合式，却不应手，必有不合式处。亿度未及，须如斯症设想，集隘未能直指。唯冀学者，触类而长。

妄见

一抹微霞照眼明，飞蝇舞蝶趁新睛。何来旗旆开还卷，不尽丝环灭复生。把酒弓蛇先在盏，瞻天萤火乱摇星。妖氛如此因何致，水落风腾火上升。

此目亦无外症，然无中生有。如游丝、结发、飞蝇、舞蝶、蛇旗、绦环等物之状，色或青黑、粉白、微黄，看在眼外空中飞扬撩乱，倏灭倏生。仰视则上，俯视则下，本科谓云雾移睛者是。乃酒色财气男儿，与亡血过多、悲泣思忿之妇女，情既留连，欲无宁止。加以被风冒日，不慎寒暑，劳筋饿肤，极力役作，真阴元阳堕败殆尽，致脏腑空虚。空生风，则邪从风走而精散；虚生火，则痰因火结而形成，故妄见物色如前。急制既济丸、还睛夜光丸，早晚兼进。或昼调全真散，夜煎全真一气汤，日月不辍所见渐小渐除。倘吝钱惜费而又近酒观花，不善颐养，则痰也、风也、火也，都归胆肾二部，胆肾受伤而津液愈竭。万不能升运精华以滋化源，则精明之窠元府不用，纵日受清纯水谷之气，未必复其天性。岁深日久，神水遂凝而为翳，隐隐障于轮内，曰内障。譬诸冰池雪涧，清则清矣，使无活流以沃之，则浑而苔生，势与理所必然。《龙木》谓脑脂流下作翳,[①] 非也。大凡病到内障，虽擅八法神针，可治者十有四五，不可治者十有六七。所谓药能治假病，针不起残疴。其见如萤、如灯、如电过霞光，泊失明，多在青盲风变之列。即幸而成障，针之未必惬意。若久立久视，一时昏花，及鞠躬、拾物、蹲踞，俟人起来头眩眼花，萤星炯炯，甚而瞑黑，少停始异，亦情欲销耗精气。故稍烦劳，则水火不交，而神光摇动。年形虽壮，厥目菁华渐减，仍服上药。不则，八味丸、加减八味丸尤为切当。

电光夜照

黑夜无风雨，电光何自得？骄阳越命门，神珠显灵魄。摊书章句分，隔座人面识，莫快目重离，青盲犯在即。

此目于夜间无灯无月，若电光闪焰，倏然见物，交睫则一片白光横于眼外，通宵不辄，甚而白光中恍惚能见指动，先辈谓之神光自现。盖人禀赋素弱，好动而有内癖，极劳饱欲，精血大损，一缕不绝真阳，未能摄养阴水，反随邪上走，故得是病。急宜大补元煎送加减八味丸或驻景丸。烦躁不宁，暂投养心丹一二服，使无根之火降而归经，自然神光内蕴，英华不致飞越，庶免青盲、风变之祸。

目晕

乖气氤氲上眼中，举头见月晕如虹，莫言月色天家事，灯火因何晕亦同。

此目别无甚病，但见灯视月及隙漏之处，则有碗大一圈环影睛外，其色内青红而外紫绿，绝似日华月晕，故曰目晕。大意水

---

① 龙木谓脑脂流下作翳：《秘传眼科龙木论·内障眼法根源歌》论内障成因云：“此般样状因何得，肝脏停留热及风。大叫大啼惊与怒，脑脂流入黑睛中。”

衰不能制火，水火相射，则乖戾之气激而上浮，故能无中生有。譬诸日与雨交，倏然成虹，其象亦红绿相间。朱晦翁谓虹为天地淫气，又曰虹见则雨止。非水衰火盛，阴阳乖戾之征乎？凡人劳极久视，废眠强起，便有此弊。可暂而不可常，须四君合补水宁神汤立愈，或平气和衷汤进一二剂亦妙。若以恙小而忽之，并不加培养，丧明之前驱也。语曰：毫末不札，将寻斧柯。慎之哉！

卷之三上

立方如临戎。① 古人品汇②少而铢两多，是为劲兵，为正兵，飞龙翔鸟③，直逼中军；今人铢两减而品汇渐增，是为疑兵，为奇兵，声东击西，多多益善。然士非精锐，握奇不逢，风后猝遇虎豹之敌，奇正④皆难策应，欲乘骄蹈险，置诸死地而能生，得乎？兹简其材略，可备缓急者，兼收详注，仿景岳补、和、攻、散、寒、热、固、因八阵，各阵列名若干，凡百执事，知己知彼，法吾言而慎行之，则方从圆用，百战百胜矣。

卢汀不尘子漫题

补　阵

存亡之几⑤，介在真元⑥，亏而不盈，何以为用？汇补方。

四君子汤一

人参　白术略漂去油，晒干，蜜拌炒　茯苓人乳渍，蒸　甘草蜜炙，或剂片蜜拌炒

目色枯瘁，声息低微，开视无力，脉来濡小，此方主之。

万动以气为主，血其配也。气治则生，气凝则病，气乱则危，气绝则死。夫人目见上症，但气虚耳。虚不难知，目色枯瘁望而知；

---

① 立方如临戎：处方用药如用兵。临戎，亲临战阵。

② 品汇：药物的品种类别。

③ 飞龙翔鸟：古代兵法中的飞龙阵与翔鸟阵，形容动作神速的部队。

④ 奇正：古时兵法术语。古代作战以对阵交锋为正，设伏掩袭等为奇。

⑤ 几：通“机”。机要，关键。《周易·系辞下》：“几者动之微，吉之先见者也。君子见几而作，不俟终日。”

⑥ 介在真元：与真气元气相关。介，相关。

声息低微闻而知；开视无力，脉来濡小，问与切而知。如是亟宜补气。上方人参清而润，能补五脏元气；白术辛而温，能补五脏母气；茯苓淡洁，渗留中之浊气；甘草①甘平，和乖戾之客气。四药虽庸，而调停得中，犹不偏②不易③之君子也，故曰四君子。

诗曰：

从来国老乐清④平，白术参苓备养生，简遍药笼无此物，燮调端不近人情。

四物汤二

当归　地黄醇酒蒸晒极熟　芍药酒炒　芎䓖酒蒸熟

血荣气自华，血行疾弗作。一或不然，则营乎中者反出于外。向云不足，今败而燥，燥而风欲动矣。乃目赤不退，加痒与泪，合主四物味厚之品以养肝，肝气和而血自归经。分而言之，当归辛香微苦，可活其血滞；地黄甘苦微寒，可滋其血燥；血冷则凝，芎䓖能行；血热则走，芍药能敛。对症而用，固调元之金丹也。若上下失血太多，气息几微⑤之际，一杯不可妄投。

诗曰：

芎䓖苗长青于豆，芍药花开雅似莲，之子当归怀庆地，赠伊相谑丽人前。

八珍汤三

即合上二方

血气俱虚者，进此方。

---

① 浊气甘草：原脱，据两仪本补。
② 犹不偏：原脱，据两仪本补。
③ 易：诸本同，疑为“倚”之误。
④ 乐清：原脱，据两仪本补。
⑤ 几微：微弱。

生人所倚赖者，气血而已。气血固百骸父母，曷可使其俱虚？须四君、四物合剂平补。形气既舒，妖氛①不入。故人珍斯八者，曰八珍。

十全大补汤四

八珍加黄芪、肉桂，姜、枣佐煎。

肌瘦色枯，睛陷视昏，此虚损肉极，欲成痨瘵，急宜大补气血。经曰：气主煦之，血主濡之。② 故于八珍中加甘温之黄芪以助阳固卫；加辛温之肉桂以暖阴益荣。荣卫充实，邪不攻自退矣。再进而论，十物虽大补，必虚劳血微燥，有痰饮，煎投乃得。若只肉极睛昏，而无别弊，须五味、附子、鹿茸易茯苓、芎、芍，庶药真十全，而病万不一失。《金匮》曰：虚者十补，勿一泻之。其斯之谓乎！

诗曰：

四物四君，时呼八珍，再添芪桂，十补全真。

人参养荣汤五

人参　白术　茯苓　甘草　黄芪剂片，蜜拌炒　橘皮　肉桂　当归　芍药　地黄　远志缓火炆，去梗　五味子

脉极肉瞤，惊悸健忘，寝汗发热，食少气短，肌瘦目枯，毛发堕落，此方主之。

经曰：脾气散精，上输于肺，此地气上升也。肺主治节，通调水道，下输膀胱，此天气下降也。肺脾虚，则上下不交，荣血无所藉以生。是故肺虚则气短，毛发堕落；脾虚则食少，肌瘦目枯。脾肺两虚，自无血以养心，则百脉僉极，寝汗发热，惊悸健

---

① 妖氛：不祥的云气，此喻指病邪之气。

② 气主煦之血主濡之：语出《难经·二十二难》。

忘，筋肉不时振惕。上方黄芪、白术、苓、草、橘皮、远志养气之荣也；当归、芍药、地黄、五味、桂心养血之荣也。题曰人参，擢其渠魁①耳。薛立斋曰：气血两虚，莫能名状，勿论其病，勿论其脉，但用此汤，是可以言医已矣。

诗曰：

养荣即十全，出芎入五味，再加陈橘皮，肾强藏远志。

补中益气汤六

人参　白术　黄芪　甘草　当归　柴胡　橘皮　升麻酒炒

中气者，脾胃之气也，人身众体皆禀受于兹而后治。故《易》曰：坤厚载物，德合无疆。一为饥困劳倦所伤，则众体无以资其生。是以李东垣谆谆以脾胃为言也。上方人参、黄芪、甘草皆甘温之品，甘者味之中，温者气之中，故曰补中。橘、术辛苦而燥，当归辛温而润，燥可刚中，润能泽土。复用升麻降浊阴于沟渎，柴胡行清阳于腠理，则宇宙太和之气长居脾胃，自然充发春荣，故又曰益气。凡劳苦伤神，复感风寒，寒热交作，目发赤肿，头痛如破，服外感散剂病愈甚，用此方获效者，盖脾胃中火，以甘温养之自退。书曰：劳者温之，损者温之，甘温能除大热，此之谓也。

升麻、柴胡均属凉散之剂，而升麻味苦气腐，锐于柴胡远甚，血气虚衰人，非所宜服。东垣专主内伤，奈何列入补益。盖以脾味之症，始得则热中，继而气高身烦，头痛而渴，其脉空大，其皮肤不任风寒而生寒热，与外感风寒颇同。法当甘寒以泻火，辛温以升阳，立愈。所谓补中求行，而行不碍真元；行中求补，而补无虑积滞，诚本气自病之良方也。后人不明其理，徒以是汤妙在升麻升地气于右，柴胡升天气以左，乃大力如人参、芪、术辈，

① 擢（zhuó 浊）其渠魁：擢，提拔，提升。渠魁，大头目，首领。

绝不提起。凡阳虚下陷及中州虚损，似疟疾而类感冒，偏出参、芪，倍入此二物，害不旋踵。前注未妥，再为发明，且以警惯用升、柴杀人之不悟者。

调中益气汤七

即前方木香易当归，苍术换白术

脾阳不调者，常作肠鸣、飧泄、膨胀诸症。脾阴不中①者，会有神倦、目暗、言微等事。甘温能补衰弱，故用参、芪、甘草；苦燥能平敦阜②，故用苍术、升麻；轻清举陷下抑郁，柴胡是已；芬芳辟留中陈腐，橘皮是已。夫陈腐辟，敦阜平，陷下举，衰弱补，宁复有不益之气，不调之中乎？于以名汤，谅哉！

飧泄，一名肠风，盖风邪伤人，必入空窍，而空窍唯肠胃为最。风既居于其中，引导之机如顺流扬帆，不俟脾之运化，食入即出，以故餐已随泄。不知者以为脾虚完谷不化，急作长夏寒中洞泄及冬月飧泄之泄而治。热剂大补，风益刚劲，有加无已，每至束手无策。其实用此方倍加桂枝，领风从肌表而出，一二剂随瘥。再者，肺伤于燥，亦害飧泄，所谓肺移热于大肠，久为肠辟③是也。肺清则泄立止矣。倘想到脾虚，以燥益燥，则一转为痢，再转为秘，欲泄不得其泄，奈何？偶有所触，附注于此，学者记之。本方加五味、芍药，发中有收，亦名调中。

诗曰：

补中益气许参芪，橘草升柴术与归，白术易苍归易木，调中益气又须知。

---

① 不中：不适合，不恰当。

② 敦阜：土的别称。

③ 肠辟：又作肠澼，痢疾之古称。

全真一气汤八

地黄　附子略漂去辣性，用生姜夹杂，蒸极熟　白术略漂净油，蜜炒　五味子　人参　麦门冬去心　怀牛膝

上方地黄、白术，先后天首选之品。功专补脾阳肾阴，但性质燥湿不协。妙在五味、麦冬、牛膝引入肺金，则纳气而滋化源，相克正所以相成。再有人参、附子驱驾药力，助益真元，自然火交于下，水布于上。既济之象一得，燥涸偏胜之势敛矣。诚土中藏阳，水中补火之良方也。一切虚劳发热，喘嗽，吐衄，服清热消痰等剂致目赤痛如锥，进此不惟对症，而病本可冀潜除。

诗曰：

全真方意本归藏，术附人参配地黄，妙入麦冬牛膝味，相生相胜济坤阳。

龟鹿二仙胶九

取半老鹿茸十斤，生龟板十五斤，枸杞子二斤软而白，上党人参二斤，用铅坛如法熬胶，听用。

精极梦遗，因而瘦怯目暗，此方主之。

精、气、神，有身之三宝也。精极则无以生气，故令瘦怯；气少则无以生神，故令目暗。龟鹿禀阴阳英华最完，角与板，又其息萃之处，煎胶入药，所谓从其类也。再人参、枸杞善于滋补，则三宝迭为身主，肌日长而睛明矣，夜梦虽交不泄。

诗曰：

龟静故寿，鹿动斯灵，啖以参杞，厥德弥馨。

八味肾气丸十

地黄八两　山茱萸　山药各四两　茯苓三两　丹皮酒蒸　泽泻盐、酒炒，各二两　附子　肉桂各一两

火水未济，两肾失其常职，此方主之。

君子观象于坎，而知肾具水火之道焉。既具水火，则既济未济，一定与阴阳无别。所以真火旺冬不觉寒；真水足夏能耐热。凡畏热又畏寒，体气未为裕如。故安居以八味丸资粱肉。今人入房甚，阳事愈举者，阴虚火动也。未及交，阳事先痿者，命门火息也，且肾主二便而司开阖，水衰则火独治，能阖而不能开，令人病渴，小便不出；火衰则水独治，能开而不能阖，亦令人病渴，小便不禁，是方尤为对症。盖附子、肉桂温热，可益其火；地黄、山茱濡润，可壮其水；火欲实，丹皮、泽泻之咸酸收而泄之；水欲实，茯苓、山药之甘淡制而渗之。水火得其平，则出入升降不违天性矣。若乃精已耗而复竭，则大小便道牵痛。越痛越便，越便越难，甚且欲大便，数至圊①而不能，便毕若犹未尽。欲小便而不利，既便而有余沥。此丸如备，恐日服之不足。汉武帝尝病消渴，张仲景进此方而愈。先哲元机②，今犹可想。

六味丸十一

即前方去桂、附

肾虚则热，水沸为痰，此方主之。

肾中非独水也，命门之火并焉。肾不虚则水足以制火，虚则火无所制而热症生矣。气虚痰泛，宜肾气丸补而逐之。久病阴火上升，津液生痰不生血，宜壮水以制相火，痰热自除。地黄滋阴补血，本脏之主药也。然遇气则运用于上，遇血则流走于经，不能挟其一线入肾，故以五者佐之。怀山，脾药也，水土一气，且能坚少腹之土，真水之源也；山茱萸，肝药也，水木同位，借其酸涩以敛泛溢；牡丹皮，本泻心火，为水火对居，泻南即所以益北；再有茯苓之淡渗以泻阳；泽泻之咸泄以降阴，疏瀹决排，使

① 圊（qīng 青）：厕所。
② 元机：即玄机，谓微妙之理。

水无不就下，厥工乃竣。此即前八味丸也，钱仲阳以治小儿稚阳纯气，确是阴虚致病，乃去桂、附而成此方，应手神验。明薛新甫因悟，凡病阴虚火动，用丹溪补阴法不效者，以此代之，立应。汪讱庵谓六经备治，而功专肝肾，寒燥不偏，而兼补气血。苟能常服，其功未易殚述①。自此说行，枵腹之士奉为养生圣果，男女老幼，竞服不疑。讵知丹、泽二物，除肾衰不能滋木制火，致上炎为热，热久生风、生痰，目赤痛、小便短涩外，他症罕并用，曷可无故常服？李士材曰用此方有四失：地黄非怀庆则力薄；蒸晒非九次则不熟；或疑地黄之滞而减之，则君主弱；或恶泽泻之泄而减之，则使力微。自蹈四失，顾归咎于药之无功，毋乃愚乎？余谓非如前症用此方者，亦有四失：木不得敷荣，无故而丹皮克伐；水不得充足，无故而泽泻泄利；火并不炎上，地黄制之；土何曾淫湿，伏苓渗之。有此四失，顾夸耀药之神奇，毋乃痴乎？况此方薛氏加减甚繁，可见凡症凡药，皆有活法，未可以六味概百病也。姑述一二于下：一变为滋肾生肝饮，本方合逍遥去白芍加五味。用五味不用白芍者，既滋宜助，既生焉制也。一变为滋阴肾气丸，本方去山茱加柴胡、五味、归尾。去山茱不欲强木，用五味补金制木也，归尾行瘀滞，柴胡疏木气也。一变为人参补气汤，本方去泽泻合异功，补血生脉，盖为发热作渴，理无再竭，故去泽泻。理无再竭，便当急生，生脉之所由来，既当生脉，异功补血可因而转火也。一变为加味地黄丸，本方加柴、芍、五味，缘耳内痒痛，或眼花痰喘，热渴便涩，总由肝肾阴虚火郁而致，阴虚五味以补之，火郁柴胡以达之，芍药以平之。一变为九味地黄丸，本方加川楝、当归、使君子、芎䓖，尽是厥阴风木之药，以诸疳必有虫，皆风木所化，仍是肝肾同治之法；一变为益阴肾

① 殚述：详尽叙述。

气丸，本方加五味、当归、生地，其列症有潮热、晡热、胸膈饱闷。此肝胆燥火蔽伏胃中，虽合都气，不加归、地，何以消胃中之火而生胃阴乎？再则有加五味者，有加麦门冬者，有加杜仲、牛膝者，有加归、芍，有加柴、芍，有加益智仁，有加紫河车，游龙戏海，变化无穷，宁必死守六味为古今不易之良剂也哉？嗟夫！丹皮、泽泻水火两泄，过服乱服，目昏阴痿。若再从火化，精泄必矣。泄精至再，脉息反加大数，不思火郁发之，一味水郁折之，不思温能除热，一味苦以坚肾，加黄柏、知母进而毙命者，五年眼见三人。再越十霜二十载，不知其凡几矣。言不尽意，临书怅然！

加减八味丸十二

六味丸加五味子三两、肉桂二两

补水宁神汤附内

黑夜神光自现，此方主之。

神光自现，《本经》曰：电光夜照，盖龙雷之火上游故耳。急用前方加五味、肉桂。夫五味虽各脏皆滋，究其功多专于肺，肺清则肾水随足。得桂内助，亦能引无根之火降而归经，所谓热因热用，从治之妙法。或者畏其辛酸，改用黄柏、知母，恐霹雳震裂，无物不坏。且人身，小天地也。阴阳昼明夜晦，自然之理。今瞑黑远近见物，其背于天地何疑。有某患此，以为精华焕发，喜而不寐。余语以病因，兼授治法。阳德之，阴晒为无用。比及日间不见，央人按方赎药，果无用矣。若心肾不交而得斯症，须归、芍、生熟地黄、麦冬、五味、参、苓滋阴养血，清火安神，所谓补水宁神汤也。大剂服五六日，觉夜光稍熄，然后按脉而消息之。虽变昏惑妄见，可使收之桑榆。

诗曰：

补水全凭生熟地，宁神当简麦门冬，参苓白芍虽平淡，亦在酸咸五味中。

金匮肾气丸十三

地黄四两　枣皮　山药各三两　茯苓　怀牛膝各二两　车前子盐、酒炒　泽泻　牡丹皮各一两　肉桂　附子各一两五钱

小便不利，腰重脚肿，或腹满肢体浮胀，喘急痰盛，此方主之。

《脉解篇》曰：诸阳浮无所依，故呕咳气喘。肾劳则皆难俯仰，小水不行。水不行，故肢体胀满。是方山药、茯苓，甘淡者也，甘能制湿，淡能渗湿，足消其肿胀；泽泻、丹皮，咸寒者也，咸能润下，寒能胜热，足止其喘咳；辛温从阳，附子、肉桂是也，用以服龙雷之火；濡润从阴，地黄、枣皮是也，用以壮天一之水。水盈火充，则痰盛腰重之患，弹指如失。乃牛膝、车前子者，下行之品，湿热留中，腹满便秘，必假渠为决渎，使邪从溺出。就症论药，功不在八味之下，故均曰肾气。

诗曰：

六味首善怀庆地，茯苓山药枣皮继，与夫泽泻牡丹皮，阴虚火动治容易。七味加桂八味附，鹿茸五味凑十补。十补更除附与茸，本经仍旧呼都气。八味车前牛膝增，丸名肾气藏金匮。

大补元煎十四

人参　山药　地黄　当归　枸杞　枣皮　甘草　杜仲

血，有形之阴也，可行可敛；气，无形之阳也，可升可降。今症候危剧，精神失守，气血俱大坏矣。坏则与升降行敛之剂皆不相投。故以甘平之人参、山药、甘草、杜仲，补其真阳；以滋润之地黄、枸杞、枣皮、当归，补其真阴。阴阳平补，则无形、有形互为赞化。济屯履夷，大都此为先着。

诗曰：

草长山皆药，人归地正黄，醇醪煎枣杞，烂醉杜家庄。

左右合归丸十五

地黄八两　山药　枸杞　枣皮　菟丝子炆极熟　当归　鹿茸膏炙　龟胶各四两　杜仲炒去丝　牛膝各三两　附子　肉桂各二两

两肾，皆水也。由左右言之，乃有阴阳之分焉。故左虚则火不安其位而妄动，燔灼真阴，发为咳喘衄咯，虚热往来，自汗盗汗，头眩眼花，喉燥舌干，腰膝酸软，心跳不宁；右虚则水无制而洋溢，反克脾土，发为膨胀翻胃，泄泻不时，小水频作，虚淋寒疝，肢节痹痛，跗肿面浮，神疲气怯，食减增寒。乃用地黄、枣皮、枸杞、当归、牛膝、龟胶味厚质润之品，以滋左肾元阴；山药、菟丝、杜仲、附子、肉桂、鹿茸甘平辛温之品，以培右肾元阳。阴阳足，则精血潜充，神气倍旺，是谓两肾在位。两肾在位则水火有所归矣，故曰左右合归。

诗曰：

桂地伏菟龟，杜陵产牛鹿，杞子附谁归，山山药可斸。

参苓白术散十六

人参　白术　茯苓　甘草　山药蒸　扁豆炒熟　薏苡仁炒熟　莲子肉去心　橘皮陈　砂仁去壳　桔梗各等分，枣汤调服

脾胃衰弱，或吐或泄，饮食不化，此方主之。

脾胃，百骸之慈父母也。尔衰我弱，则失其运化之职，遇寒则吐，遇湿则泄。再饮食不消，众脏无从禀气，自然虚羸日甚，诸病丛生。是方参、苓、莲、豆、山药、甘草，补脾之品也，且兼能除湿；砂仁、橘皮、白术、薏苡，和胃之品也，并可以行滞；再有桔梗通天气于上，枣汤全地气于中，则疾去益速，而运化之职复其位矣。

诗曰：

参苓白术缩砂仁，豆草青黄橘梗陈，薏仁粟同莲子肉，合成

山药赠童人。

异功散十七

加半夏作汤即六君子

人参　白术　茯苓各二钱　甘草　橘皮各一钱

中气虚，痰不利，见诸损症，主此二方。

经曰：壮者气行则愈，怯者着而成病。① 东南地本卑湿，兼尚酒食，宜人之有痰，然而不病者，气壮足以行之也。今彼人痰气不利，而现败症，则中气大虚可知。故用参、术、苓、草，敦厚之四君子以为辅，使其真元不丧，则小人不复敢觊觎耳。虽然今之病犹今之人也，奸险百出，古君子未必能因时制宜。乃佐以爽利之橘皮，庶可建其奇勋，故曰异功。再加半夏之刚克，恩威并济，无邪不服。是故痰随气上，亦随气下，痰以湿生，必以燥去。橘皮行气，半夏燥湿，固治痰之妙品也。其德不及四君，才或过之，以故呼六君子云。外如火动加山栀仁，血动加牡丹皮，虽稳而效速。此伯者②之道，不可使闻于君子。

诗曰：

异功四君加橘皮，再入半夏六君居，或连或栀或柴芍，增一增二本经宜。外有异功十二味，香砂姜桂附归芪。

本方加青皮、乌药、白芷，名八物顺气散，治头痛挟痰，意思亦深长可味。

诗曰：

白芷变乌药，青皮转陈皮，不知四君子，何以别妍媸。

---

① 壮者……着而成病：《素问·经脉别论》作“当是之时，勇者气行则已，怯者则着而为病也”。

② 伯者：伯，通“霸”。《洪武正韵》：“伯，同霸。”霸者，成霸王之业者。

独参汤十八

烦躁[1]加麦门冬或童子小便，身寒加附子

一切虚脱脉败急症，大剂煎服。

天地发育万物，一气而已。稍有乖戾，则生长愆期。人为万物之灵，非气治不足以长年。凡病至属危困，须以气为急务。人参秉洪钧菁华以成形，故能续弥留欲绝之命，使其一息尚存，虽情绪多端，可以次第燮理，此独参汤雅有远略。身寒加附子，回其孤阳也；烦躁加童便、加麦冬，靖[2]其虚热也。或谓兹汤但可疗真虚败症，涉假犹然攻之，故越人有实实之戒。然则挺生、理中等药，非苦思十日，决不敢用。呵呵！

归芪六一汤十九

饥困劳役耗其阴血，则骄阳飞越，肌热烦渴，面目微红，脉芤或浮大，重按全无。人参不便，急拣北黄芪六两，当归一两，合煎与服。说者谓当归固滋血主药，黄芪则补气者也，何六一颠倒处方，而能益阴制阳？盖有形之血，不能自生，生于无形之气故耳。前证纯象正阳明，但阳明由外感蕴热而致，且脉长大有力。倘心粗气浮，误以白虎汤投之，死无救。

花果合欢丸二十

金樱子煎膏，掺蜜为丸，龙眼枣子汤下

白菊花　款[3]冬花　槐花各一两五钱　密蒙花　忍冬花　火麻仁炒　胡麻仁　柏子仁去壳，炒，捣，厚纸熨净油　郁李仁各二两　酸枣仁炒　葳蕤仁　胡桃仁各三两　女贞子久久蒸晒　五味子　楮实子

---

① 躁：原作燥，据文义改，下同。

② 靖：安定，平定。

③ 款：原作“疑”，当为“欵”之误，“欵”同“款”，故改为“款”，即中药款冬花。

茺蔚子各二两　桑椹子　覆盆子取红黄可食的　枸杞子　菟丝子　巨胜子炒，各三两

一切内外目疾，似虚非实，此方主之。

气、质、味，药之三才也；清、甘、温、泽，药之四德也。总三才四德以治不三不四之症，此方其庶几焉？何为？夫气之清者，莫如花，气以行之，清可去浊，五花足以平不正之邪；味之甘者，莫如花之实，味以滋之，甘能补虚，九子足以复既耗之精；质之泽者，莫如实中之仁。质以培之，泽能润燥，七仁足以退无根之火。乃金樱膏、龙眼、枣肉为丸作汤，非欲泥膈缓行，凡药必有光容，是花是果，同气连枝，稳可与五、七、九子之会。虚虚实实之人，无不赏识。而花神有灵，当亦乐识于人，故曰花果合欢。

诗曰：

忍菊蒙槐款五花，核桃枣柏火胡麻，郁李葳蕤仁七种，菟丝巨胜覆盆加，还有女桑茺楮杞，五味融和九子佳，樱蜜丸成封固好，槎停蓬岛贶①仙娃。

胃风汤二十一

人参　白术　茯苓　当归　芎䓖　芍药　肉桂

风湿居停肠胃，上胀白睛，下泄鲜血，或便如豆汁淤泥，此方主之。

风，阳邪也，血得之则善走，故下鲜血；湿，阴毒也，血得之则败坏，故便如豆汁淤泥。肺经连于大肠，故白睛胀起，看似有形积热，其实土金素亏。治法，补其虚而行其滞，风湿顿除。爰用十全去芪、草、地黄，盖芪、草甘缓，地黄濡腻，均不合式。

① 贶（kuàng 况）：赠送。

易老审证处方，大都如是。能餐而泄，睑眴及虚肿亦有效。

诗曰：

胃风十全物，过补草芪出，地黄胡不收，濡滞行不疾。

既济丸二十二

磁石八两　朱砂四两　沉香二两　六神曲一斤

将雄磁石置巨火中，煅极红，醋淬，不拘次数，总以手拈即碎为则，水飞过，朱砂亦飞。沉香细碾。神曲取净粉，分一半，水和作饼，蒸熟入药捣匀。摊略爽，然后掺蜜为丸。梧子大，晒干勿焙，磁礶收贮。初起内障，每晨与服五钱。如此数十日，俯视不明，仰视渐睹星月，即其效也。亦治心火乘金，水衰反制，昏惑妄见之病。宿病时复者，进此一料，永不再作。素沉寒及虚肥之人不相投。

心肾，眼目之锁钥也。心劳则视惑，肾劳则视昏，心肾交劳则视而不见，故主是方。以磁石咸寒镇肾，令神水不外移也。朱砂甘凉镇心，令邪火不上炎也。火水未济，先调脾胃，故两用神曲，生者发其生气，熟者敛其暴气也。水火既济，须资传导，故独选沉香，盖味微苦能降，气微辛能升也。又磁石法水入肾，古人于肾虚及种子多见采。近代泥于金石不可常服一说，视为仇药。不知磁石性能吸铁，本科专尚之者，非独取其滋水，并假渠引肺金夜气入肾，俾子母相生，水得金而清，则相火不攻自去。呜呼！神医之妙，在于幽微，可为知者道，难与俗人言也。

诗曰：

磁石专滋肾，朱砂独镇心，二经分水火，制化曲犹沉。

还睛夜光丸二十三

阳炼冬白蜜为丸，脉形虚弱无火，除连、犀，量加茸、桂

人参　山药　枸杞　当归　地黄　肉苁蓉各二两　沙苑　茯神

麦冬　五味　菟丝　蕤仁拣去壳　蒺藜炒，杵去刺　枣仁各一两五钱　菊花　防风　石斛取金钗　牛膝　芎䓖　羚羊角各一两　犀角锉　黄连五钱

阴精素弱，阳邪欲起，此方主之。

阴精脏腑皆具，不全在肾。阳邪，风火即是，岂责在腑。今既云素弱，则窍窦灌溉不周，风火等情，相因而起，发为目疾。治当祛邪养正，阴阳允迪①。夫祛邪养正，利以缓，不利以急，利以柔，不利以刚。乃用人参、山药、五味、菟丝、枸杞、蕤仁、枣仁、苁蓉、沙苑、当归、地黄理烦乱而安神；防风、菊花、茯神、麦冬、石斛、牛膝、黄连、蒺藜、芎䓖、羚、犀角，疏风湿以清热。此正治也，与前方出入互用，久而增气，睛自还矣。睛还虽夜云胡不光。

诗曰：

还睛药选当苁蓉，杞枣参藜味得中，犀羚角比牛膝健，菊地性减芎䓖雄，吐纳风沙几石斛，麦门连茹奏神功。

全真散二十四

黄芪　枸杞　当归　地黄　苁蓉　龟胶　枣皮　五味　人参　枣仁　山药　黄精各等分，蜜水调

精血销亡，形容憔悴，远视昏花，口不甘味，此方主之。

上症皆虚损也。经曰：损其肺者益其阳②，黄芪、枸杞、当归是也；损其肾者滋其阴，地黄、苁蓉、龟胶是也；损其肝，敛其暴气，须枣皮、五味；损其心，养其神志，须人参、枣仁；其山

---

① 允迪：认真履践或遵循。此处引申为阴阳正常发挥作用。

② 损其肺者益其阳：语出《难经·十四难》："损其肺者益其气；损其心者调其荣卫；损其脾者调其饮食，适其寒温；损其肝者缓其中；损其肾者益其精。此治损之法也。"

药、黄精可充糗①粮，口不甘味，相与补脾损尔。外有痰饮加白术、茯苓；有泛火加麦冬、天冬；血不归元加肉桂、鹿茸，虚极加附子、干姜。日三服，经旬无间②，则五脏皆治，爰名其方曰全真。

诗曰：

全真在龟息，还当知药味，枸杞地黄精，枣皮仁亦美，耆旧几人存，从容谈化理③。

助阳活血汤二十五

人参　当归　黄芪　甘草　柴胡　白芷　防风　蔓荆子

治眼之药，多半苦寒，服之太过，则真元不能通达九窍，生脉收缩耳。故用黄芪、甘草、当归补气活血；过寒又伤阴，重阴则虚阳下陷，清机沉寂耳。故用白芷、防风、柴胡、蔓荆疗风助阳。因名助阳活血。眼睫无力，常欲垂闭，及隐涩难开，此方主之。久病不瘥，眵泪长流者，倍参、芪，或加五味子、白术。

诗曰：

助阳活血数归芪，甘草防风次第施，白芷柴胡蔓荆子，人参倍入更相宜。

冲和养正汤二十六

合补中、逍遥二方，加黄连、葛根、防风、石斛

上方为肝木不平，内挟心火，致贼邪潜乘土部，因而睑胀睛疼。乃用升麻、柴胡、橘皮、防风、葛根解肌而正卫；人参、当归、黄芪、甘草、白术补虚而调荣，荣调卫正，自然风定火息，

---

① 糗：炒熟的米麦等谷物。

② 经旬无间：用药十天不间断。旬，十日为一旬。无间，不间断。

③ 化理：自然造化之理。

传、合之邪无有矣。但土既受克，余孽未必尽去，再以黄连、芍药靖其热，茯苓、石斛利其湿，则脾胃冲和，生生不已，胀痛如失。总名其汤曰冲和养正。

诗曰：

冲和养正归芪葛，橘草升麻连芍药，苓术柴胡石斛增，北风虽厉人咸若。

益气聪明汤[①]二十七

人参　黄芪　蔓荆　柴胡　葛根　白芍　甘草　地黄

目疼耳鸣，欲发不瘥，此方主之。

目以司视，既疼弗明；耳以司听，既鸣弗聪。欲发不发，久久不瘥，脏气衰而肌表为客邪所凭尔。爰用柴胡、蔓荆、葛根侵肌而解表；人参、黄芪、甘草补气以起衰；其地黄、芍药，耳目正治，载滋且敛，视听如初。药固可启迪，人因病而获益者。或以疾小而怠忽，则不聪不明，未免贻笑于九思[②]之君子。

诗曰：

草参益气蔓荆行，敛养全凭芍地能，怪底葛天柴氏子，耆年眼耳迥聪明。

都气益阴丸二十八

都气丸量加紫河车、羊肝、苁蓉、当归

阴精生气生神，苟一亏损，则壮火食气，神无以生，令人昏惑妄见。乃取古都气法，一体肝肾之药，水木同治。肝肾足而明照之灵，依然流露于两睛之窠，有若造化阴为斡旋者。老年人及久病病愈，皆可制服。

---

① 益气聪明汤：原作"启益聪明汤"，据原本目录改。

② 九思：《论语·季氏》："君子有九思：视思明；听思聪；色思温；貌思恭；言思忠；事思敬；疑思问；忿思难；见得思义。"泛指反复思考。

诗曰：

益阴丸子，都气加味，河车苁蓉，肝当急备。

滋阴地黄丸二十九

大地黄三两　当归　枸杞　麦冬　人参　苁蓉各一两五钱　天门冬　五味　白芍　女贞各一两

瞳子散动，视物不清，此方主之。

瞳子本水轮，于廓为巽。瞳子散动，水风相薄，浪涛汹涌之象也。且瞳子静敛则能鉴，今而散动，宜其视物不清矣。法当女贞、芍药、天冬、麦冬平其风实；参、归、苁蓉、五味、枸杞补其风虚，虚实调则巽地自善。倍地黄以镇火，又以资水木之源，再不致风威所撼。乃特表其能而名方云。

诗曰：

滋阴地黄天麦冬，人参五味肉苁蓉，女贞枸杞当归芍，十物为丸定水风。

一方熟地黄、山药、人参、当归、五味、天冬、地骨皮、枳壳、黄连、柴胡、甘草、黄芩，治木火侮金，白睛赤痛。不效，去五味、枳壳，用桑白皮、百合亦佳。因附于此。

诗曰：

怀地天冬寒令早，人归山骨无柴草，芩连枳壳拾为薪，五味烹调分饷好。

补阳汤三十

人参养荣汤去白芍、远志，入羌活、防风

阳不胜其阴则目翳生，或陷下久久不退，乃朝雾障日之象也。合主以人参养荣汤益阴而补阳，去白芍药、远志者，既补不欲泻；加羌活、防风者，非取泄表，实去夫郁腐之气，使不助其壮火耳。是亦所以补阳也，故名。

诗曰：

补厥虚阳合养荣，妙无远志益精明，再删芍药舒肝木，羌尚防风活不成。

人参补胃汤三十一

羌活　独活　茯苓　泽泻　人参　白术　甘草　黄芪　防风　当归　地黄　柴胡　芍药

此方为伤寒愈后，目复大病而设也。夫四时之气皆有寒，人感之皆能为病，不独在冬月也。感于外曰风露，感于内曰生冷。表虚外感，里虚内感，表里俱虚则内外两感，两感者病发多不治。今幸而愈矣，脏腑真气犹未来复，故浊阴不得下，清阳不得上，清浊不分，则余邪聚结，凌空窍而为目害。是方羌活、独活，启阳之升者也；茯苓、泽泻，导阴之降者也；参、术、甘草大补脾胃，内充则邪合难容；黄芪、防风大实皮毛，外密则风自不入；当归、地黄滋水生血；柴胡、芍药收耗行经。大服十剂，使荣卫通畅，更饵以养益之品，则清者归阳，浊者归阴，升者升，降者降，病斯去矣。世医漫不经意，概曰伤寒时眼。及症已成，又曰热毒所致，一以凉药投之，卒为废人。既废，不咎其病拙，即委之天数，至死不悟，良可发叹。甚有追求前人过失，塞怨饰非者，当令大足爨婢①脱履批其颊。

诗曰：

谷风泽地吹，术草独当活，补胃得参苓，黄芪胡饵药。

艾人理血汤三十二

人参　白术　黄芪　甘草　当归　芍药　枣皮　地黄　阿胶　艾叶　防风

① 爨（cuàn 窜）婢：执炊的婢女。

实火之血，养阴为先，水胜则火当退听；虚火之血，补正为先，气壮则自能摄血。今男子衄血、吐血，妇人产后血崩，亡血过多，致睛珠疼痛，眼睫无力，羞明不敢仰视，甚则眉骨、太阳俱为酸楚，进十补、归脾不效，及久病血郁，致食减损胃而生虚风，理宜归、地、枣、胶以养阴，参、草、芪、术以调胃，艾、防、芍药以定风。药行身热，外加清品凉其血。凉过身寒，更益补剂暖其血，务使五脏和谐。然后心有所生，脾即统之；脾有所生，肺即行之；肺有所生，肾即摄之；肾有所生，肝即藏之。血根于心，血极于肝，自尔目视如常。肉轮振跳者，服此亦有效。

诗曰：

参芪归地血病好，血病损味加术草，血燥防风胶枣宜，血风芍艾煎仍妙。

补心丹三十三

天门冬　麦门冬　当归　柏子仁　酸枣仁　生地黄　朱砂　丹参　元参　人参　茯神　远志　五味　桔梗

心者，神明之官。过于思虑忧愁，久久则成心劳，心劳而神明伤矣，是以怔忡健忘，目暗羞涩。且心主血，血燥便难，血濡便润。心火不能生土，则不时下利。心虚火内灼，则口舌生疮。生地、丹、元参解心热者也；砂、神、柏、枣仁安心神者也；天麦冬、五味合人参，清心气以生心津；远志、桔梗得当归，宽心郁而养心神。诸药专于补心，故名。久病不瘥，必有隐情，情极则羸，会成痨瘵。痨瘵如赵养葵为治，至死只六味、八味，不知情欲致病，责在心君。经曰：主不明，则十二官危。处以此方，谁曰不宜？

诗曰：

天门冬闭麦门开，五味三参远载来，柏枣人归怀庆地，茯神尽教梗丹崖。

瑞竹堂四神丸三十四

枸杞一斤，碾花椒、小茴、芝麻酒拌炒，炒毕筛净，乘干速杵成粉。再入白术、茯苓、白菊花、地黄各一两，研匀，蜜丸。

两肾虚损，眼花白障，此方主之。

左肾，阴水也，阴衰则阳火独治而生花；右肾，阳水也，阳衰则阴气上蒸而有障。是方四制枸杞，所以益精，亦所以兴阳，右肾与之；术、苓、菊、地，所以利湿，亦所以生阴，左肾与之。两水既盈，五火潜息，而病亦寻瘥。以神名丸，有以也夫。

诗曰：

枸杞新收拣一斤，椒茴麻炒杵如尘，携来苓术黄花地，炼蜜为丸号四神。

养心汤三十五

黄芪　茯苓　半夏曲　当归　芎䓖　柏仁　枣仁　人参　远志　五味子　甘草　肉桂

心藏神，神足则方寸之中慧灵生焉。故心别名灵台，一曰神室。血少而虚，则邪气袭入，令人怔忡而有惊悸。经曰：静则神藏。① 养气所以宁神，故用参、芪、苓、草；又曰躁则消亡，润燥所以通血，故用归、味、二仁；乃芎䓖、半夏调肝醒脾，益心之子母也；肉桂、远志引经报使，从心之所欲也。欲遂子母安，血荣气旺，而神不返其室，是诚何心。

诗曰：

参苓芎草桂，枣柏更五味，夏归语黄芪，养心资远志。

---

① 静则神藏：语出《素问·痹论》："阴气者，静则神藏，躁则消亡，饮食自倍，肠胃乃伤。"

其二三十六

当归　地黄　五味　鹿胶　人参　黄芪　山药　茯神　麦冬　柏仁　枣仁　葳蕤仁　甘草　黄精蜜蒸　龙眼肉

心统万几①，人身之君主。倘失德且不自爱重，则令由下出，十二官次第解体。亟宜归、地、五味、鹿胶、龙眼肉养其荣；人参、黄芪、山药、茯神、甘草益其卫；柏仁、枣仁、蕤仁、麦冬、黄精蠲其燥。如是则乾纲整，政教日新。再相传辅德，遂良玉烛调光，无用忧心悄群小矣。禀气素亏，无能宁处。及病后思虑焦劳，惊悸不寐，自汗梦乱，服此觉胜前方。

诗曰：

五月蕤实地长芪，鹿山参麦草离离，龙涎柏枣香焚夜，当定精神致九思。

生脉散三十七

人参五钱　五味子三钱　麦冬二钱

热耗元神，气短倦怠，口渴而咳，自汗出，此方主之。

肺主气，火热耗伤则短。金为火胜，不能生水则渴。气少则倦怠自汗，虚火乘肺则咳。此小人道长，君子道消之象也。人参补肺，麦冬清肺，五味子敛肺，一补，一清，一敛，养气之法备矣。名生脉者，以脉失气则惫，得气则充。汪注：人将死脉绝，服此能复生，陋学从治无一效。讵知脉绝由阳气，独参可也。不则须四逆、回生等汤，岂五味、麦冬之所宜乎？谬言贻害，不仁甚矣。东垣曰：夏月将此方加黄芪、甘草服之，令人气力涌出，可以推广其义。

① 万几：帝王日常处理的纷繁政务。

诗曰：

麦冬清苦，五味辛酸，胡云生脉，参力充完。

归脾汤三十八

龙眼肉、煨姜、大枣佐煎

人参　白术　茯神　枣仁　远志　木香　黄芪　当归　甘草

脾虚血动，或郁结作痛，此方主之。

赵养葵曰：心主血，脾统血，肝藏血，凡血症须按三经用药，此方是也。愚谓：血本脏腑精液，从火而化。故其色赤，犹水银之升灵砂也，未必便生于心。但思虑过度，心血先亏耳。心亏，则脾何所统？而肝无所藏，致妄行不归，或郁结疼痛。爰用参、芪、枣仁、龙眼肉以补心；苓、草、白术、大枣以理脾；木香、远志、当归、生姜以和肝。张介宾曰：此方之木香，特因郁结疼痛，如无是症，必须除去以避香燥。其于气虚血动，不尤善乎？又远志味辛而散，凡多汗燥热，亦宜酌用。名言可采。诸家方书，列出许多病症，责以此汤主治。命名归脾，吾不知其所谓。

诗曰：

归脾参术称巨擘，芪草枣仁仍得得，茯神远志再效灵，龙火当从风木息。

七福饮三十九

身冷多汗去远志，用黄芪

人参　白术　当归　地黄　枣仁　远志　甘草

因产乳断，未产血动，目暗心怦，此方主之。

万物莫灵于人。孕育，其始基也。不胎教而能寡过，生子必寿。今阿母有是病式，责以三阴尽亏，情欲之过，端恐不免。不有以药之，所生虽佳儿，期月不保，未可知也，况寿乎？

上方人参、白术、甘草补胃气也，胃气补，太阴治矣；当归、地黄滋精血也，精血滋，厥阴治矣；枣仁、远志宁心而交肾，心肾交，少阴治矣。夫太阴治则气能摄血，而动者可止；厥阴治则精能配气，而断者可通；少阴治则水火不相射，而生明照之神。去远志汗多忌散，用黄芪者，身冷须温也。此症此方，打叠得极其周匝，妇妇子子，更相为命，使之自然获福，故曰七福饮。

乳，血也，从脾肺运化而出，故其色白，其味甘，其气腥。气血足，自尔取之无禁。常见村妇乏乳，市医用穿山甲、秦艽、䗪虫、通草等物，教以杂猪爪炆酒，谓之下奶。不效，复想出许多做作，至有逼成痨瘵者，可为痛哭流涕。

诗曰：

七福药何斯，术参远志枣，怀地秦当归，还更汾甘草。

补肺汤[①]四十

人参　黄芪　五味　紫菀　桑皮蜜炒　地黄入蜜少许和服

气虚咳嗽，因而目赤生眵，此方主之。

有声无物曰咳，有物无声曰嗽，声物俱有曰咳嗽。有因风、因火、因痰、因食之分，知为气虚则与四者无涉。此肺衰不能生水而生火，致作是症。爰以人参、黄芪补其肺；紫菀、桑皮清其肺；地黄、五味滋其肺。连进数剂，俾金旺水生，水生火伏，疾自去矣。

诗曰：

补肺藉参芪，五味桑白皮，地黄兼紫菀，金水两相需。

还少丹四十一

治脾肾虚寒，饮食少思，发热盗汗，遗精白浊，真气亏损，肌体瘦弱等症

地黄　山药　枣皮　杜仲　牛膝　枸杞　远志　五味　茯蓉

① 补肺汤：原作"补脾汤"，据原本目录改。

小茴　续断　楮实　菟丝　巴戟

此水火平调，脾肾交补之剂也。夫肾为先天之本，脾为后天之本，二本有亏，则未老先衰，故见上项诸症。物之滋润味厚者，可以补水；物之轻明味淡者，可以补火。两补备至，则老可还少，故用上项诸药。

诗曰：

由来还少鲜奇方，楮实山茱药少良，杞菟杜牛巴地续，苁蓉远味有茴香。

驻景丸四十二

龟胶、鹿胶合蜜，和丸梧子大，朱砂为衣

枸杞　地黄　苁蓉　当归各四两　阳起石醋煮　磁石三两　巴戟天　五味子　葳蕤仁　牛膝各二两　肉桂　沉香各一两五钱　夏枯草　菊花　楮实各一两

男妇失荣，致肌瘦面惨，目昏涩泣出，时见黑花，主此方。境顺而美，意快而足，凡此皆谓之荣。一不到头，含羞忍辱，忧戚倍于常人，甚则意境俱非，不堪回首，阴阴心病，销耗元神，故得前症。本科目为失荣，最不能治。虽归、地、五味、磁石、蕤仁、龟胶左益真精，当得天马腾空，触类便发；纵杞、戟、鹿胶、阳起石、桂、沉右壮真气，不奈木鸡妄执，滞而难通；至若菊花、怀牛膝一清一利；楮实、夏枯草以发以开，目光乍为一活，其默默绵绵之绪，幽郁不化，能保将来无复结之祸乎？方名驻景，要亦得此聊以销病居之岁月云。愿子若女，有势毋尽使，有福无尽享。所以毋尽者，盖天道好还，留余地为退步计也。《易》曰：日中则昃，月盈则亏。观象玩辞，可以修省矣。

诗曰：

桂沉楮实当阳起，枯草蕤仁牛不齿，磁石地黄杞菊繁，巴陵风味从容理。

十味益营煎四十三

人参　黄芪　五味　枣仁　当归　地黄　甘草　枣皮　山药　肉桂

亡血过多，目昏而惑，头眩盗汗，益营煎主之。

营者，阴中屯驻精气。益营者，提调斡旋之谓。人知前症阴不足，濡以味厚之归、地、枣皮、五味子、肉桂，不知阴根于阳，如参、芪、山药、甘草、酸枣仁敦厚和平，正血分之先天也。故兹十味阴阳平补，而独名益营云。

诗曰：

益营十物谓当归，五味人参山茱萸，怀药地黄交趾桂，枣仁粉草北黄芪。

平气和衷汤四十四

人参　地骨皮　枸杞　麦冬　天冬　五味　附子　肉桂　当归　地黄　甘草　知母蜜炒

虚损血枯，痰涎上涌，面赤烦渴，目痛如邪，此方主之。

目痛烦躁，当责君火。然曰虚损、曰血枯，必其人其症，有难以名状者。啖以和平真味，准可匀其宗气，故曰平气。再晰其义：痰涎上涌，水不归元也；面赤烦渴，火不就位也。苦寒直泄之药，惟病初起，元气未坏，势方隆蕴，脉鼓而数者，暂取治标。稍久涉虚，便不可服。王太仆曰：治热未已，而中寒更起，且胃土伤，而绝肺金孕育之源矣。斯以地黄、麦冬、天冬、知母滋水清燥，不令丙丁与龙雷争衡；当归、全地、枸杞、五味养阴制火，诚恐厥阴与太阴交战；其人参、甘草、肉桂、附子大益气血，乃元首股肱承运而治。所谓为政以德，奉令之人，乐而奔走，市义者也，故又曰和衷。素有肝火者，除桂、附，用丹皮、芍药。

诗曰：

麦门全地桂花红，知母裁书附子封，杞地味甘人莫恋，合当归计决天冬。

助脾蜜饼子四十五

人参　黄芪　白术　山药各二两　当归　半夏　茯苓　甘草各一两　砂仁　香附捣成粉，用姜酒蒸极熟　橘皮　六神曲取粉　麦芽炒　楂肉各五钱

小儿一切目疾，以此收效。

小儿寒暑可慎，饮食大难节制。盖含饴分甘，老人天性，而赖多嫌恶，稚子良知。是故父母无贵贱，常悦伊适口果腹。病从口入，乃有热湿郁积，久而上目之祸。今云收效，幸诸症已除。但君以参、芪、术、草助脾阳；臣以当归、山药助脾阴；香、砂、橘、夏之佐，疏其湿也；楂、苓、曲、芽之使，利其积也。夫湿去则郁除，积行则肌解。不助之助，正所以深助之也，矧①炼蜜印饼，又其助脾之五候鲭者乎？

诗曰：

术草参苓橘夏芪，山楂怀药附当归，砂仁蜜麦春成曲，印赠婴童助肺脾。

和　阵

病实形虚，攻补不可，欲得其平，须从缓治。汇和方。

人参固本丸一

人参　天冬各二两　麦冬　生地　地黄各四两

本犹根也，肺气根于丹田，故肺肾为子母之脏。乃用人参益

① 矧（shěn 沈）：况且。

肺，二冬清肺，熟地补肾，生地凉肾。肺足自生水，且使肾能纳气；水足可胜火，而后火不刑金。二本固，则肺劳虚热等证，计日可瘥。

诗曰：

人参固本，二冬二地，金水同疗，何简而易。

逍遥散二

碾极细，淡姜汤入薄荷汁少许调

柴胡　当归　白术　茯苓　白芍各等分　甘草减半

肝燥劳蒸，咳嗽而渴，往来寒热，月事不调，此方主之。

肝藏血，虚则燥而病矣，故骨蒸潮热，月事不调；肝火乘肺，故咳嗽口渴；肝邪移胆，故寒热往来。是方之制，燥当滋养，当归与之；木盛恐土衰，白术与之；柴胡升阳也，合芍药则敛风，而使木得条达；茯苓渗湿也，得甘草则和中，且令金能发越；再用生姜散郁温寒，薄荷利气疏逆，则肝气渐舒，前证顿除，以故有逍遥之名。

羚犀逍遥散三

即前方量加牡丹皮、栀子仁，或去栀仁，加橘皮、萸酒炒连

怒气伤肝，血郁目暗，此方主之。

肝主怒，怒则气逆，故伤肝，肝伤故血郁而目暗。越人云：东方常实，就使气逆自伤，疏之即所以补之也。乃用逍遥加丹皮、栀仁。夫丹栀色赤入血，味苦从火。既伐肝邪，自疏肝气。薛氏以治上症，诚有卓见。养葵以栀子屈曲下行，改用萸酒炒连，复增橘皮，盖取其辛燥①之气，引连入木，木平则心火亦因而息。且火不刑金，而金能制木，又得左金之意。持以治郁，较薛颇胜。

---

① 燥：原作“臊”，据文义改。

愚常以羚角、犀角磨水调是散，效尤速，乃更今名。

诗曰：

逍遥散只六味药，术草柴苓当归芍，加味栀仁牡丹皮，或去栀仁酒连着，本资姜薄淡汤调，《目经》改用羚犀角。

神效黄芪汤四

人参　黄芪　蔓荆　芍药　甘草　橘皮

睛痛昏花，隐涩难开，此盖病发过服攻散，或由饮食劳倦，伤脾耗气而致。故以人参、黄芪扶其正，蔓荆、橘皮祛其邪，芍药、甘草既和且平，除其涩痛。饮毕开视如常，因名其汤曰神效。

诗曰：

神效黄芪，人参为宝，岂在蔓荆，芍药橘皮。

越鞠丸五

加砂仁、半夏、姜、枣煎，即六郁汤，治同

香附　芎䓖　六神曲　栀子仁　橘皮去白　苍术漂净油　面粉炒，各等分

越鞠者，发越鞠郁之义。夫水火平，气血荣，气血布，脏腑治。不平不荣，不布不治，是谓之郁。胸膈痞闷，饮食不消，脉大紧数莫辨，曰气郁；周身痛，或关节酸痛，遇阴寒即发，脉缓小，曰湿郁；喜嗽气短，脉沉滑，曰痰郁；昏瞀，身时热，便赤，脉沉数，曰热郁；四肢无力，月经失常，脉涩，曰血郁；嗳酸腹饱，不能食，脉紧大，曰食郁。是方香附和气，苍术燥湿，芎䓖调血，栀仁泻火，神曲消食，橘皮利痰。总而言之，皆理气也。诸郁以气为主，气畅则郁自舒矣。外如湿郁，加白芷、茯苓；血郁加桃仁、红花；食郁加山楂、麦芽、砂仁；痰郁加南星、半夏、海石、瓜蒌仁；热郁加青黛；气郁加郁金。或春加防风；夏加苦参；秋冬加吴茱萸。此经所谓升降浮沉则顺之，寒热温凉则逆之

耳。赵氏谓逍遥从越鞠而出，青胜于蓝，其然岂其然乎？

诗曰：

越鞠丸，仍六味，芎术栀，香曲橘，加苓夏，缩砂实，姜枣煎，即六郁。

葛花解酲汤六

葛花　砂仁　白蔻　木香　人参　茯苓　六曲　白术　干姜　泽泻　橘红　枳椇子

酒食内伤，睛黄瘀肉，不辨晨昏，此方主之。

酒乃水米造作，本应无害。然必由曲蘖酝酿，或水火蒸熬，湿从燥化，故大热有毒，古人名为祸泉。虚寒人及骤受外湿，一觞三雅，通行营卫可也。以其甘香滑辣而过饮之，则伤胃损气。气伤故睛黄，胃伤故瘀肉。不辨晨昏者，中于酒而不醒耳。葛花、枳椇专解酒毒；茯苓、泽泻直利酒湿；行滞消腻，宜砂仁、木香、神曲、橘红；止呕扶胃，须干姜、白蔻、人参、白术。有酒德，有酒量，不为酒困，偶尔沉酣，乍可煎服。若癖溺成劳，夙夜牛饮，如前症外，定加吞酸嘈杂，溏泻呃逆，甚则噎膈翻胃，水浆不能下咽。是汤徒能解醒，不闻起死。至若好气之人，酒以偾事①；好色之人，酒以助欲；机谋纵密，酒中常吐真言；谨慎自操，酒后每遭奇辱。身家之祸，又岂葛花辈之所能解哉？毋谓吾有此方，可以终老醉乡矣。昔苏文忠②，每食二簋，不设酒。客至，簋三之，酒一偏提而已。其言曰：安分以养福，宽胃以养气，省费以养财。有味哉，前辈风规也！觥录事③引兹以律酒徒，贤于药师千万。

---

① 偾（fèn 奋）事：败事。偾，败坏，搞糟。

② 苏文忠：即苏轼，谥号文忠。

③ 觥录事：饮酒时掌管酒令之人。

诗曰：

解酲有葛与参术，白蔻木香枳椇橘，姜苓泽曲缩砂仁，放饮不须推量窄。

茶调疏肝散七

夏枯草四两　香附子二两　甘草一两　山栀仁五钱

目睛夜痛，泪出不止，及点服苦寒之药反甚者，此方如神。

睛痛泣出，皆肝候也，理当泻火，不效则止，安得反甚？盖夜为阴凉，药又属阴，所谓寒水太过，复则大风故尔。夏枯草四月开花，夏至则枯，秉阳气最纯，故治厥阴虚痛如神者，以阳配阴也。香附、甘草，木根于土，栽者培之之义。且木能胜土，用防未然。其山栀、清茶，一泻曲直之火，不致动摇为风，正所以疏肝也。故名。

茶本食物清品，名人赏识颇多。阅《茶经》《茶谱》《茶录》暨诸诗歌可见。不知质固芳洁，释滞涤烦，而性实苦寒，伐胃消肾，愈精者力愈猛。非饱膏粱厚味，不可当其锋镝。俭素之士，饭后一二瓯足矣。若以书斋供具，汲泉添火，无夜无明，或洞箫檀板，资其逸韵，一曲七碗，未有不耗元神。虽客散甘凉少留舌本，小便不禁者有之，清宵无寐者有之，甚则咽疼咳紧，胸腹虚膨，谷食渐减，面色如金，其不为腐肠物也几希。今亲友会晤，愿并前说，相告，摄生养重，谅有同心也。虽然，余平生知已，大半都由茶酒，倘为东道主，拘此不令尽欢，恐交疏隙起，其贾祸①较嗜，斯二者更深耳。

诗曰：

木嫌蔽密喜萧疏，一夜膏霖死复苏，固所山栀香附草，茶浇

① 贾（gǔ 鼓）祸：招致灾祸。

不虑夏中枯。

藿香正气散八

藿香　紫苏　白芷　大腹皮　茯苓各三两　白术　橘皮　桔梗　半夏曲　厚朴姜汁炒，各二两　甘草一两

内伤外感，致成霍乱，憎寒壮热，急调其中而疏其表。白术、茯苓、甘草、半夏、厚朴、桔梗、大腹皮，调中药也，中调足以正不正之气于内。藿香、白芷、橘皮、紫苏，疏表药也，表疏足以正不正之气于外。内外畅达，邪逆潜消。霍乱，吐泻交作之谓。戴元礼曰：肥人多中，以气盛于外而歉于内也，治之必先理气，此散是也。吴绶曰：若太阳伤寒，头痛发热，骨节疼痛，此方全无着落。伤寒发热，脉沉而小，及夹阴伤寒，阴虚发热等，皆不可用。

诗曰：

藿香正气，橘术苓芷，桔朴甘苏，相霍为治，偌大腹皮，一盂病去。

二陈汤九

半夏陈　橘皮陈　茯苓　甘草

一切痰饮为病，咳嗽胀满，呕吐恶心，头眩心悸，此方主之。

痰虽本乎水，成乎火，结乎气，相见乎湿，稠浊为痰为热，清稀为饮为寒，皆由脾惫，不能运化食物，腐气留中，偏传经脉而成病。故在肺则咳，在胃则呕，在心则悸，在胁则胀，在背则冷。初起发热头痛，类外感表症；久则潮热夜重，类阴火内伤；走注支节疼痛，又类风症。但肌色如故，脉滑不匀为异。是故痰以湿生，半夏之辛热能燥湿，茯苓之甘淡能渗湿，湿去痰乃消。痰从气结，橘皮之辛温以利气，甘草之甘平以和气，气治疾徐瘥。加生姜、黄连，曰加味二陈，治嘈杂不快，睑赤胜烂而痒。加当

归、地黄，曰金水六君，治肺肾虚寒，水泛为痰。

诗曰：

二陈谓橘夏，苓草无妨新，金水六君内，归地亦云云。

香苏散十

紫苏　香附二两　橘皮一两　甘草五钱

感冒风寒，头痛发热，目病而无六经之证可求者，此方主之。

南方风气柔弱，伤于风寒，俗称感冒。感冒者，受邪肤浅之名也。经曰：卑下之地，春风常存。①故东南之区，人感风证居多。所感之气，由鼻而入，实于上部，客于皮肤，故无六经形症。只紫苏、香附、橘皮之辛芬，疏邪理气，甘草之甘平，和中辅正，前症随痊。

芎苏饮十一

枳梗二陈汤加芎䓖、紫苏、柴胡、干葛

六气袭人，深者为中，其次为伤，轻则为感冒。今人外有头痛、发热恶寒，内有吐痰、咳嗽、气汹情状，此感冒微兼伤中者也。今用芎、苏、柴、葛以解表，表解则头痛、发热、恶寒愈矣；枳桔二陈以和里，里和则咳嗽、吐痰、气汹除矣。

参苏饮十二

仍即枳桔二陈加参、苏、前胡、木香、干葛

外感内伤，发热头痛，呕逆泄泻，痰塞咳嗽，眩晕嘈烦，此方主之。

发热头痛，外感也，余症内伤也。外感宜解表，故用葛、苏、前胡；内伤宜补中，故用参、苓、术、草；其木香、枳、橘、桔

① 卑下之地春风常存：《素问·六元正纪大论》作“至高之地，冬气常在；至下之地，春气常在”。

梗、半夏，辛苦燥湿，清芬行滞，既足正乖异之气，又以破痰饮之积，是大有助于前药也。《元戎》① 谓此方治一切发热皆效，或然。谓更入四物，名茯苓补心汤，尤能治虚热及吐衄便血，言过其实。

诗曰：

参苏饮药是橘皮，甘草前胡枳桔俱，苓葛木香陈半夏，内伤外感用无虞。参前木去芎柴入，饮号芎苏治亦如。香苏散仅广橘草，六经无症暂施之。

疏风养荣汤十三

四物汤加羌活、防风、白芷、荆芥穗

血为邪胜，睛珠痛甚，及吐失过多，此方主之。

血，所以养睛者也。今劳役饥饱，重伤脾胃，则血蹇不能宣发，乖气乘之，是为邪胜。又复吐失过多，遂虚生风，风生火，睛愈痛不可忍。得芎、归、芍、地补而行之；荆、芷、羌、防升而散之，风自疏而荣自养，因以名汤。服后痛止，眼睫无力，常欲垂闭者，中其病矣。然由吐失多而睛痛，须艾人理血汤，此恐不合。

诗曰：

疏风养荣汤，荆防羌白芷，再增四物煎，血邪无复起。

救睛散十四

当归　地黄　血竭各一两　磁石二两　朱砂　芎䓖　没药　乳香　丹参各五钱　木香　独活　防风各三钱

打撞损睛，此方主之。

室坚而固，八风莫贯其隙；器藏而密，投鼠不忌其伤。夫人

① 元戎：即元代名医王好古所撰《医垒元戎》。

卑以自牧，重而致威，一切凶狂恶少，不敢以非礼相犯，乃所谓真睛者，安所损也？今不幸误触于物，受伤同于拳棒，故即用以拳棒之药，脱化处方。或询其义，曰：当归、地黄养阴卫青睛也，磁石、朱砂镇火清神水也。且伤则血瘀，或妄行，须芎䓖、血竭、没药、丹参之苦辛，和而行之。血病气亦病，再生风，必乳香、青木香、独活、防风之温凉，平而散之。进此不退，另增别病，当因症议治，慎毋固窒。

诗曰：

头目遭扑跌，虽活防血竭，丹参采鲜肥，朱砂取明彻，媒合芎归地，石杵成木屑，乳没酒载调，烦痛有如揭。

黑神散十五

棉花子　败蒲扇　新荷叶　少妇发俱炒焦存性，各一两　威灵仙　骨碎补　续断　防己　延胡索　血竭七钱　紫金皮　乳香　没药　独活五钱　丁皮　木香　大茴香　山漆三钱

紫泥金十六

螃蟹炙干　土鳖炙　驴嘴紫虾蟆炙干　白蜡　当归　血竭去子　虎骨蜜酥青酒炙　乳香　没药　朱砂各一两　桂心去皮　沉香　木香　自然铜火煅醋淬，水飞　琥珀　灵砂　硼砂麻油炒，各五钱　麝香二钱

跌扑折伤，三家村亦有能治之者。盖脏腑本无病，又明知患在某处，所以药无不应。但手法与工程迟速，分优劣耳。余少好武事，洞达个中渊微。每丹成，市人争买，云服之不惟去疾，兼耐刑苦。恐名闻当道，绝口不言者十余祀。今目受重伤，非是弗瘥，勉出二方传世。考其性与功力，乳香、木香、大茴、丁皮，理气行痰者也；威灵仙、骨碎补、独活、防己、续断，除湿疏风者也；山漆、血竭、延胡索、没药利血而清热；棉花子、败蒲、荷叶、发灰，逐瘀而生新。夫瘀逐则血行，气理则湿除。充以和

荣之当归、肉桂，行卫之沉香、麝香，安神定魄得琥珀、三砂，健骨壮肌有铜、虎、蜡、诸虫。宜其痛止肿消，兴居晏如。曰黑神，曰紫泥金者，本其色而赞美之也。

诗曰：

紫泥金皆锦虾蟆，药圃当阳识物华，桂木乳沉香若麝，麒麟血珀赤于砂，自然活虎铜为骨，大抵灵砂火作茅，且喜蜡虫如蟹鳖，夜缘月石上窗纱。

黑神荷巾枣断发，灵游蒲鞋子棉袜，路逢丁皮碎补衣，乳没木茴香喷发，防山漆竭紫金多，独得施伊快活杀。

拨云丹十七

蝉蜕　蛇蜕炙　木贼草　蒺藜　当归各二两　芎䓖　白菊花　地骨皮　荆芥穗　花椒各一两　甘草　密蒙花　蔓荆子　楮桃仁　黄连　薄荷　花粉各五钱

密蒙不散，皆由阳虚阴胜，风湿熏蒸故耳。乃用荆穗、蔓荆、薄荷以升阳散风；楮实、花椒、甘草以益气利湿；阳衰血亦病，当归、木贼、芎䓖既和且平；阴盛能束热，黄连、地骨皮、天花粉兼清带泄；蝉蜕、蛇蜕、蒙花、蒺藜、菊花本经专治，盖取其明目去翳，退赤止泪，拨云见日。舍此其谁与归？一切风障客热，此方主之。

诗曰：

退云丸里首蝉蛇，木贼芎归次菊花，地骨秦椒皮最好，蔓荆楮实子为佳，草连两用同甘苦，蒙穗齐收理正邪，再有蒺藜苏薄叶，天花粉下见仙娃。

正容汤十八

羌活　白附子姜汁制　秦艽　胆南星　白僵蚕　半夏漂净毒，姜炆　木瓜　黄连酒炒　防风　甘草　姜汁　好酒各一杯和服筋牵肉惕，病在土木。盖木主筋，土主肉，木不务德，以风胜湿，土有所御，就以湿陷之。风湿持久，痰火徐作，土木俱困矣，故口眼㖞斜，一见笑人。先以南星、白附、僵蚕化其痰；继以防风、羌活祛其风；黄连、甘草清其热；终以秦艽、木瓜舒其筋；姜散风邪，酒行药势。服数剂渐减，随以青州白丸下一二两，仪容端肃如初，故名。

诗曰：

秦艽甘草白附子，姜连酒醉蚕蛾死，南星半夏晓风生，瓜期羌活被伊阻。

又方十九

天麻姜制　黄芪　人参　白术　茯苓　橘皮　半夏　神曲　麦芽　黄柏盐酒炒　干姜　泽泻　苍术

痰重饮食之人，常发头痛，头旋，眼暗睑黑，恶心气促，心神颠倒，身重而倦，四肢厥冷，脉大、缓或伏，症与风牵㖞斜大异，而致病则一。是故痰厥发冷，湿胜寒也，非橘皮、半夏不能疗；眼黑头旋，风虚内作也，非干姜、天麻不能除；人参、黄芪益气实表，且能止热蒸之自汗；二术、曲、麦补中消食，又可荡中州之滞气；用泽、苓者，湿不即除，导归小便，所以安退步也；用柏皮者，寒被阴胜，恐水兼火化，所以防未然也。此方药味本庸，而功力甚速，善用之者，靡有不验。

诗曰：

苍黄术麦已芽生，半夏看看曲蘖成，好与姜陈同一醉，天麻泽畔采参苓。

杞菊饮二十

薄荷　甘草　天麻　荆芥　防风　白菊花　当归　连翘　枸杞　青葙子　白芷　密蒙花

木不胜其土，则虚风内作，发为痒泪；土反胜其木，则湿热上溢，发为赤烂。荆、芷、防风、荷、菊，疏表邪也；监以当归、枸杞正所以和肝，肝平则虚风息，而痒泪止矣；天麻、青葙、连翘，熯①湿热也；佐以甘草、密蒙，又兼能理脾，脾治则肌肤实，而赤烂愈矣。肉轮一切溃漏，久而不痊者，此方主之。

诗曰：

杞菊饮，汇天麻，青葙荆薄密蒙花，防翘归芷粉甘草，风热循皮赤烂瘥。

青州白丸子二十一

川乌一两　白附子二两　南星三两　半夏七两

上四生物作一家，碾极细，绢袋盛，置磁盆，泉水摆出粉，粉尽俟澄，则换水漂，相天寒热，露晒三五七日，阴干，糯米煮稀糊，丸如绿豆大，每服二十丸，姜汤下，兼风薄荷酒，尤佳。

风盛则痰壅，痰壅则气升，或寒或热，发为呕吐泄泻，口眼㖞斜，手足瘫痪，小儿惊风。故用半夏、南星之辛，以散寒熯湿；川乌、白附之热，以温经逐风。浸而暴②之，杀其毒也。喻嘉言曰：此治风痰之上药，然热痰迷窍者非所宜。青州范公亭，井泉清冽，浣物迥洁白，拟以名方，盖美之也。

诗曰：

青州丸子，川乌白附，半夏南星，四生合做。

益黄散二十二

橘皮一两　青皮三钱　丁香二钱　诃黎勒　甘草各五钱

---

① 熯（hàn 旱）：干燥。

② 暴：通“曝”，晒。《广韵》：“暴，旰也。曝，俗。”

小儿面黄睛黄，食不化，及滑肠颐滞①，主此方。

胃主受纳，脾主消磨，今能纳而不能化，责脾虚。滑肠者，肠滑而飧泄也。颐滞者，颐颔之下多涎滞也。面黄睛黄，皆土弱不能摄水之象。火能生土，故用丁香；甘能补土，故用甘草；涩能止滑，故用诃子；乃青橘二皮，取渠快膈平肝，能抑其所不胜尔。

诗曰：

益黄青陈橘，丁香诃黎勒，小儿脾气亏，甘草同调燮。

上症还须理中等方，此散恐不合式，学者审诸。

升阳益胃汤二十三

人参　白术　茯苓　甘草　橘皮　半夏　黄芪　羌活　独活　防风　柴胡　黄连　白芍　泽泻

风热不制之证，当从凉散。服之反体重节痛，口干无味，二便失常，饮食不化，洒淅恶寒，此盖脾胃虚衰，不能鼓荡阳气，荣渥水木，致湿淫于内，体重节痛，饱闷不嗜食，而食亦无味，甚则阴胜湿愈盛，故洒淅恶寒，大便泄下。久湿仍生热，故口苦舌干，小便秘结。是方异功散②，中虚湿淫之主药也，羌、防、柴、独除湿痛而升清，半夏、连、泽熯湿热而降浊，更有黄芪之助阳，芍药之理阴，则散中有补，发中带收，脾胃互益矣。如中病，除连、泽、羌、独活，加砂仁、当归为妙。

诗曰：

升阳益胃只参芪，术草柴苓夏橘皮，白芍黄连防有碍，独羌

① 颐滞：指小儿涎液过多，经常流出渍于颐间，又叫流涎，俗称“流口水”。

② 异功散：原作“异攻散”。升阳益胃汤中人参、白术、茯苓、甘草、橘皮为名方异功散，“异攻散”当属音同而误。

活泽用何为。

培元散二十四

山楂　神曲　麦芽　半夏　砂仁各一两　橘皮　苍术　甘草　白芷　藿香　厚朴　芎䓖　香附　紫苏各五钱

胃土，人身之坤元也。至哉坤元，万物资生，《易》不云乎？然资生固有养生之术，而养生不无伤生之患，此医药、稼穑所以并垂于世而弗废也。今小儿因食致积，挟积转疳，市人一意伐木，凿枘方圆不合，徒自灾及坤元，春行秋令，生生之机荡然尔。上方山楂、神曲、麦芽、橘皮销宿污而进香稻；砂仁、半夏、苍术、甘草熯①寒湿而理虚痰；白芷、藿香、厚朴疏气结也，气不足加人参、白术，有余加黄连；芎䓖、香附、紫苏行血滞也，血不足加黄芪、当归，有余加丹皮。夫如是，则神恬精爽，不治目而目治矣。爰就其才质以名曰培元。

诗曰：

培元藿芷又山楂，橘朴苍芎麦子芽，草草酝成香曲酒，砂人半夏醉苏家。

保和丸二十五

怀山药打糊为丸，麦芽汤下；加白术二两，名大安丸，治同

山楂肉二两　六神曲　半夏　茯苓各一两　莱菔子　橘皮　连翘各五两

饮食内伤，令人恶食，及腹痛泄泻，痞胀，嗳酸，此方主之。

经曰：阴之五宫，伤在五味。故饮食过其分量，则脾胃受伤，不能运化谷气，积为前证。详考五味相制，酸胜甘，腐胜焦，苦胜热，香胜腐，燥胜湿，淡胜饮，利胜滞。故用山楂之酸，以消

---

① 熯：原作“焊”，据文义改。熯，干燥，热。

肥甘；用神曲之腐，以化焦炙；解郁热，须连翘之苦；辟腐秽，藉橘皮之香；半夏辛烈，燥湿土也；茯苓淡洁，利水饮也；莱菔之利行食滞；白术之辛甘香温，总胜五味，自然五宫大安，脏腑太和之气，于以保和云。

诗曰：

保和苓曲山楂肉，橘夏连翘子莱菔，大安一味白术加，消中兼补放心服。

七味白术散二十六

四君子加木香、藿香、干葛

中气不和，肌热泄下，此方主之。

中气者，脾胃之气也，虚则不和。不和则热作，而泄泻时下。虚者补之以甘，故用四君；热者治之以清，故用干葛；不和者，醒之以香，故用藿、木香。

诗曰：

七味白术散，四君加木藿，干葛用何为，肌热泄时作。

橘皮竹茹汤二十七

人参　麦冬　枇杷叶去毛，蜜炙　甘草　赤茯苓　砂仁　橘皮　竹茹　大枣

目大病后，哕逆不已，脉来浮大，势欲复发者，此方主之。

目大病，必苦寒攻散乃瘥。既瘥，则元神削弱，稍有感触，个中迥觉难耐。正气汹汹，邪格之则逆而作者，曰哕逆。一二日不罢，本脉定加浮大。浮者虚象，大则病进。目再微红不爽，毕竟复发。譬兵荒后，天疫盛行，非灾也，盖饥困伤脏，不能翊运秽气耳。得饱其粱肉，勿药而起。上方橘皮、竹茹、麦冬、枇杷叶，平其气而清其热；人参、甘草、砂仁、枣子，和其逆而补其虚。是亦粱肉之微乎。

诗曰：

橘皮竹茹汤，参麦枇杷叶，苓草缩砂仁，大枣煎同呷。

生熟地黄饮二十八

人参　黄芪　五味　天冬　麦冬　生地　熟地黄　枇杷叶　石斛　当归　牛膝　苁蓉

消渴烦躁，咽干面赤，神珠枯涩，此方主之。

咽干，肾火上炎也；面赤，阳明郁热也。火燥则消，热盛则渴。津液消渴，则目睛枯涩，而烦躁不宁。故用二冬、二地养阴润燥；参、芪、归、味补气生津；再有枇杷叶、石斛清和肺气；牛膝、苁蓉疏导金水。依然清者亲上，浊者就下，无庸再投汤饮。

诗曰：

生熟地黄天麦冬，当归牛膝肉苁蓉，参芪石斛枇杷叶，五味融和补化工。

小柴胡汤二十九

柴胡　枯芩酒炒　人参　甘草　半夏　生姜　大枣

目病初作，寒热往来，胁痛，口苦，脉弦，此少阳经伤寒，半表半里之证也。法当和散，故制是方。盖柴胡、枯芩质轻性寒，能退少阳之热；半夏、生姜味辛性温，能散少阳之寒；人参、甘草补益中气，中气足则邪不得复传入里，乃不治之治也。今人遇伤寒，不分阴阳表里，概用此汤去参投之，以为平稳，祸人多矣。妇人伤寒，合四物更除半夏、入白术，尽剂泰然。

诗曰：

小柴胡汤参居最，草夏黄芩功少退，但有生姜枣作煎，少阳百病成和解。

清镇汤三十

除羌活、桂枝入茯苓即清脾饮

青皮　厚朴　柴胡　半夏　黄芩　白术　甘草　草果　羌活　桂枝

此即小柴胡合清脾饮加减而变是方。风疟蒸散瞳神，恶风头痛，暂予一服。愚按：疟疾多因暑湿戕脾而起。盖暑耗气，湿蕴热，热生痰，三者相持不能发越，故寒热间作。复感风邪，则木又乘土，摧困极矣。理合橘、朴、柴、桂破滞疏风；半夏、黄芩燥痰清热；再用羌活、草果之辛散积寒；白术、甘草之温克中气，庶病势渐衰，脾部为之一清。脾清，肝邪亦从此而伏焉，爰名其饮曰清镇。

诗曰：

清镇元自清脾变，小柴胡汤药亦见，出参苓入桂羌煎，风疟蒸人势少善。

扶桑丸三十一

嫩桑叶晒干，一斤　黑芝麻四两。蜜丸

昔有胡僧货此丸于市，歌曰：

扶桑扶桑高入云，海东日出气氤氲。沧海变田几亿载，此树遗根今独存。结子如丹忽如漆，绿叶英英翠可扪。真人采窃天地气，留与红霞共吐吞。濯磨入鼎即灵药，芝术区区未可群。餐松已有人仙去，我今朝夕从此君。

时人居为奇货，有若吉光片羽，争先得之为快者。遂传其方，服之皆谓却病驻景云。余考桑叶甘寒，凉血除风，芝麻甘平，养精润燥。夫风燥去，则筋骨自强，精血营而容颜宜泽。用却燥金目病，诚良剂也。乃曰驻景，未免为胡僧所欺。

释家群居饱食，嗜欲满怀，所图谋远越强人。稍优者狃于空寂，若忘天日。此诗颇不俗而有生意，又自胡僧得来，不知捉刀①谁手？

参麦自然饮三十二

人参　麦冬　五味　当归　黄芪　甘草　乌梅　白芍　枣皮

煎成，用葛、梨、蔗、藕、茅根、地黄、西瓜，自然汁一杯，入汤服。如非时无有，得人乳、牛乳、石蜜、枣膏亦可。

此治燥之通剂。

燥乃阳明秋金之化。经曰：逆秋气，则太阴不收，肺气焦满。肺为寒水生源，源止流绝，不能灌溉周身。且或汗、下亡津，或房劳竭髓，或过饵金石，或贪哺酒食，皆能助狂火而损真阴，故化为燥。在外则皮肤皴揭，在内则喘咳烦渴，上则咽焦鼻干，下则肠枯便秘。治宜生津存液，其燥自退。故用参、芪、麦冬、甘草补气以生津；归、芍、梅、枣，五味辛酸而致液。且津生于自然，当用自然之瓜、梨等汁以为助。液存于温润，更须温润之乳、蜜、枣膏以为养。

诗曰：

自然汁，一二好，花样兼并何处有，有的生脉如归芪，和着枣梅芍药草。

黄连汤三十三

黄连　干姜　桂枝　甘草　人参　半夏　大枣

胸中有热欲呕，胃中有寒作痛，与此汤而愈者，黄连之苦佐以半夏之辛，则苦从辛化，寒者不滞，可以泄上热；姜、桂之温和以参、草之甘，则温从甘缓，热者不燥，可以散中寒。寒热之相用，犹兵法奇正之相倚也。况大枣益胃，又所以热中而靖招摇

① 捉刀：指代笔。

矣。若早下、误下，胸满不痛，渐成痞气，去桂枝，换黄芩，盖病在表，早下、误下皆逆矣。下而虚其中，表邪乘之，则阴阳不通如痞象，故曰痞。邪正相薄，抑郁心肺，必烦躁，肠鸣，干呕或泄利，谷不化。论因固属虚，见症如斯，虚亦成实尔。故须出桂入芩，从其部而泻之。假无热，只自虚而痞，当塞因塞用，补阵热阵选方，芩连俱用不着。

诗曰：

黄连癖干姜，甘草爱肉桂，偏是枣强人，半夏为知契。

寒　阵

阳元销阴，阴尽命绝，先筹灭火，再议壮水。汇寒方。

抑阳酒调散一

独活　蔓荆子　前胡　羌活　白芷　甘草　防风各二钱　生地黄　黄柏　防已　知母各三钱　黄芩　栀仁　寒水石　黄连各五钱

昔有人言，阴气一分不尽则不仙，阳气一分不尽则不死。今某纯阳亢极，阴销殆尽，宜尸解羽化，乘彼白云，汗漫游于九垓而不返①耳。尚欲少留人世，须亲是药。盖防风、蔓荆、前胡、白芷、羌独活、甘草，升而不降之品，抑其外出，使彼不相犯；知、柏、生地、栀仁、防已、寒水石、黄芩、连，寒而善走之药，迫其直下，而上获少舒。是亦表里双解之法。酒调者，大抵②暴风客热，睛痛如烙，须以渠为导引，臭味相投，入则可展其长，此反治也。倪氏以是散为丸，救瞳神缩小，人存乎，不问眼。

---

① 汗漫游于九垓而不返：此为死之婉言。典出《淮南子·道应训》，卢敖游于北海，遇仙人若士，欲与若士同游，若士笑道："吾与汗漫期于九垓之外，吾不可以久驻。"若士举臂竦身，遂入云中。汗漫，寓有混混茫茫不可知见之意，后指漫游之远。九垓，九层之天。

② 抵：原作"柢"，据文义改。

诗曰：

平羌蔓草香如芷，地柏栀苓仍可喜，连夜风来水石前，独眠不叹无知己。

九味芦荟丸二

芦荟　木香　胡黄连　川黄莲　青皮　鹤虱　雷丸　芜荑各一两　麝香二钱。神曲糊丸，青黛为衣

小儿疳积上眼，此方主之。

疳毒本伤脾胃，医家皆以肝言，何也？盖木原出于土，土有肥浊，必淫入木，风不能胜湿，乃自甚而生火，克乎脾胃。是病本在土而标在肝也。今而目病，则标急于本耳。故以芦荟、胡连、川连、雷丸、鹤虱、芜荑，群队苦臊之品入肝，以清疳毒，杀疳虫，复以麝香、木香、青皮疏其陈腐抑郁之气，而使土木相安，用神曲、青黛者，肝脾之药，亦物与类聚之义。小儿疳蚀疳积，即不病目，亦当服此。

诗曰：

鹤虱雷丸白芜荑，木香二连及青皮，细研芦荟麝加入，神曲糊丸黛作衣。

又方三

芦荟　胡黄连　龙胆草　芎䓖　芜荑各六钱　当归　白芍各两半　木香八钱　甘草五钱

上方以木香、甘草、芍药和气疏土；当归、芎䓖养血营肌；胡连、草龙胆疗骨蒸痨热；芦荟、白芜荑杀有形疳虫，除疳积外，并治久染风热，以致目生云翳，肌体消瘦，发热作渴，暨口、牙、耳、项疮蚀、瘰结等症。

诗曰：

胆草非香木，芎䓖尽芜荑，连黄芍药白，甘草合当归。

芍药清肝散四

白术　石膏煅　滑石　芎䓖　防风　桔梗　荆芥　前胡　柴胡　甘草　薄荷　黄芩　知母　芍药　栀仁　当归　大黄制　芒硝

膏粱过味，病发酷烈，此方主之。

膏粱本卫生急需，过味则气血随变。再禀受素厚，胃阳亢害，自尔目暴赤肿，如杯如蛤，继而凝脂，花白层见错出，不得不处此寒方，权行威令。所谓逆则攻之，急治其标者也。然寒药多伤气，故以白术甘扶其胃；胃气宁，则芎䓖、防风、薄荷、荆芥、柴胡可以升而散之；以当归、芍药顾其阴；阴血固，则前胡、桔梗、山栀、黄芩、滑石可以清而导之；石膏、知母荡实热，速其去也；大黄、芒硝洁净府，善其后也。非膏粱致变，非气血素厚，进此不合，恐阴盛逼阳上亢。须问切详明，不可见症医症。

诗曰：

栀仁膏石炼硝黄，术廪荆柴户恰当，知母曷防风作梗，芎芩芍草薄前厢。

三黄祛热煎五

黄连　黄芩　黄柏盐、酒炒　芎䓖　薄荷　连翘　花粉　栀仁

上方为风热退，睛痛不止，脏腑不秘结而作。夫上结而下不秘，是脏未移热于腑也，故只三黄、花粉、连翘、栀仁之苦寒以清之；火退而痛不止，是肝复淫热于心也，更须薄荷、菊花、芎䓖之辛温以散之。

诗曰：

三黄连芩柏，花粉山栀列，再薄菊芎翘，何热清不得。

消凝行经散六

益母草　生黄芪　延胡索　郁金　当归　芎䓖　茯苓　通草各一两　黄连酒炒　荆穗　枳壳面炒　柴胡　红花　甘草各五钱

妇人症治与男子等，惟月事胎产异焉。今曰消凝行经，盖不月致病之药尔。夫月乃太阴之精，以望而盈，过望而亏。女子禀阴气成形，故血亦对月而盈亏也，曰月事。经曰：月事以时下，能有子。稍一差错，则气血俱坏。合用黄芪、益母草、枳壳、甘草补气而利气；当归、延胡索、红花、郁金行血而养血；柴胡、芎䓖导入厥阴，使荣从此归；茯苓、通草引入太阳，使邪由彼出；若荆芥、黄连，正为血凝累目，平其风热耳。如是则经脉无恙，琴瑟调而孕子。爰纪其功以名方。然必少妇健而有火者，方可与服。倘涉疑似，便当慎思。

诗曰：

消凝通郁延胡索，益母芎归连枳壳，荆穗柴苓甘草归，黄芪服亦红花落。

防风散结汤七

防风　荆芥　独活　红花　苏木　当归　蒲黄　滑石　桑皮　蚕砂　土茯苓　白芍药　石斛

金刀除蚬肉毕，此方主之。

金刀，凉物也；蚬肉，血毒也。血凉则凝，肉割则痛。凝且痛，风火至矣。故以防风、荆芥、独活疏其风；桑皮、蒲黄、蚕砂清其热；且割时必受水湿，石斛、滑石、土茯苓以利之；割后恐或瘀血，当归、红花、苏木以行之。如胬肉、椒粟，虽血盛，只泻白加减，不必此方。

诗曰：

荆蒲土可苏，桑蚕滑当活，石斛落红花，防风拥芍药。

竹叶泻经汤八

柴胡　山栀　羌活　升麻　甘草　黄连　泽泻　赤茯苓　赤芍药　草决明　车前子　黄芩　竹叶

积热必溃，此方主之。

积者，重叠凝聚之谓，热则酝酿为邪毒矣。邪深不行，聚久不散，势不得不溃。其病瘾涩不自在，视物微昏，内眦开窍如针孔，按之则沁沁脓[1]出，《本经》谓之漏睛。治当先理清阳，故用柴胡、羌活、茯苓、甘草；次泄浊阴，故用草决、升麻、车前、泽泻；总破其积者，必开必利，黄芩、黄连、大黄是也；除其热者，必苦必寒，赤芍、山栀、竹叶是也。服后目虽稍瘥，转觉便秘烦冤，此火已下降，只以杏仁一两，大黄二两，山栀仁四两，蜜丸。早晚服二三钱，当有效。盖杏仁微寒治烦，为烦为热之所致，山栀、大黄苦寒而利，治秘，为秘为积之不解。引而伸之，不但漏睛，凡风毒、流毒、因毒，皆为对症。

诗曰：

连草大黄竹叶青，升车遥望决睛明，条芩赤芍通山泽，谁向羌胡觅茯苓。

逐客饮九

人参　百合　当归　地黄　柴胡　防风　羌活　细辛　藁本　红花　赤芍　大黄　黄连　黄芩

上方用当归、地黄、百合、人参，为损者温之，司培宗气也；用柴胡、防风、羌活、细辛、藁本，为结者散之，升发风邪也；用红花、赤芍、大黄、黄连、黄芩，为客者逐之，抑阳救阴也。强阳暴热，眼肿翳蚀，头痛如破，此方主之。

诗曰：

三黄合本泛胡羌，人定风蓬不用防，何日当归杭芍地，红花摇落细辛香。

---

① 脓：原作“浓”，据文义改。

抑青丸十

黄连一两　吴茱萸酒浸，逗炒①　山羊肝一具，炙干。蜜丸

肝者，将军之官，双睛，其外阃②也。自衰贼盛，皆能乱其谋虑，故肝病目亦病焉。世人至死而光不灭者，邪未害其空窍，所谓病一不病二也。然既曰肝病，奈何用黄连苦以泻心？盖心，肝子也。子食母气，火泄木元而肝弗实矣。且木实，金当平之，心火退则金无所畏，自足以平肝，故曰抑青。用羊肝者，羊啖百草，清净无毒，取其同类，导引黄连之性入肝。火从寒化，热郁顿解。古人制方曲尽匠心，兹可见其大概。一法以羊胆和蜜熬膏，且点且服，理亦同。

普济消毒饮十一

人参　黄芩　黄连　白僵蚕　鼠粘子　柴胡　连翘　升麻　橘红　板蓝根　元参　桔梗　甘草梢　马屁勃　薄荷

泰和二年，民多疫疠。初觉憎寒体重，次壮热，头面肿盛，目不能开，喉舌干渴而喘。俗云大头伤寒。染之多不救，亲戚不相访问。东垣曰：身半以上，天之气也；身半以下，地之气也。此天元气薄，客邪乘之，上攻头目而为病。乃立是方，为细末，姜汤调，时时呷之。余用蜜丸，中夜噙化，人活甚众。盖连翘、薄荷、元参、板蓝根、鼠、马、蚕、橘，皆清喉利膈之物，虽多无碍。升麻主降浊，甘草缓之。柴胡主升清，桔梗载之，使气味浮而不沉，自可徐徐宣力。再有人参辅主，芩连逐客，则热邪不得复居其位，活人宜矣。倘血热便秘，加桃仁、大黄以下血。渴，肉瞤，加防风、芎、归而行。肿势甚者，须按穴砭刺，此尽肿胀之

① 逗炒：炒透。

② 阃（kǔn 捆）：门槛。

治。目如蚌合，如杯覆者，皆可类推。

诗曰：

普济黄连桔薄荷，翘芩元草板蓝和，升柴马勃鼠粘橘，加入蚕参疫奈何。

八正散十二

车前　木通　大黄　滑石　甘草梢　萹蓄　瞿麦　栀仁

经曰：膀胱不利为癃。理宜八正以通之。滑可去着，滑石、车前皆滑也；泻可去实，大黄、草稍、栀仁皆泻也；通可去滞，瞿麦、萹蓄、木通皆通也。若虚人，则大黄不宜用，加生地、桑白皮、苦竹叶，以清疗之。一切心热冲眼，太阳蕴毒，须与此汤。服后，觉湿热下注，少腹急，小便欲通不通者，加木香化气于中，委顿出矣。

诗曰：

八正车前甘草梢，大黄滑石木通条，山栀萹蓄兼瞿麦，郁热奔流小便消。

双解散十三

防风　大黄　薄荷　芍药　当归　甘草　白术　滑石　石膏　栀仁　桔梗　连翘　芎藭　荆芥　麻黄　芒硝　黄芩

病症之最急者，莫如风火。风火交战，理宜表里两解。是方防风、麻黄疏表药也，风热在皮肤者，得之由汗而泄；荆芥、薄荷清上药也，风热在巅顶者，得之由涕而泄；大黄、芒硝通利药也，风热在肠胃者，得之由秽而泄；滑石、栀子水道药也，风热在决渎者，得之由溺而泄；风淫于膈，肺胃受邪，石膏、桔梗以清之；风游于络，伏火随起，赤芍、黄芩、连翘以降之；苦寒恐亡阴，芎藭、当归和肝血以养之；辛散恐亡阳，甘草、白术调胃气以保之。一切暴风客热，服此效。外加菊花、连、羌活、蒺藜，名菊花通圣散，治同。人弱大便不结者，去硝、黄。天燥热多汗，麻黄亦不宜用。

诗曰：

双解麻黄更大黄，栀荷术芍草芎防，石膏硝滑浑无事，荆桔翘芩用正当。

黄连解毒汤十四

黄连　黄芩　山栀　黄柏

或加制大黄，蜜丸。

毒者，火邪亢极之谓。如上下积热，头目痛肿，口燥舌烂，二便秘结，发斑错语，及恶疮、消渴、疳蚀等症者是。脉来大数，按而击指，非大苦大寒专精解毒，不足抑其悍烈。是方也，黄芩苦而枯，枯则轻浮，能泻火于上；黄连苦而燥，燥则疏决，能泻火于中；黄柏、山栀苦而利，利则就湿，能泻火于下。再加大黄，蜜丸，上下通治，救阴之策备矣。虽然，药寒到此可谓绝境，倘诊视不的，切勿轻投。古人以芩、连、柏为丸，曰三补丸。黄柏一味，曰大补丸。名已不正，注方者添出许多蛇足，则言不顺矣。乃耳食之徒，认作补虚之补，而司医事，吾知病人，无所措其手足。

诗曰：

芩连栀柏黄，五味一般强，方虽名解毒，中病再休尝。

龙胆泻肝汤十五

草龙胆　黄连　人参　麦冬　五味　柴胡　黄芩　栀仁　知母　天冬　甘草

过虑不决，睛痛水绿，此方主之。

肝主谋虑，胆主决断。过虑则火起于肝，故睛痛；不决则火起于胆，故膏绿。治胆火宜直折，故用芩、连、柴胡、山栀、胆草；治肝火宜克制，故用天、麦门冬、参、草、五味、知母。

诗曰：

连胆由来苦，栀芩胡得甘，妙加生脉散，知母耐天炎。

左金丸十六

黄连六两　吴茱萸一两，酒浸，同连炒

加木香五钱，治积滞热痢。

左目病，左胁作痛，此方主之。

左者何？肝位也。左金者何？谓金令直乘其位也。金何以得令？盖黄连泻去心火，肺不受困，则清肃之威左行，而肝有所制耳。何用吴茱萸？以渠味辛气臊，臊则入肝，辛则疏利，是为反佐。加木香治痢何义？取其香温，合前药能开发郁结，使气液宣通。经曰：佐以所利，和以所宜，无病不克。

诗曰：

左金黄连吴茱萸，益元滑石粉甘草，补血黄芪秦当归，一般六一铢两巧。

凉膈散十七

竹叶煎汤合生石蜜调服

连翘四两　大黄　芒硝　生甘草各二两　栀仁　黄芩　薄荷各一两

大热目赤肿，此方主之。

大热，脏腑实火。目赤肿，本科险症。须以连翘、竹叶、荷叶之轻芬，升散于上；大黄、芒硝之猛烈，推荡于中；黄芩、栀仁上清下行；生草、生蜜和中泥膈，症不变矣。经曰：热淫于内，治以咸寒，佐以苦甘。此方之谓与。

诗曰：

甘草大黄苏薄翘，条芩栀子化风硝，七般为散名凉膈，竹叶汤搀石蜜调。

泻青丸十八

龙胆草　当归　防风　羌活　山栀仁　芎䓖　大黄各等分

青者，东方木神，于人为肝。泻青者，盖木忌蔽密，必伐去枝叶，始通风而不生虫。肝属木，忌血旺与气郁。血旺则善怒，气郁则筋脉不舒。风火相循而起，发为头痛，目赤肿，翳障，热泪，坐卧不宁，《本经》谓之木火自焚。不图急治，安望其条达。故用大黄、草龙胆、山栀仁苦寒下行，直入厥阴而折之；羌活、防风、芎䓖气雄能走，从其性而升之；用当归者，以辛温润其燥，就以辛温补其血，是亦泻青之一法也。虽然青乃春阳发荣之色，化物之源也。世医皆执东方常实，有泻无补，目病属肝，肝常有余，肝无补法诸说，起手便是平肝。不知五行之中，惟木怀仁向荣，非如前症，而用前药，譬以板斧伐柔条，标虽速去，本则随枯，来春杳无所生矣。春无所生，则夏长、秋收、冬藏者何物乎？故余每救败症，从养阴益阳者居多。否则议和、议泻，然终以益补收效。此何以故？盖病多假实真虚，而药只有泻无补，饥肠寒骨，强自支持，因衣以绨袍，食以豆粥，犹久旱得雨，严寒出日，有不解其郁闷者乎？必曰肝无补法，此门外汉子。凭卿用卿法，我自用我法也。

诗曰：

泻青莫漫防龙胆，羌活大黄当检点，至乃芎䓖栀子仁，症非如上任煎啖。

泻黄散十九

防风四两　甘草二两　藿香　栀仁各一两　石膏五钱

黄乃脾之正色。脾之华在睑，脾之窍在唇口。故凡两睑及口中、外有病者，知脾火也。苦能泻火，寒能胜火，故用栀仁、石膏；香能醒脾，甘能缓脾，故用藿香、甘草；乃防风取其升浮，既能发脾中伏火，又可于土中泻其金气，使不受母邪为祸。盖一药两用之法，以故倍之。

诗曰：

泻黄散重用防风，草藿栀膏减半充，蜜酒调咽清胃热，下胞痒烂有殊功。

导赤散二十

生地黄　木通　淡竹叶　甘草

赤者，火也。导赤者，导其丙丁之火由溺而泄也。然五脏各有火，何以知为丙丁？盖目赤心烦，小水黄赤耳。故用生地凉心血，竹叶清心气，草梢退心热，佐以木通，则直入小肠、膀胱而泄心表。若他邪相传，须导赤各半汤为当。

导赤各半汤二十一

黄连　黄芩　知母　栀仁　犀角　滑石　麦冬　甘草梢　人参　茯神　灯芯　红枣

热邪传入心经，凉以黄连、犀角、栀子；心热上逼于肺，清以黄芩、知母、麦冬；下移于小肠，泄以滑石、草梢、灯芯。然心分本虚，邪乃能越经而传，故又以人参、茯神、红枣以补之。

诗曰：

导赤药四味，竹草通生地，本方黄连芩，犀角滑石参，麦草暨栀子，灯芯枣知母，一样下膀胱，爰名各半汤。

各半义未详，诸书亦未有发明者。

泻白散二十二

桑皮　全地各一两　甘草五钱　糯米一勺

或加芩连三钱。

肺金正色曰白。肺虚火燥，目红不退，贼邪犯矣。桑白皮、地骨皮，质轻性微寒，轻可上达华盖，寒则直逼气海；甘草、糯米，味甘性纯厚，甘可补土生金，纯厚则化邪匡正。李时珍曰：此泻肺诸方之准绳。愚谓：气分虚热，得此散一消，乍可见效。若血分实火，必加芩连，或下方乃的。

冶金煎二十三

元参　桑皮　枳壳　黄连　杏仁　旋覆花　防风　黄芩　白菊　葶苈子

白睛肿胀，日夜疼痛，此方主之。

白睛肿胀，肺气中塞也；日夜疼痛，肺火上攻也。中塞者，须散而决，故用枳壳、杏仁、旋覆花、防风、白菊；上攻者，当寒而下，故用桑皮、黄连、元参、黄芩、葶苈。

诗曰：

泻白桑皮地骨皮，甘草粳米药须知，参连芩麦及知母，睛红喘咳可加之，有用元桑杏仁枳，旋覆防风葶苈子，黄连黄芩白菊花，别名冶金还详记。

竹叶石膏汤二十四

竹叶　石膏　人参　麦冬　半夏　甘草　粳米①

伤寒瘥后，虚羸少气，气逆欲吐，目病骤作，此方主之。

伤寒由汗、吐、下而瘥，自然虚羸少气。气虚不能生津，则燥火上干，故逆而欲吐，目病骤作。石膏、竹叶、麦冬，所以解肌而清有余；半夏、人参、甘草，所以散逆而补不足；乃粳米者，恐竹、石过凉损胃，用以和中气尔。一方除参、麦、半夏，用桔梗、木通、薄荷，治胃实口渴。李士材曰：阳明外实，则用柴葛以解肌。内实

① 粳米：原作“杭米”，疑为“秔米”之误，“秔”为“粳”之异体字，“秔米”即“粳米”。下文“竹叶石膏汤，粳米法半夏”，原亦作“杭米”。

则用承气以攻下。此云胃实，非有停滞，但阳盾胜耳。火旺则金囚，故以竹叶泻火，以桔梗清金，薄荷散于上，木通泄于下，甘草、石膏直入戊土而靖其中。夫如是，则炎蒸退而津液随生。土疡睑肿，治亦得。虚人冒暑，目暴赤肿，合前药增易一二。

诗曰：

竹叶石膏汤，粳米法半夏，参草麦门冬，燥热饮能罢。

人参白虎汤二十五

知母　石膏　甘草　粳米　人参

白虎者，西方金神也。五行之理，将来者进，成功者退。知秋金令行，则夏火拱服。石膏甘寒，知母苦寒，所以吏清肃之令而除炎热。诗曰：大暑驱酷吏，清风来故人。正啜此汤之谓。然啜则啜矣，胃气不能无损，故用人参以扶气，甘草、粳米以和胃。热淫阳明，津液内燥，睑肿头痛，此方主之。

石膏半生半熟，一味为散，淡竹叶、麦门冬浓煎，调二三钱，功效不相上下。

诗曰：

睑肿头疼风木侮，草汁调和煎白虎，知母不奈石膏凉，安排人参粳米补。

犀角地黄汤二十六

犀角尖　生地黄　牡丹皮　白芍药

诸见血、血瘀、血热，用此四者。心主血，犀角所以凉心；肝纳血，芍药所以平肝；火炎能载血上行，丹皮去耗血之火；血涸能致火内燔，地黄滋养阴之血。若夫血怯则瘀，瘀则热发，当问症审脉，变化无方，非此所能统辖。

诗曰：

犀角地黄，牡丹芍药，血见而稀，血瘀而薄，血热而微，血行而却，既饮再煎，妙不自觉。

清胃散二十七

升麻　当归　黄连　牡丹皮　生地黄各等分

一方加石膏。

内睑肿实，痛牵头脑，此方主之。

内睑责阳明，肿责血热，痛责火盛。升麻、黄连能泻火；丹皮、生地能凉血；乃当归之用，所以益阴使阳不得独亢；石膏之加，所以清胃使病不难勇退。

诗曰：

清胃散，主当归，升麻连地牡丹皮，或益石膏平气热，阳明症就此中推。

清气化痰丸二十八

橘皮　杏仁泡去皮，炒　枳实面粉拌炒　黄芩　瓜蒌仁酒炒　茯苓各一两　胆南星　法半夏各一两五钱。酒、姜汁为丸

吴鹤皋曰：气之不清，痰之故也。能治其痰，则气清矣。故用星、夏燥痰湿；杏、橘利痰滞；枳实攻痰积；黄芩清痰热；茯苓渗湿以消痰；瓜蒌下气以除痰。愚谓：痰即有形之火，火即无形之痰。火借气于五脏，痰借液于五味。液有余则痰因而充溢，气有余则痰得以横行。善治痰者，不治痰而治火；善治火者，不治火而治气。是故清气乃所以化痰。而曰痰治则气清，解说虽好，觉与本方名义稍背。

诗曰：

清气化痰星夏橘，茯苓杏枳瓜蒌实，生姜扭汁酒为丸，不遇沉疴脏清密。

当归龙荟丸二十九

黄连　黄芩　黄柏　黄栀子　当归各一两　大黄　龙胆草　青

黛　芦荟各五钱　木香二钱　麝一钱

风惊热蓄积，时发惊悸，筋惕搐搦，嗌塞不利，肠胃燥涩，狂越，目上视，此方主之。

肝火为风，心火为热。心热则惊悸；肝热则搐搦上视；嗌塞不利者，肺亦火也；肠胃燥涩者，脾亦火也；狂越者，狂妄而越礼也。经曰：狂言为失志。① 又曰：肾藏志。如斯言之，则肾亦火矣。故用黄连、山栀以泻心；黄芩以泻肺；青黛、龙胆草以泻肝；大黄以泻脾；黄柏以泻肾。夫一水曷胜五火？不亟亟以泻之，几于无水耳。用当归者，养脏阴于亢火之际；用木香、麝香者，和脏气于克伐之余也。

诗曰：

当归龙荟本五黄，青黛木香及麝囊，冬蜜为丸绿豆大，审其量进亦奇方。

消渴方三十

黄连二钱　天花粉八钱

为末，用乳或藕、蔗自然汁调。

消渴，一理也，分之则有三证焉。渴而多饮，为上消；善食而溲，为中消；烦渴引饮，小便如膏，为下消。经曰：心移热于肺，传为膈消。金得火而燥，故渴。燥者润之，故用花粉、奶乳、藕、蔗等汁；火原于心，故复泻以黄连。中消者，经曰：瘅成为消中。瘅者，热也。或地黄饮子，或竹叶黄芪汤，甚则承气。下消者，经曰：饮②一溲二，如膏如油者不治。此盖先有上、中消症，医习而不察，热邪下传，销铄肾脂，或克伐太过，泄其真气，

---

① 狂言为失志：《素问·评热病论》作“狂言者是失志，失志者死，今见三死，不见一生，虽愈必死也”。

② 饮：原作“饭”，据《素问·气厥论》改。

不能管束津液以滋众体，致同饮食之物酿而为溲，入一出二，为膏如油也。急以八味、左右合归或白茯苓丸，加减互用，否则肌脱力微，阴痿牙枯，生气日促矣。

邑人丁芳洲，苦学善饮，年二十六，病消渴。医以为酒食之过，一味消导，渴愈甚，酒肉之量愈加。明年成下消，证如前，兼得鼓胀，目无所睹。比延余，心知病不能痊，但症系内障，有可治。遂用肾气、宁志、驻景等药，既而针其左目。视不甚明，然病觉大减。逾年再针其右，目痊。而药全不应。呜呼！此其所以为不治也欤。

清燥汤三十一

补中益气合生脉、二妙、四苓三散，再有神曲、黄连、生地。

燥湿相及也。方名清燥，胡一意治湿？盖人肺胃素虚，而秋阳酷烈，瓜茶过啖，内湿外热蕴酿成邪。肺金受之，则天气不能下降，膀胱绝其化源。口渴便燥，目睛黄涩，当以清金润肺为首务，故用补中益气合生脉以升阳生津；燥则必痿，故用二妙加连、地以治痿；湿则必痹，故用四苓加神曲以利湿。

按：此汤非如愚注，概以治血枯精涸，五内烦热，液道不通，诸燥贻害不少。喻嘉言以燥从湿治，非东垣具过人之识，不及此，所谓知一不知二。且进而论之，药品驳杂牵强，即依前释，升、柴、柏、曲何所取义？即从湿治，地、麦、连、柏决用不着。又治暑、治痘，概升阳顺气，仍就是增减。方同病异，更始厥名，过人之识其在斯乎！

此汤本不中用，以喻氏奖借过情，故大书特书，唤醒长梦。我辈立定根脚做人，高着眼力看书，智圆识达，自不为前人欺瞒。

二妙散：黄柏、苍术等分。盖湿热作痛，黄柏妙于去热，苍术妙于去湿。

倒换散：荆芥二两、大黄一两，治小便①不通，直捷简易。谓二妙尤切。又苍术、荆芥等分为丸，雄精作衣，治风湿，义同。

秦艽鳖甲散三十二

秦艽　鳖甲　知母　当归　乌梅　青蒿　柴胡　地骨皮各等分

风劳，骨蒸壮热，肌肉消瘦，干咳目赤，此方主之。

风，阳邪也。在表表热，在里里热，附骨骨蒸壮热，久蒸血枯，肌乃瘦。热邪上逼，肺不纳，抑而干咳，咳久宜目赤。柴胡、秦艽，风药也，风药速行，得乌梅之酸涩则逗留，能驱骨蒸之风；全地、知母，寒药也，寒药凝聚，得青蒿之苦辛则散降，能疗肌骨之热；鳖，阴类而甲骨属；佐以当归，非惟养血，总邀前药，而除热于阴尔。

诗曰：

风劳蒸骨夜如年，艽甲青蒿饮万千，见说柴桑梅子熟，煎汤奉母病当痊。

四生饮三十三

荷叶　艾叶　柏叶　地黄等分

生捣融，鸡子清调服。

阳乘于阴，见诸血症，法当泻火，火退则血自归经。统而论之，生之则寒，四生皆能泻火。析②而论之，荷、艾轻香，散火于气；柏、地重腻，降火于血；蛋清之调，正以凉其热，而生其阴耳。

导阴煎三十四

陈牛粪　兔粪　伏翼鼠粪　人溺　驴子溺

① 小便：原作“水便”，当为“小便”之误。

② 析：判，分开。

虚劳之人，血脉空洞，燥火内燔。以辛香之物投之，虽曰滋阴，其实燥血；以苦寒之品攻之，虽曰降火，切恐增气。故主以腐化之粪溺，既可胜焦，又不损胃，是盖虚火之知契也。或者恶其秽而薄之，此未升药师之堂。

诗曰：

四生饮，荷艾柏，与地黄，蛋调讫。导阴煎，人驴溺，牛兔鼠，陈粪列。

通关丸三十五

黄柏二两　知母一两　肉桂五钱

蜜丸。

肾火起于涌泉者，主此方。

热自足心直冲股内，而入少腹，便秘不渴，阴汗遗精，均谓火起涌泉。知、柏苦寒，水之流也，用以折其过逆；肉桂辛温，火之亚也，假以暂为反佐。然虽对症，必脉形两实，素无损伤，方许议治。

诗曰：

黄柏通秦关，肉桂来交趾，知母蜜丸吞，涌泉火不起。

酒煮大黄丸三十六

大黄去黑皮，取鲜黄锦纹者，剂片一斤，好酒炆熟，候干，再用烧酒拌，蒸晒，杵融，丸如绿豆大，磁罐收贮，听用。

大黄苦寒泄利，得烧酒无窍不入，无实不泻。然必久蒸晒者，欲味醇而气微香，第去邪不损其正，庶不失为久练之将军云。

七制香附丸三十七

拣大香附子一斤，杵去皮，以童便浸软，剂片。初用生姜扭汁渍湿晒干，继用冬酒，继陈米醋，继生紫苏汁，继生艾汁，继生薄荷汁，次第渍晒毕，碾末，百合粉糊为[1]丸，赤豆大，磁罐封固，听用。

妇人一切风热不制，致目淡红微翳，眵泪眊矂，频年不瘥。此盖忧思郁怒，潜伤肝脾，致春升之气不能上营，虽治易愈，未几复来。一回重一回，药遂罔应。香附气芬味苦辛，专入肝脾而平蕴结，今渍以七物，非制其悍，实助其能，用疗上症，尤为合式。

① 为：原脱，据两仪本补。

卷之三下

甲午中秋后一日书事

有小序

岁己酉，余年二十六，得是术于江夏。思坊刻缺谬良多，欲编一善本，授嗣子开瞽医医，至辛酉，草草成卷帙，见者面谀腹诽，乃披沙拣金①，博采详说。又越十数寒暑，稿四易，书始定。苦饥躯无暇缮写。今五月初，客钟贤石竹居，馆既精洁，心益清宁。取全集录而装好。客散睡余，随意展玩，觉书味与茶甘俱永。不惭大言曰：观止矣！可以启迪后人矣！因诗以志喜：艺游无泽惠中原，笔乘经书数万言。妙理存存通大易，生机隐隐见贞元。敢期姓字留天地，合有清芬及子孙。后学勿嫌吾道小，活人功可国医论。

热　阵

阴风栗②烈，阳气沉埋，欲收寒威，须临日火，汇热方。

理中汤一

人参　白术　干姜　甘草

太阴自利不渴，寒多而呕，腹痛溏泄，脉沉无力，或厥冷拘急，或结胸吐蛔，及感寒霍乱，此方主之。

太阴，脾也。自利腹痛为脾病，利而不渴为寒。寒彻于外，则四肢厥冷拘急；寒凝于中，则结胸溏泄，喜吐蛔出。霍乱者，

---

① 披沙拣金：沙里淘金。比喻从大量的事物中选取精华。

② 栗：通“溧”。《诗·豳风·七月》：“二三日栗烈。”

或呕或泄，阴阳不和而挥霍撩乱也。凡此皆虚而致寒。故用干姜、白术之辛温，人参、甘草之冲和，散其寒而补其虚，则中气治，太阴脾土遂其初矣，故曰理中。

人身阳气，有如天日，稍西则凉，凉极则寒肃至矣。是故病在三阴，须以此汤为主。桂、附、丁、砂、花椒、乌梅、归、芪，随症增一二无害。今人明欲理中，加上许多非类，责以收效，得乎？

蛔虫乃湿土所化，非胃中固有之物。胃寒无容身之地，遂逐气逆上而吐，胃治则腐或随粪便下。盲医咸谓消食养脏之虫，作丸作散，安保不已，为之喷饭。

霍乱亦有阳症，不可不辨明用药。

诗曰：

理中参术干姜草，附桂丁芪出入好，唯有景岳理阴煎，草姜桂地归仍妙。

理阴煎二

地黄　当归　甘草　干姜　肉桂

此理中汤之变方也。凡人真阴不足，或素多劳役，忽感天行赤热，虽现火症，但便清恶寒，脉见沉小无力，便是假热。速以姜、草，佐归、地、肉桂温补阴分，托散表邪。不效再进，使阴气渐充，则邪从内散，赤热自退。若以寒苦攻之，病变决不能治。吾于此症，尽得领教，特表而出，以为世警。

扶阳助胃汤三

人参　肉桂　附子　白术　甘草　干姜　橘皮　吴茱萸　芍药　益智仁　草豆蔻湿纸厚包煨，不可去油

客寒犯胃，胃脘①当心而痛，目无所见，脉来沉迟，主此方。

---

① 胃脘：原作“胃腕”，据文义改。

胃，戊土也。乙肝窍通于目。邪在胃中，土木争胜，不见固理也。脉来沉迟，客寒可知，故用附子、干姜、肉桂、吴萸、草蔻、益智辛热之物以扶阳；邪气既实，正气必虚，故用人参、白术、甘草甘温之品以助胃；其橘皮、芍药，非取其酸辛，一泻土中之木，一利腹中之气欤。虚肿如球，别无病苦，服此亦效。

诗曰：

桂附理中加芍药，吴茱萸广陈橘壳，再益智仁草蔻煎，客寒犯胃咸除却。

九转丹四

一名硫黄挺生丸

硫黄十两　故纸四两　白术五两　胡巴盐酒炒　附子三两　小茴　肉豆蔻蒸熟，不可去油一两五钱　木香一两　沉香一两五钱　白胡椒五钱，蒸过　丁香二两　山药

打糊为丸。

凡人之身，有真火焉，寄于命门，会于肝，出入于艮、坤。所以温百骸，养脏腑，皆此火也。此火一息，则肉衰而瘠，血衰而枯，骨衰而齿落，筋衰而肢倦，气衰而言微矣。硫黄，火之精也，倍用之能驱邪归正，挺拔元阳。经曰：阳旺则阴生。一举而阴阳两得之也。但其性热而不燥，得附子、白椒之辛烈，则上行下效，捷如影响，乃所以发生。以故火盛自生土，白术、丁香、山药以助之；土盛恐制水，胡巴、故纸、豆蔻以养之；其沉、木、小茴三香，气升味降，非惟坚肾益脾，同寅[①]协理，并假渠为介绍，引火归经，不致孤阴困守耳。阳气暴绝，目盲，慢惊上视，阴厥直视，厥阴头痛，痰晕目暗，暨一切冷劳、阳痿、小便频数、小腹冷痛、奔豚、

---

① 同寅：同僚，旧称在一个部门当官的人，此指沉香、木香、小茴香三味药。

风痹、连年不愈痎疟、吐泻不止、寒积不消、胸膈饱闷、大病后肿胀、脱气脱血等症，救急扶危，其功十倍人参。若人强力入房，因而骨极，腰脊酸削。不欲行动，是丸虽似对症，一粒不可轻投。所以然者，水亏火益盛，又以硫黄济之，肾精消烁耳。市医用以杀人，群喙毁为毒药，得毋过此类也。呵呵！

硫黄取极松、极黄、碎如米者，置广锅内，炉炭熔化，用桑枝不住手搅。预备陈米醋若干，豆浆水一盆。如烟浓欲焰，急以醋沃之。复熔复搅，极清，倾入磁盆。俟冷再打碎、熔搅如前。至九次，则丹成矣，故谓之九转。泉水漂十余日，去火毒。澄新黄泥水及绿豆、甘草片煮一昼夜，淘净晒干。

肉豆蔻与丁香、肉桂大同小异，其性味妙在香油面裹煨，或水润湿，饭上蒸一二餐可矣，市医纸包火熨，千百不休，香味顿失。至有以苞粟子炒，碾粉，渍其油，伪货人者，可笑可恨。

此丸原名挺生，诸书无有，不知始自谁氏。今江闽盛行，向人乞得其方，按法精制，对症者与服皆效。但原方①硫黄一斤，似觉过多，减去六两。又每进此，大便泄无了局，增入肉豆蔻、白椒二味，由一钱至五钱，久之肠胃适然，精力倍胜，真神品也。备注以广其传。

诗曰：

挺生不独擅硫黄，妙附丁沉术木香，椒蔻胡巴小茴药，骨脂既补寿弥长。

春阳回令丸五

参汤下。如吝，龙眼汤亦好

枸杞一斤　补骨脂八两　白术四两　胡椒二两，久蒸，晒，极纯为妙

---

① 原方：原作“元方”，据文义改。

春阳，指木政而言；回令，回其生发之令也。夫木得水则荣，失水则枯；气满则荣，血失则枯。荣则引风，枯则惹火。动之如雷电，发之如风雨，独出独入，无敢禁御。五脏之最难得其平者，莫肝若也。故属肝之病居多，而治肝之法极博焉。若乃血脱、洞泄，因成阴风暴盲，此脾、肾、肝虚极，脏中阳气下陷所致。是方枸杞子味甘质润，濡血者也；补骨脂色黑气腐，暖水者也。水以生之，血以养之，木荣弗枯耳。胡椒之辛热以回阳，白术之辛温以补土，阳回则花叶自繁，土厚而根干始劲。用人参者，洪钧一气，无地不周。所谓一息不运则机缄穷，一毫不续则霄壤判，使其木令回春，土、火、金、水次第而生生矣。或者不达此理，见其血竭，而主以纯阴之四物，切恐天地否塞，万物不生。亿其精耗，而进以壮水之六味，不免怀山襄陵①，水泛木浮。故曰四物、六味，有时禁弗与者，盖此类也。余撰兹丸，敢谓救今人之失，实所以补古方所不及。高明之士，幸教我焉。

诗曰：

杞术补骨脂，参椒回春令，会得暴盲人，诚求乐施应。

白通汤六

干姜　附子　葱白去葱入甘草，即四逆汤

少阴下利，目暴盲，两手脉俱沉濡，此方主之。

少阴肾，冬令也，主天地闭藏。寒邪客之，则阴道不固而下利，利下阳气暗泄，故脉沉濡，目盲。乃用葱白以通阳气，干姜、附子以散阴寒。寒散阳复，通者塞而塞者通矣。可即葱而名白通。

向治某甲，投此汤，利不止，渐厥逆无脉，干呕而噎呃。或

① 怀山襄陵：大水包围山岳，漫过丘陵，形容水势很大或洪水泛滥。怀，包围；襄，上升至高处；陵，大土丘。《尚书·尧典》："荡荡怀山襄陵，浩浩滔天。"

据《伤寒论》云：此寒盛格阳，不能下达少阴，反逆乱于上故也。须加人尿、猪胆汁以导之。切思暴盲系肾阳虚极，方悔用葱过表，更与大寒奇苦之尿、胆，则落井下石。所谓不死于病，死于药矣。乃以柿蒂、丁香、干姜浓煎一大杯，下咽呃逆即止。随进八物回生饮五六剂，身温脉续，而目亦能睹。可见印板书在人活读，印板方其可死用乎哉？又太阴自利不渴，阴症脉沉身痛，与夫厥逆不利，脉不至，用四逆汤，煎成凉服。吴注：太阴主水谷，内有真寒，故自利不渴。阴症举三阴而言，病在里故脉沉。里寒，则血脉凝涩，不能宣布手足，故身痛，四肢厥逆，脉不至而下利。经曰：寒淫于内，治以甘热。故用炙草、姜、附申发阳气。又必凉服者，经曰治寒以热，凉而行之是也。否则戴阳者，反增上燥，口目耳鼻皆血，甚矣。药之难用如此。

按：姜辛温无毒，不特散寒，兼能通神明，去秽恶。故圣人日食不彻。甘草，固敦厚和平，寒热皆理，药师目为国老。四逆汤除此，只附子一味。附性虽较姜加烈，如阴症、厥逆、自利、脉不至，再甚热品补剂，煎成急进无害，何必凉服。鹤皋曾注《内经》，顾如是饶舌，市医几人明达？果见面红七窍流血，决谓此属假寒，误投姜附而致。定改用知柏四物，或六味地黄，下咽随毙。学者讲论至此，当起立敬听。

诗曰：

少阴利后脉沉濡，两目随盲白通治。白通姜附加葱白，去葱入草四逆为。四逆不谐病或变，温经九转可平施。

八物回生饮七

人参　黄芪　白术　鹿茸　当归　附子　干姜　肉桂

阴阳两虚，寒邪直中，眩仆欲绝，喉无痰声，身不浮热，此方主之。

阴阳之在人身，互为其根，不可须臾离也。阴尽则阳无所附而飞越，故眩仆；阳消则阴无所资而寒逆，乃欲绝。过不在痰，焉有痰声？病不因感，那得体热？回阳须人参、黄芪；还阴必当归、鹿茸；安胃散寒，不外术、附；温经摄血，岂违姜、桂。

此症俗呼脱阳，一名阴厥，责以房劳致病。用附子理中不效，则术穷。不知即谓房劳，固其精血败坏方，见是状，徒益其阳，寒虽能去，则阴不愈销烁尔？不尘主此八物，雅有神契，故谬曰回生。本方除归茸名黄芪汤，治肺劳气虚，阴凑为寒，亦佳。

诗曰：

回生八物，姜桂黄芪，鹿茸参术，附子当归。

人参复脉汤八

人参　麦冬　阿胶　黑芝麻　肉桂　地黄　甘草

姜枣和煎。

气血虚衰，真元不能继续。脉止心悸，目昏不自安。用参、草、大枣者，补可去弱；用生姜、肉桂者，温则生阳；阿胶、黑麻，所以滋阴续绝；地黄、麦冬，所以宁神正视。

诗曰：

人参复脉汤，交桂怀地黄，麻麦阿胶草，煎还佐枣姜。

真武汤九

附子　白术　茯苓　芍药　生姜

膀胱阳虚，不能运行水气，致寒湿内甚，骨节尽痛。或汗出而邪不散，仍发热，及湿胜水谷不别，则水上凌逼心肺，头眩目瞤，真武汤主之。盖白术、茯苓，厚坤土而制坎邪；附子、生姜，壮实火而逐虚寒；芍药之用，亦经湿淫所胜，佐以酸平尔。

诗曰：

真武汤，术苓附，芍药姜，暖水土。

按：真武，北方水神，以渠能治水怪，故名。此汉人佞佛结习，不必稽究，但义取乎斯。须地黄、阿胶、苁蓉、天冬等，阴中阴药，类聚处方，顾以火土纯阳之物，相胜相敌，殊觉舛谬。且疑少阴病，肢体骨节疼痛，必当归、肉桂和阴行血，其痛方除，岂可芍药酸平？太阳病，汗出不散，脉缓沉，自利，加人参、五味，收阳益卫，水湿自化，茯苓决难淡渗。王晋三谓此用崇土摄水法，则真武元是土神，非水也。又曰命名虽因崇土，全赖阳气出化，则又似火神矣。强解胡诌，可为喷饭。

小建中汤十

肉桂　甘草　生姜　芍药　大枣　饴糖

腹中急痛，左脉涩，右脉弦，此方主之。

邪气入里，与正相搏，则腹痛急甚。脉涩者血滞，弦者木克土也。故用芍药之酸，于土中泻木；肉桂之香，于脾中行血；脾急欲缓，饴糖、炙草之纯甘以缓之；中寒须温，生姜、大枣之辛甘以温之。曰建中者，脾居四脏之中，得此症必此汤，脾气始建。呕家虽腹痛不用，为其甘也。然只在饴糖一味耳。今人用是汤，绝不言及饴糖，未窥仲景之奥。

大建中汤十一

蜀椒　干姜　人参　饴糖

头风痛不敢触，服攻、散之剂加甚者，与此方。

阳气藏于土木，会于头。阳虚适风邪中之，故发痛。误攻与散，阴寒之气，复逆而上冲，故转甚而不可触近。乃用椒、姜之辛热，逐冷散逆；参、糖之甘温，回阳补土，则中气大建而风痛顿除。

十四味建中汤十二

十全大补加麦冬、苁蓉、半夏、附子。

汗、吐、下后，中气虚乏，真元无所附丽，再形为事劳，精听欲役，则无根之火一激而上，隐隐发为目痛，或睑胞浮胀。以参、芪、炙草、当归补虚而和中，桂、附、芎䓖、芍药助阳以祛邪。不效，加地黄、麦冬、苁蓉清其燥，白术、茯苓、半夏除其湿。所谓中营之帜一建，而失伍之师一一各就其列，不终日而目宁矣。或谓以参、芪、桂、附、建中、理中等治目，法之变者也。医未至通权达变，与不知医何异？知言哉。

诗曰：

建中妙饴糖，甘桂姜芍枣；参椒易桂芍，大建方亦好；十全加苁蓉，附夏麦门冬，列名十四味，症治异而同。

治中宣化丸十三

六神曲取净粉，蒸熟搀蜜为丸，绿豆大，金箔衣

郁金　雄精四钱　乳香　朱砂三钱　没药　木香　沉香二钱　巴豆去净油，一钱

小儿沉郁冷积，此方主之。

积者，能食不消，郁则兼病而言，再沉且冷，则脏腑何从黜陟①。是故积不行则肠结而腹胀，郁不舒则火灼而肌瘦，为疳为痨，相因而起。上方朱砂、雄黄靖火毒也；乳香、没药苏气血也；郁金、巴豆解其坚凝；木香、沉、曲引其吐纳；金箔之用，乃所以镇邪耳。治中宣化，名不虚传。

诗曰：

治中宣化推郁金，巴豆雄黄木与沉，乳没朱砂功不减，再裹金曲病无侵。

四神丸十四

大枣百枚去核，生姜八两切片，同炆烂，拣去姜，为丸

---

① 黜陟（chùzhì 触至）：原指人才进退、官吏升降，此喻指脏腑之升降出入。

故纸四两　五味子三两　肉豆蔻二两，面粉裹，煨　吴茱萸一两，开水泡去烈性

脾肾虚损，泄不已，因而近视，此方神良。

脾主水谷，既虚不能健运；肾司开阖，已损应难秘固。故子前午后，腹无痛而泄，泄伤则阳火下陷，而目能近怯远。豆蔻辛温而涩，温能益脾，涩则止泻；故纸辛温而苦，辛能散邪，苦则坚肾。脾肾之阳不灭，远近一皆明照。五味本酸收，得姜性直资肾火；吴萸徒辛散，有枣和特益命门。肾命之气交通，水谷自然克化。

诗曰：

吴萸破故纸，豆蔻五味子，姜炆枣肉丸，四神灵在是。

冲和养胃汤十五

人参　白术　黄芪　当归　橘皮　附子　丁香　砂仁　枸杞　甘草

久病胃虚，食少作呕，或恶心睑胀，妇人及月头眩，此方主之。

胃者，水谷之海，强则善谷，弱则闻谷而呕，加以恶心睑胀，值月头眩，不问病久病新，都作虚论。今用人参、白术、黄芪、甘草，气味甘温以益之；橘皮、附子、丁香、砂仁，气味辛利以和之；当归、枸杞，阴中益阳、阳中滋阴以助之。前症宁有不除？诗曰：

冲和参草术，养胃丁砂橘，再附芪与归，杞人无目疾。

吴茱萸汤十六

人参　生姜　大枣　吴茱萸①

① 吴茱萸：原脱，今据《伤寒论》补。

厥阴头痛，干呕吐沫，此方主之。

厥阴脉挟胃，寒气内格，故干呕吐沫。厥阴与督脉会于巅，引寒上逆，故头痛。茱萸辛热味厚，下走能温少阴、厥阴，佐以生姜，散其寒也，佐以参、枣，补其虚也。且厥阴经络，又环阴器，如寒疝腰痛，牵引睾丸，脉沉迟，加附子等分煎，凉服。一方以吴萸、干姜等分为丸，参汤下，义同。

诗曰：

吴萸参枣姜，为汤阴邪降，四逆草姜附，寒毒中无妨。

四逆汤十七

干姜　附子开水泡去盐，剂片，煎　甘草

此因病而名方。其症寒中阴厥，脉迟小或沉，濡中见数，身倦不热，或有微热不渴，懒言动，当急温之，迟则不救。盖本人胃气大虚，肤腠疏豁，外受风邪，内食生冷，其疾即发。非若伤寒，循经传里之缓也。故不问内外因，总以炙草、姜、附为主。有转自利者、头痛者，随时增益，逆还为顺，亦未可知。

风寒传入厥阴，症如上，服上药不效，眼反暴发，及妇女经行不利，须桂枝、细辛以温表，归、芍、甘草以调里，通草通阴阳，大枣和荣卫，立瘳。若人素有内寒，不问传①、中②，四逆合用无害。

温经益元散十八

人参　黄芪　白术　枸杞　当归　鹿茸　枣仁　肉桂各等分　附子　丁香减半

姜酒调。

---

① 传：传经。

② 中：寒邪直中。

损虚成瘠，阴凑为寒，眩惕暴盲，此方主之。

寒，阴气也。寒中阳经，犹能抗阴，其病易愈；寒中阴经，两阴相遇，如胶投漆。故病太阴、少阴，必重且危，病厥阴者死。今曰损虚、曰阴凑，则非外因而作。盖工贾之人，日既劳役，汗尽津亡，夜复花酒，髓枯血竭，恹恹哑病，瘦减腰围。尤自风餐水宿，冻馁交并，致脏气萧索，阴寒骤起。血得寒而凝结，寒遇凝而深入，似痉非厥，眩惕失明。不用桂、附、归、杞、枣仁、姜汁温其经，参、芪、术、茸、丁香、醇酒益其元，身虽健在，瞳子其不兴欤。

诗曰：

温经参芪术，元益归杞茸，丁桂枣仁附，阴寒力自穷。

菊花茶调散十九

新菊花烹雨前茶，尤妙

人参　黄芪　当归　僵蚕　肉桂　甘草一两　附子　干姜　芎䓖　五味　天麻　白附七钱　细辛　防风　薄荷五钱

头风时痛时止，散表无汗反甚，此方主之。

外感头痛，手不可近，多实邪。今作止无时，喜打喜热为内伤。既表无汗，元气大虚，从外从实而治，安不加甚？故以参、芪、附、草、姜助其阳；芎、归、五味、桂调其阴；阴阳和，则天麻、细辛诸风药可行升散之令矣；再有菊、茶清芬上行，以为引导，是盖痛风之劲敌也。于以承弊，无凶不服。

诗曰：

草参细味胜归芪，姜桂芎防附亦输，唯有薄荷及白附，天蚕微物略相如。

攻　阵

酷痢吸髓，疟疫剥肤，投之厕中，民命顿苏。汇攻方。

通气利中丸一

大黄二两五钱　滑石　牵牛一两五钱　白术一两　羌活五钱　黄芩　白芷八钱

气滞者不通，中实者不利。不有以治之，则亢阳上腾，害目之前驱也。乃以白芷、羌活辛利诸节行其滞，黄芩、滑石寒胜诸热去其实，大黄、牵牛苦泻二便利其中，亦逆攻之法。盖猛烈药也，虽有白术和胃，中病而仍与服，恐大厦将倾，非一木所能支矣。一方用白牵牛末一两，四制香附子五钱，甘草二钱，米糊丸，量病虚实，下以钱数，一切积聚，得之随去。且药甚平易，而又不损元神，功在利中、承气之上。一方制大黄、生白牵牛末各等分，薏苡仁粉、皂角浓煎汁调，蒸熟杵为丸，亦佳。

诗曰：

芩炫大黄芷发馨，牵牛南过滑家亭，笑羌活为杯中物，种术频年两鬓星。

大柴胡汤二

柴胡　半夏　大黄　枳实　黄芩　芍药

姜枣佐煎。

阳邪内传，表症未除，里症又急，此方主之。

表症未除者，寒热往来，胁痛口苦尚在也，故用柴胡、半夏、生姜、大枣以解之；里症又急者，大便结而解难也，故用大黄、枳实、黄芩、芍药以攻之。

诗曰：

大柴胡芩白芍药，庄黄半夏小枳壳，表邪未罢里邪催，度量煎倾病合却。

调胃承气汤三

大黄　芒硝　甘草

肉轮肿痛，大便秘，谵语，脉长大有力，头痛巨阳穴，及不恶寒，反恶热，齿痛作渴，此正阳明邪实之症。始得应发汗，失治而传至其经，则热困数日矣，不下病必变。硝、黄大寒可以荡实，炙草甘平可以和中，汤重性行，则胃调而表气承顺，故曰调胃承气。亦治阳症中消，善食而溲。总之，汗无太晚，晚则致得上症；下无太早，早则多有结胸痞气之患。

小承气汤四

大黄　厚朴　枳实

目赤肿，胸胀满，潮热狂言而喘，此方主之。

阳邪在上则目肿胸满，在中则胀，乘心则狂，溢于胃口则喘。胃实则潮热。潮者，犹江海之潮，其来不失时也。枳、朴去上膈痞满，大黄荡胃中实热，疾消热退，则正气得舒，阳邪自然承服，前症虽逆亦顺，故曰小承气。有中风邪气作实，二便不通，《机要》加羌活，更等其分，名三化汤。盖承气能治实邪，加羌活，不忘乎风也。服后大小便微行，上中下无所阻塞，而复其传化之职，故曰三化。凡久风变热，病实形实者，皆为对症。必曰中风多气虚上逆，无用承气之理，固矣哉。

大承气汤五

前方加芒硝

调胃承气不与枳实者，以其不作燥满，如用恐伤上膈氤氲之元气也；小承气不与芒硝者，以其实而未坚，如用恐伤下膈汗漫之真阴也。今三部痞、满、燥、实、坚全见，非重大之剂，急下以承制其邪，则真阴尽为亢阳所劫，症其危矣。然下多亡阴，故仲景曰：欲行大承气，先与小承气。又曰：阳明病应发汗，医反下之，此为大逆。不思补和救逆，漫谓伤寒失表，处散方与服，脉愈滑数，至不可为乃已。深造之士，既常戒惧，于此尤宜加谨。

诗曰：

调胃承气硝黄草，大黄枳朴承气小，二方相合名大承，不留甘草防中挠。

十枣汤六

芫花　大戟　甘遂　大枣

热邪内蓄而有伏饮，致头痛项强者，此方主之。

病人内热必渴，渴则必引饮，饮多气弱不能施化。因而凝滞，发为头痛项强，或干呕，汗濈濈出。不须攻表，但宜逐饮，饮尽则安。芫花之辛能散饮，大戟之苦能泄水，甘遂直达水饮所结之处，三物皆峻利，故用大枣以益土。此戎衣①之后，而发钜桥粟②之意也。然非壮实人，未可轻与。

三花神佑丸七

酒水为丸。由少至多，快利则止

甘遂　大戟　芫花两半　白牵牛二两　大黄一两　轻粉一钱

肢体麻痹，走注疼痛，或肿满翻胃，此积痰郁热，气血壅塞，不得宣通。以平剂调理，则经年不效。故聚六物峻厉之品下之，此守真治火之长技也。然曰三花神佑，恐今人无古人之福，闽地河间之厚，虽有好汉，不敢拜倾一二，神将焉佑？丹溪加黄柏名小胃丹，自注：小者，消也。只怕消得干净。外如子和木香槟榔丸之类，名为化滞，实伸足也，伸则不可复屈，故未敢录其方。

---

① 戎衣：征战兵事，此指芫花、大戟、甘遂之峻利。

② 钜桥粟：仓库粮草，此指大枣之益土。钜桥，商纣王时之粮仓名。典出《尚书·尚武》，周武王攻破商纣朝歌之后，“散鹿台之财，发钜桥之粟”。

舟车丸八

前方加青皮、橘皮、木香各一两，酒水丸

面目肿满，徐徐身亦浮大，知病体两实，此方主之。

通可以去塞，欲通之利，无过前方。辛可以行滞，欲行之速，更须加味。酒水下咽之后，水陆俱行，上下左右无所不至，故曰舟车。

诗曰：

芫花大戟偕甘遂，十枣煎投事乃济；牵牛大黄轻粉增，三花神佑名堪味；再入木香青陈皮，舟车竟逐疾徐去。

清毒逐瘀汤九

天冬　麦冬　黄连　黄芩　木通　车前子　怀牛膝　红花　苏木　紫草　蒲黄　丹皮　槐花　生地黄　甘草梢

瘀血灌睛，此方主之。

血行于气，无地不周，无形可见，曰瘀；火邪上逆，明现于外而不散，曰灌睛。故以天冬、麦冬、黄连、黄芩、车前子、牛膝、木通、甘草清其毒，毒清则气治；以红花、苏木、紫草、蒲黄、槐花、生地、丹皮逐其瘀，瘀逐则血舒。气血周行，睛平如故。然虚人须量情增减，毋执。

诗曰：

天麦门，苏槐地，丹皮紫草红花聚，牛车载通甘蒲州，恰好连芩开药市。

麦煎散十

鳖甲　生地　大黄　柴胡　常山　当归　赤苓　干漆　石膏一两　白术　甘草　小麦五钱

有汗加麻黄根一两。

此治留而积、积而劳之方也。少男狎其女而莫能通，则有留精；室女亲其男而不敢乱，则有留血；孀妇鳏夫有所遇，未免目成念动，止乎礼而情夺，则有留瘀。留之云者，盖欲火方炽，精血已离其位，忍而转逆，停于经脉关隘之区。气至此阻而不行，则积阳为热，令人蒸蒸骨热；血至此行而濡滞，则积阴为疰，令人四肢攻疰，俗名相思病。鳖甲、干漆，破坚物也，所以能逐精血之留；柴胡、石膏，解肌剂也，所以能散幽结之积；且男女亲狎，既分失魄，心神萧索矣，赤苓导而常山开；鳏寡相思，经久成劳，清浊混凝矣，小麦升而大黄降；生地、当归生新血也；白术、甘草致新气也。麻黄根之加，乃以其形中闭，为止汗之神品耳。肌热盗汗、目瞒脉实而涩，及男女交合，精将泄而忽住，悒悒怏怏，蕴成精浊白带，弥月经年，不瘥不减，服此亦间有效。

诗曰：

常山鳖甲黑如漆，大地茯苓坚若石，白术甘草采归来，柴麦煎投去劳积。

抵当汤十一

水蛭炒　虻虫炒。各三十枚　制大黄二两　桃仁去皮，炒，一两

蓄血内实，热上攻眼，急治其标，非此汤不能抵当。分而言之，经曰：咸走血，腐胜焦。水蛭、虻虫之咸腐，所以祛血瘀；滑去着，苦降火，桃仁、大黄之苦滑，所以利血热。又抵者，至也。蓄血，死阴之属。无情草木，安能运行生气？务必以灵动嗜血之虫。飞者走阳经；潜者达阴络，引领桃仁攻血瘀，大黄下血热，诚至当不易之良也，故名。

通幽丸十二

地黄　大黄　当归　红花　麻仁　郁李仁　桃仁五钱　荆芥穗　赤芍药三钱

肠结睛痛，此方主之。

肠结便黑而坚，盖血燥也。今曰睛痛，则久燥变热，风欲动矣。燥者润之，归、地、三仁润物也；热者寒之，大黄、红花寒物也；少入荆、芍者，正防其风为厉耳。

诗曰：

蛀蛭桃黄汤异样，对症理宜无抵当，通幽当归熟地将，仍用桃仁制大黄，麻仁郁李荆穗芍，因性相从丸合作，制黄一味力相侔，利中还有白牵牛。

瘵疾丸十三

大黄八两　芍药四两　大元地①　甘草三两　黄芩　干漆　桃仁　杏仁二两　蛴螬　虻虫　水蛭　䗪虫半斤

五劳病极，内有干血，致肌肤甲错，两目黑暗，此方主之。

吴鹤皋曰：浊阴不降，则清阳不升，天地之道也；小人不退，则君子不进，家国之道也；干血不去，则新血不生，人身之道也。干漆、桃仁、虻虫、水蛭、蛴螬、䗪虫，去血之品，君以大黄，是听令于将军矣，乃芩、芍、地黄去车火而存杯水，杏仁、甘草泽焦土而培枯木。仲景为医方宗匠，良有特识。今世一遇劳伤羸瘦，用滋阴清热不愈，则坐以待毙。呜呼！术岂止于此耶！

诗曰：

腐草蛴螬水田蛭，䗪虫虻虫干地漆，大黄芩芍杏桃仁，法制蜜丸疗瘵疾。

滚痰丸十四

紫苏子、白芥子、莱菔子煎浓汁，和蜜丸

大黄四两　黄芩二两　礞石硝煮，飞，一两　沉香五钱

---

① 大元地：即土鳖虫。

实热老痰，见诸怪症，此方主之。

痰之实也由于气，气动则痰行，故用沉香、三子以降气；痰之老也由于火，火盛则痰结，故用礞石、二黄以泻火。

诗曰：

滚痰丸，大黄芩，金礞石，海南沉。

栀子豉汤十五

栀子仁　豆豉倍用

或加干姜少许。

表证未退，医早下之，阳邪乘虚入里，固结不能散，烦热懊侬，更以陷胸汤继投，愈虚其虚，病不起尔。栀、豉靖虚烦客热，服而探吐。俾误下表邪，一涌而出，去邪存正，此为上策。加姜者，既误必损胃之意。若未经下，烦闷及多痰头痛，以赤小豆、苦瓜蒂为散主之。盖苦能涌泄，瓜蒂苦物也；燥可去湿，赤小豆燥物也。夫病未经下，元气虽虚未损，头痛挟痰，又似实症，故用二物在上，吐而夺之，诚为快利。今人唯知汗、下，而吐法全不能讲究，何哉？丹溪曰：吐中就有发散之义。戴人亦谓吐法兼汗。镜虽不敏，请事斯语矣。

烧盐调热童便，本治霍乱搅肠，愚以治伤食睑肿，痛连胸膈，三饮而三吐之，亦效。所谓死方活用，全者多矣。

蜜胆导法十六

一方量用蓖麻子、生大黄、生猪膏捣，捏长条，导入肛门内，效尤捷。

蜜二合煎极稠，捏如指，蘸皂角末少许，乘热纳入谷道。病人以手紧抱，勿令出，顷当便。猪胆一枚，入醋些子，用竹管深深灌入广肠，亦妙。

阳明症自汗，小便利，大便秘者，蜜胆导之。此仲景原文。

汪注：胃实自汗，小便复利，此津液内竭，非热结也。若与下药，则液愈耗矣。宜用外导之法。

按：是方只大便不行，别无所苦，及虚羸人燥秘，久病人欲下不敢下，蜜能润肠，角能通窍，胆寒清热，醋酸致液，迎而夺之，于法允合。若云胃实，应有痞、满、潮、渴等症。阳明自汗，决为内热逼出，汗亡津液，小便安得反利？立言似此，作述均失之矣，大匠以为如何？

接汗①法十七

姜、葱各半斤，煎汤一斛，如后法蒸之。

朔方严寒之地，汗不易得，及腠理闭密之人，得汗无多，皆可间行此法。盖姜、葱能通腠理，作汤以蒸之，则表易泄。譬诸克敌，乃外合之兵也。如汗出不止，速碾生龙骨、煅牡蛎、杂荞麦或糯米粉扑之。盖四物黏腻而涩，可以固脱云。

伤寒自汗不止，亦宜行此法。

倒仓法十八

取肥嫩黄牝牛精肉二十斤，长流水煮糜烂，新布滤去渣，将净汁慢火熬略稠，如琥珀色为度。令病人先一日断肉茹淡，勿饱晚膳，于明亮无风密室坐定，以汤饮一杯，少停又饮一杯。备秽桶瓦盆，贮吐下之物，一磁瓶盛所出之溺。病在上者，欲其吐多须急进；病在中下者，欲其下多须缓进。全在活法审量，视出物净尽乃止。行后必渴，不得与茶水，即以所盛之溺呷之。倘倦怠觉饥，先与淡稀粥，次进菜羹，次鸡、羊。将息一二月，自然精神焕发，沉疴悉去矣。

积聚癥瘕，此法行之。

---

① 汗：原作“肝”，据原本目录改。

积以味言，膏粱致之也；聚以气言，忧思致之也。积厚聚久，则阻碍气血，乃无情而化有情，离形而自成形，为癥为瘕，栖于肠胃曲折之处。所谓鼓掌成声，击石出火，二物相合，象在其间。曾谓铢两丸散，可能破其藩篱。肉液充满融和，无处不到，到则必利。譬如雪消水来，浮沙沉木，顺流而东。虽秽物或逐未尽，而欲复营窠臼，势无及矣。丹溪曰：黄牛，坤土也，以顺为德，而法健为功者，牝之用也。又曰：全在饮溺上妙，非惟止渴，兼涤余垢。深洞此法之奥至云。其方得于西域异人，中年后行一二次，却疾延年。说在那里去了。

分珠散十九

四物汤调服

槐花　蒲黄　丹皮　丹参　红花　苏木　紫草一两　乳香　没药　血竭　朱砂　灵砂五钱

瘀血赤脉贯睛，血障。胬肉包睛，此方主之。

血生于心，藏于肝，上腾于目系，故肉胀脉粗而色赤。痛则热实，痒则风虚，脉弦而数，则热盛生风。倘多眵与气轮红紫，此心火乘金。两睑赤胜烂，奇痒，此风木侮土，法当一体。血分之药，且散且逐，载镇载和，自尔。血势少沮，而障脉潜销。或加刀烙外治，日久睛光熠耀，黑白分明，故曰分珠。

诗曰：

从来血脉贯睛珠，没药朱灵竭力除，紫草蒲槐花木乳，丹参皮用亦相如。

散　阵

邪客肌表，急逐勿失，因循日久，势必深入。汇散方。

胜风汤一

柴胡　黄芩　白术　荆芥　枳壳　芎䓖　桔梗　白芷　甘草

羌活　前胡　独活　薄荷　防风

风热不制，此方主之。

风，虚象也。久风不散，势必变热，病则实矣。益以外邪，热复转风，乃头痛鼻塞，目肿泪多，暨脑巅沉重，眉骨疼紧。不服药或误服，又伤脾胃，风固不止，而热愈莫能制，则眵障、睑痒烂等症生焉。是故以术、枳、苓、草、桔梗疏其土，俾肺金有权，乃足以平木；羌独活、柴前胡等散其风，使心火弗炽，乃不上蒸溽。曰胜风者，风刚劲，以此汤投之，胜于风矣。

诗曰：

柴前胡复羌独活，芎䓖白芷荆防薄，要知术草枳桔苓，亦是胜风汤里药。

珠珀镇惊丸二

白矾泡水，合生姜自然汁，酒为丸，小豆大。每服十丸至二十丸，看效

牛胆南星二两　丹砂　牛黄　全蝎一两　黄连　犀角六钱　防风　薄荷四钱　青黛　珍珠　琥珀三钱　麝香　冰片二钱

诸风热壅，痰涎上溢，发源多禀湿土。盖湿生痰，痰生风，风生热也。若徒散风而不清热，徒清热而不豁痰，则眼斜头痛，何由而去？是方以牛胆南星为君，佐以丹砂、牛黄、矾、蝎可镇其风痰；黄连、犀角为臣，佐以珠、珀、青黛可祛其痰热；防风、薄荷，风药卒使，佐以冰、麝、生姜，无地不到，可祛其风湿。治前症外，凡眉眶、额板痛不可忍，及指臂不仁，此风机先兆，急进以收其威。

诗曰：

犀牛黄角胆南星，可并珠冰麝珀灵，新得唇朱眉黛子，蝎风连薄不须惊。

独活寄生汤三

独活　桑寄生　当归　地黄　杜仲　续断　牛膝　黄芪　人

参　白术　鹿茸　虎骨羊膏炙酥。各等分　秦艽　防风　细辛　芎䓖　茯苓　甘草　肉桂减半

肝肾虚极，风、寒、湿三气内攻，腰膝痛楚，手足冷痹，此方主之。

肝筋肾骨，屈伸之专任也。今而虚极，故三气凑之，腰膝手足，痛痹不便。上方独活、细辛、秦艽、防风，疏风药也，偕寄生、续断兼养气而能祛湿；杜仲、牛膝、虎骨、鹿茸，强健药也，入十全大补，兼益精而能御寒。凡气凝滞，肢体不仁，及口眼相邀，并宜准此。

诗曰：

秦仲独活寄桑生，细餐桂术草芎苓，无防虎鹿人牛扰，当续芪仙缩地能。

升阳除湿汤四

羌活　防风　蔓荆　白芷　芎䓖　苍术　天麻　白附　人参　黄芪　当归

姜枣煎。

风湿相搏，头痛如破，或两睑肿满，脉浮缓无力，此方主之。

风，天气也；湿，地气也。经曰：湿上甚为热。① 则阴逐阳矣，故相搏而头痛睑胀，法当凉降处方。然脉举浮缓，表之则易，下之则难；脉按无力，温之为是，凉之为非。乃用羌、防疏风之品，和以芎、归，驱湿从汗散；苍、麻、姜、附燥湿之物，监以参、芪，使风从气化。

诗曰：

① 湿上甚为热：语出《素问·至真要大论》："湿淫所胜，平以苦热，佐以酸辛，以苦燥之，以淡泄之，湿上甚而热，治以苦温，佐以甘辛，以汗为故而止。"

风湿莫浪用羌防，蔓芷芎麻白附苍，窃恐黄芪参不便，当监南枣蜀生姜。

地黄饮子五

地黄　巴戟天　山茱萸　肉苁蓉　麦冬　五味　附子　肉桂　茯苓　远志　石斛　石菖蒲

或加人参、当归、豨莶草。

风痱、风痹，此方主之。

风痱，舌强语涩，足废步蹇。风痹即《内经》行痹、痛痹之谓。盖脾肾素虚，运化水火不及，风气杂合而成。治宜和脏腑、通经络，河间地黄饮子主之。余考其方，地黄、巴戟天、山茱萸、苁蓉、麦冬、五味，滋水药也，水足可以制飞越之火；附子、肉桂、茯苓、远志、石斛、菖蒲，熯湿药也，湿去足以回厥逆之阳。再加人参补其气，当归养其血，豨莶草兼驱风湿。进数剂稍减，更等分各一两，以姜汁煮，红枣肉为丸，尽料，而痱、痹已矣。风湿内外障，取法乎此，当亦有效。

诗曰：

风痱风痹古方奇，地黄饮子桂附施，石枣菖蒲巴戟斛，麦蓉远志五味齐，火生水中水生木，莶草参归加不须。

人参败毒散六

人参　羌活　独活　柴胡　前胡　芎䓖　枳壳　桔梗　茯苓一两　甘草五钱

虚者倍参，除羌活、前胡；风湿甚加金银花、连翘、荆、防。

感冒时气，目赤头痛，壮热憎寒，此方主之。

风、寒、暑、湿四气，人感其一，便有前症。倘四气互传，则为疫矣。法当汗以驱之，凉以平之，乃用羌、独、柴、前、芎、枳、苓、桔。然邪实则元虚，药虽外行，气从中馁，轻者半出不出，重者反乘药势缩入，发热无休。是必人参之大力，少佐甘草奠安中正，使邪不敢争而退听。再进一二剂，自尔。元气充满，病根一涌而尽，故独名其能曰人参败毒。俗医谓伤寒无补法，减去人参，得活甚少。凡饥荒兵火之余，致患时眼疫气，及发斑恶疮者，治亦宜。

二术胜湿汤七

羌活　独活　柴胡　前胡　芎䓖　枳壳　茯苓　甘草　人参　白术　苍术　泽泻　防风　薄荷　蔓荆子

小儿善食易饥，小便如膏，不时下利，体或虚肥而黄，俗谓之肥疳，此方主之。

上症全不为父母姑息，饲以果饼脯醴、肥甘滞腻之物。盖本儿肌理疏，寒暑乘之；真元微，饮食耗之；父母以其纯阳耶，深秋不为裳；父母以其孱弱耶，盛夏不解衣。既乳矣，恐饥虚，旋饱以饭；既饭矣，觉倦怠，强抱而睡。有独母氏懒憨者，征逐不护持，堤防客忤。母氏贫寡者，风雨不能庇，安问肉糜？甚而后母，嫡母已无生育，爱憎或近人情。一有所出，则金石瓦砾，劳筋饿肤，固其本分。稍不快意，怒迁夏楚，疾之甚于偷儿。父或痴愚而懦，若阿姑，若阿翁，当局无得间言。又或昏庸而淫，怜其才，怜其貌，知情而不忍言。就使父幸明察，不碍于势要，定畏其悍妒，可怒而不可言。再则幸而严肃，非经商久出，即游学远方，不见不得尽言。而小儿天日无知，幽元不能自言。治之无惭识，饮恨不敢自言。故百般酸苦，外乘内伤，因循渐积，酿而成疳也。法当依经曰：清阳发腠理，芎、防、薄、蔓、柴、前胡、羌独活且散且升；浊阴出下窍，参、草、二术、泽泻、枳、苓载平载导。进五六剂有效，除羌活、苍、枳、前胡，入郁金、使君子、归、芍，服十余日，俾上下表里各还其位，不反其常，入其彀也。而曰必得蟾蜍、芦荟等丸为治，岂通论乎？

诗曰：

羌独活，柴前胡，枳壳芎苓参草俱，泽薄蔓防苍白术，肥疳风湿病咸除。败毒散即前九味，方中增减更详推。

消风活血汤八

荆芥　蔓荆　丹参　白芷　蒲黄　桃仁　防风　芎䓖　红花　芍药　石斛　当归　山慈菇　土茯苓

目赤肿痛有障，岁月不痊。稍减，亦痒涩难耐，此方主之。

赤痛肿障合见，盖风热流注元府。攻、散不如法，徒虚其体，而邪愈深入，故久久不瘥，时痒时痛，是亦风热不制之病也。上方芷、蔓、荆、防，偕红花、桃仁可以疏风，亦可以去热，风热退则痛痒宜罢；芎、归、芍、斛，得参、蒲、山菇、土苓能行血风，更能理湿热，湿热除而赤肿合消。虽然上症男妇常见，经余治数阅月，而卒无能为者。市医一症一方，自张旗鼓，遇此决致双盲。学者知之，毋忽。

诗曰：

红桃白芷蔽青瞳，参斛芎归药用工，荆蔓菇蒲苓化土，防风不出稍惺松。

省风汤九

全蝎　半夏　防风　胆星　甘草　木香　生白附　生川乌

口眼㖞斜，痰涎上涌，此方主之。

木必先枯也，而后风摧之；人必先虚也，而后风入之。气虚之人，腠理不密，则外风易袭；血虚之人，肝木不平，则内风易作。是以脏虚中脏，腑虚中腑，脉络虚中脉络。中脏多滞九窍，故口噤失音，目瞑上视，大小便不通；中腑多着四肢，故半身不遂，手足不用，痰涎壅盛，喘声如雷；中脉络为最轻，只口眼㖞斜，沉沉欲睡而已。此盖风满胸中，蒸其津液，结为痰涎，上涌头面。爰用防风、白附、全虫、川乌，以活经络之风痰而正口眼；胆星、半夏、甘草、木香，以疗胸次之风痰而开壅塞焉。服后其风稍减，曰省风。若夫中腑者宜汗，从乎阳也；中脏者宜里，从乎阴也。则又当集思广谋，于各症各阵之方而消息之。

诗曰：

省风汤，选全蝎，夏附川乌胆星列，草木甘香鼓胃中，宁防风壅痰涎塞。

小续命汤十

麻黄　杏仁　人参　黄芩　芎䓖　芍药　甘草　防风　桂枝　附子　当归　防己

古人以此方混治中风，不无精义。盖麻黄、杏仁，麻黄汤也，仲景以治太阳症之伤寒；桂枝、芍药，桂枝汤也，仲景以治太阳症之伤风。如此言之，则中风而有头痛、身热、脊强者，皆在所必用也。人参、甘草，四君子之二也，《局方》收以补气；当归、芎䓖，四物汤之二也，《局方》拣以养血。如此言之，则中风而有气虚、血虚者，固在所必需也。风淫末疾，佐以防风；湿淫腹疾，佐以防己；阴淫寒疾，附子佐之；阳淫热疾，黄芩佐之。夫疾不单来，故使药亦兼该也。然当依易老六经减增，尤为稳便。药行病去，性天自若。故乎为小续命云。

诗曰：

芎桂秋高芩草黄，药炉归制杏麻霜，辽人恭己防风中，附子煎充续命汤。

大秦艽汤十一

秦艽　石膏　当归　芍药　羌活　防风　黄芩　生地　熟地　甘草　芎䓖　白芷　白术　茯苓　独活　细辛

风邪散见，不拘一经，故用驱风散热兼而治之。羌活理游风，得防风可以去太阳肢节之风疼；独活理伏风，协甘草可以疗太阴表里之风湿。三阳数变之风，责在细辛、秦艽；三阴内淫之风，责在茯苓、白术；阳明之风，白芷驱之；厥阴之风，芎䓖行之。风热干乎气，清以枯芩、石膏；风热干乎血，养以归、芍、二地。若中风暴仆，痰响气粗，此浊邪壅塞咽喉，先以稀涎散吐其痰沫。盖牙皂开关，白矾去污，药只二味，固夺门之神帅也。然能进汤液便止，不可过多。不观凡病人易箦时必有痰，务欲尽逐而去，顷刻毙矣。

诗曰：

大秦艽，羌独防，芎芷辛芩二地黄，归芍石膏苓草术，风邪散见号通方。

桂枝汤十二

桂枝　芍药　生姜　大枣　甘草

头痛发热，恶风自汗，脉缓，太阳中风也，此方主之。

风之伤人也，头先受之，故头痛；风在表则表实，故发热；风伤卫故恶风，卫伤则津液无以固，故汗出；其脉缓者，卫气不能鼓也。上体皆太阳症，故曰太阳中风。桂枝味辛甘，经曰：辛甘发散，乃所以治风。然恐渠走泄真气，故用芍药之酸以收之。佐以甘草、姜、枣，散而兼和之意。若阳邪去表入里，此投承气之会。忌下、急下，惟明者裁之。

麻黄汤十三

麻黄　桂枝　杏仁　甘草

太阳伤寒，头痛发热，遍身疼痛不利①，恶寒，无汗，脉紧，

---

① 遍身疼痛不利：原作“遍身疼痛不则”，据文义及下文改。

此方主之。

足太阳经起目内眦，循头、背、腰、腘，故所过疼痛不利。寒邪外束，阳气不能宣越，故发热；邪在表，不复任寒，故恶寒；寒主闭藏①，故无汗；寒气刚劲，故脉紧。麻黄辛温中空，能通腠理而散寒邪，为太阳无汗必用之药；佐以桂枝，取其解肌；佐以杏仁，取其利气；乃甘草者，甘以缓之，不致汗出过多。经曰：寒淫于内，治以甘热，佐以苦辛。此方是已。风寒交作，筋急强直，无汗恶风，名曰刚痓。合前方除杏仁，入葛根主之。

小青龙汤十四

桂枝　芍药　甘草　麻黄　大枣　五味　半夏　细辛　干姜

伤寒表不解，心下有水气，干呕，或噎，或喘，此方主之。

表不解者，头痛、发热、身疼尚在也。发热必渴，饮水过多，水形已散，水气长存，格于心下，水寒射肺，故无物可吐而但有声，曰干呕，或咳，或喘，或唾，皆此故也。爰用麻黄、桂枝、甘草发其表邪，半夏、细辛、干姜散其水气，芍药敛阴，五味收耗。名曰青龙，取东方木神伏邪之义，又龙兴则云升雨降，品物咸亨②。

大青龙汤十五

即桂枝麻黄汤加石膏而除芍药也。夫桂枝主中风，麻黄主伤寒。今此人头痛身热，无汗恶寒，脉来不紧而缓，为伤寒且中风矣。欲以桂枝解肌驱风，而不能已其寒；欲以麻黄发汗散寒，而不能去其风。仲景所以合二方而两治之。风寒外感，人身之阳必郁为内热，非质重气轻之物，不足以襄③其化成。此芍药之所以

---

① 寒主闭藏：原作“寒主闭臓”，据文义及医理改。

② 品物咸亨：一切皆通达调顺。

③ 襄：助，帮助，辅佐。

出，而石膏之所以加也。名曰大青龙，其嘘气①成云，泮涣②而游天池之意乎。

诗曰：

桂枝芍药生姜枣，麻黄杏仁仍桂草；二方相合杏枣除，半辛味入青龙小；大青龙合又不同，去芍加膏功用好。

升麻葛根汤十六

就二物再用芍药、甘草

伤寒目痛鼻干，无汗恶寒，发热不眠，阳明经症也，此方主之。

阳明经脉抵目挟鼻，故目痛鼻干。又经属于胃，寒邪伤则气血为之壅滞，故无汗恶寒，而不能安卧。阳明之药，凉平可使达表，葛根、甘草凉平者也；苦寒可使去热，升麻、芍药苦寒者也。小儿发热壮盛，为痘疹、为风寒莫能的辨，此方亦稳。

柴葛解肌汤十七

柴胡　葛根　羌活　白芷　黄芩　芍药　桔梗　甘草　石膏

姜枣煎。

头目肿痛，鼻干不眠，恶寒无汗，脉微大，此阳明太阳合病。节庵③制此方以代葛根，用亦有效者，盖羌、芷、柴、葛，皆能升提清阳，而散在经之风寒；寒将变热，石膏、芩、桔以清之；风将越经，芍药、甘草以平之。

诗曰：

升麻葛根芍草辅，柴葛解肌羌芷助，桔芩草芍石膏烧，或入枣姜防药误。

① 嘘气：慢慢吐气，呼气。

② 泮涣（pànhuàn 判换）：分散、散漫。

③ 节庵：明代医家陶节庵，名陶华，著《伤寒六书》。

三友丸十八

石膏八两　麻黄四两　杏仁二两　粳米

糊丸。

睑肿睛赤，发热头痛，无汗口渴，此风寒失表，邪气传入肠胃，非三物味轻力重，相友为用，不能内通外达。经曰：症有内外，治有轻重。① 又曰：病有远近，方有大小，近者奇之，制小其服。此之谓也。

诗曰：

石也高而洁，麻公实若虚，近仁文杏子，三友是吾师。

九味羌活汤十九

羌活　防风　苍术　细辛　芎䓖　白芷　生地　黄芩　甘草

此解表通剂，本科用之，专治头目肿盛。夫肿盛由于湿，在头目则兼风。经曰：上盛为风。盖无风则湿不能自上于高巅清阳之分。是方羌活、防风、苍术、细辛、芎䓖、白芷皆辛散之品，可以疏风，亦可以除湿，所谓辛药能疏风，风药能胜湿也。其芩、地、生草，风湿相搏，必有内热，凉平协镇，荣卫乃和。然阴虚、气弱人，即见前症，当于补阵求方，此九味八用不着，羌将焉活？

诗曰：

生地黄如芩，苍术白于芷，草上过辛风，芎䓖活无比。

清空散二十

前方去苍术、生地，加薄荷、菊花、僵蚕、黄连

风热上攻，头痛目坏，此方主之。

① 症有内外治有轻重：《素问·至真要大论》作“气有高下，病有远近，证有中外，治有轻重”。

周天阳气鼓于凭虚①，列于海，曰飏风②。通身阳气聚于头，因类感召，则邪实而狂痛。累于目，曰风变。理宜羌、防等风药升发阳邪，所谓高巅之上，惟风可到。必用芩、连者，风动火生，二物苦寒降火，火降风息，自能去疾于空清之上，故名。

诗曰：

九味减术地，连薄菊蚕加，别名清空散，一样散阳邪。

十神汤二十一

麻黄　葛根　芎䓖　升麻　白芷　紫苏　橘皮　香附　芍药　甘草

此阳经外感通剂也。吴鹤皋曰：古人治风寒必分六经，见症用药。然两目暴病，发热头痛，而六经不甚显明，总以疏风利气之药主之。是方除芍药、甘草，余皆疏利。故可以解感冒气塞之症。又必用斯二者，欲阴阳之气无尽向汗中泄也。吴绶曰：此方用升麻、葛根，能解阳明时疫。若太阳伤寒发热，用之则引邪入胃，传变发斑。此矛彼盾，正在司业者，细心审视耳。

诗曰：

谁家葛地生甘草，何处芎香似紫苏，芍药栏前升远眺，橘麻黄落芷扶疏。

胃风汤二十二

升麻　白芷　葛根　柴胡　藁本　蔓荆　黄连　当归　甘草　苍术　草豆蔻

姜枣煎。

上睑肿盛而瞤，能食，或飧泄，或下血，此方主之。

---

① 凭虚：凌空，高巅。
② 飏风：上扬之风。

睑肿而脉肉动，责以胃风。善食易饥，即瘅成消中之理。飧泄，食已即出，盖风居肠胃，如扇扬尘。下血者，阳明多血，遇风则善行故也。爰用白芷、葛根、柴胡、藁本、苍术、蔓荆、草蔻，群队升散之药，驱逐胃风，使从外解；黄连、升麻、当归、甘草，苦降甘缓，遏抑风威，不致变热。经曰：风淫所胜，平以清凉，佐以苦甘。① 此之谓也。若久病而有前症，此胃虚外风袭入，宜用人参、茯苓、白术、粟米健脾而除湿；芎䓖、当归、白芍、肉桂养血以驱风。

诗曰：

胃风何自来，苍葛飡多矣，微芷蔓柴升，病本当不起，所以黄连氏，草果甘不饵。

麻桂饮二十三

肉桂　当归　甘草　麻黄　生姜

此麻黄、桂枝二汤之变方也。无论诸经、四季，凡阴寒邪盛，热散忌早，寒散忌过者，与是药。盖姜、桂之性，愈老愈辣。和以甘草，不防发伤气之内寒。麻黄之资，能散能收，监以当归，自可解阴虚之表热。

诗曰：

肉桂偕麻黄，当归合草姜，署名麻桂饮，功效匪寻常。

大温中饮二十四

人参　黄芪　白术　当归　地黄　肉桂　干姜　柴胡　麻黄　芎䓖　甘草

元气大虚，阴邪难解，及素禀薄弱，忽感风寒，恶寒头痛，

---

① 风淫所胜平以清凉佐以苦甘：《素问·至真要大论》作“风淫所胜，平以辛凉，佐以苦甘”。

此方主之。

辛温散寒，辛凉散热，举世尚矣。至阴阳互为其根，汗化于液，元虚之人，须从补散，浅人思不及此。景岳以十全诸物，阴阳平治，微用姜、柴、麻黄解其寒热，可谓拾仲景之遗。服后不畏寒，反觉热燥，乃阳回作汗佳兆。更以理阴煎、麻桂饮二方，参而用之，万不可既疑且悔，将改用凉剂也。

诗曰：

大温中，十一味，参芪术草姜麻桂，芎归柴胡熟地黄，饮毕风寒应渐去。

神应散二十五

当归　防风　蒺藜　芎䓖　细辛　菊花　白芷三两　甘草两半　石膏六两，半生、半煨熟　草乌五两，黑豆一升，同炆熟，去豆

目赤肿一二日，头眩头风，此方主之。

头痛有六经，便应分经论治。然病已一二日，此盛热生风，久风动痰而致。故君以石膏泄其风热；臣以草乌散其风痰；芎、防、蒺藜、细辛、芷、菊，且佐且使，宣其风气；再用当归养血于疏风之后，又以济风药之燥；甘草调胃于降火之余，而兼缓风邪上逆，定风止痛。此散有神应者欤，故曰神应。

诗曰：

辛防芎芷拣当归，白菊川乌刺蒺藜，甘草石膏生熟用，散名神应语非虚。

升阳散火汤二十六

柴胡　防风　葛根　升麻　羌活　独活　人参　芍药　甘草半炙半生

经曰：食以养生。又曰：安谷者昌。胃虚过食冷物，填塞至阴升生之气，致所食不化，郁而生火，肌表热，五心烦热，久郁

不达，则销灼真阴，而皮肤筋骨皆为之热。故宜味薄气辛如柴胡、干葛、羌独活辈以举之。清阳既出上窍，则郁火随升麻凉而退矣。再有芍药微收其耗，人参大补其元，甘草生仍退热，从而炙之，人参之侪偶①也。得此因，见此症，不处此方，徒以为火，知降而不知升，知夺而不知散，是绝其谷食也，安望其养生？

诗曰：

升阳柴胡家干葛，防风升麻羌独活，甘草半生半炙煎，散火宁须参和芍。

黄芪防风汤熏蒸法二十七

阴邪缠于目系，头疼睛痛，发散不退，宜以汤气蒸之。用生黄芪一斤，防风半斤，作汤数斛，盛以大浴盆，盆上置一小板，令病人赤身横坐于上，周遭以席簟围定，勿令风入。汤冷再换再添，俟汗大泄，即以本汤浴之，周时可瘥。若阳邪传阴，攻、散有碍，则用青橘叶煮汤，熏洗如前，亦效。或曰熏蒸徒欲发汗，但白水亦可，何必药？是又不然，盖人身窍窦内通脏腑，一切诸气由窍而入，呼吸传变，无处不之。黄芪甘温善补，得防风而功弥速，驱风辅正，两得之矣；橘叶香浊善散，乘青用而力益猛，第入腠理，不丧元神。所取在气，非专藉其热而发汗也。经曰：开者发之，适事为故。

艾葱熨法二十八

诸经头痛，攻、散不退，用生葱白、干艾叶、生西附子等分，同捣如泥，作薄饼，布包，着病人头上，用熨斗置明火徐徐熨之。焦则再换再熨，痛止为度。盖葱、艾能通气，西附能暖气，从而

---

① 侪偶：伙伴，伴侣。

熨之，则邪从气散，亦热因热用之治。针砭艾灸①，仍是宣泄其热，功效虽速，出乎无奈，未若此法之稳便，病人乐而从事。炒米、炒盐，袋盛熨痛处，亦佳。

通天散二十九

鹅不食草二钱　羊踯躅花　白芷　青黛　雄黄一钱　细辛　当归　芎䓖　附子七分　麝香五分

药俱生用，为极细末，锡罐收藏。吹鼻中。

目暴赤肿，气血郁壅肝脾，法当搐鼻两窍，使邪从涕泪而出，则痛稍止，乃敢开视。故以鹅不食草、羊踯躅花、青黛、雄黄解其风毒；芎䓖、当归、白芷、附子行其气血；乃麝香、细辛香燥之品，欲其壅郁速开。经曰：暴者夺之。是盖汗、吐一变法也。然药虽少，而性实锐，搐之宜缓而不宜急，体弱及久病人禁用。方名通大何义？天气通于肺，肺窍开于鼻也。

固　阵

真元衰惫，气弛精滑，漏泄日甚，不尽之已。汇固方。

玉屏风散一

黄芪　防风二钱　白术四钱

御风走雨，虽车马不免寒湿以外得之，自然伤形，皮肤枯槁，自汗不禁，理宜峻补卫气，则形斯复。黄芪甘温，表虚之圣药也。防风微苦辛，遇风能御，因以相等。倍用白术者，取其健脾，不致虚不受补，得以成玉屏风之美名云尔。

诗曰：

白术能过夏，黄芪却怯冬，遮寒无肉阵，赖有药防风。

① 灸：原作“炙”，当为“灸”之误。

百合固金汤二

生地　麦冬　百合　当归　地黄　芍药　贝母　甘草　元参　桔梗

肺伤咽痛，喘咳痰血，目赤痛，此方主之。

肺金受伤，则肾水之源绝。肾脉挟咽，虚火上炎，故痛；火上蒸肺，故喘咳；痰因火生，血由火逼，故气轮赤痛。须生地、麦冬、贝母、元参、桔梗润燥除痰，芍药、当归、地黄、百合、甘草养阴滋本。

诗曰：

麦门归贝母，草梗合删楚，生熟地无人，芍药开元圃。

妙香散三

人参　山药　黄芪　茯神一两　远志　桔梗　甘草五钱　益智仁　朱砂三钱　木香二钱　麝一钱

因梦遗精，因遗视惑，此方主之。

梦者，因也，想也。无夜无梦，无梦不遗，心神乱矣。神乱则气荡，气荡则精离，精离目本失资，故视而昏惑。理宜人参、茯神、远志、桔梗、朱砂清神而安神；山药、黄芪、甘草、益智仁、木香调气而益气。神明气正，则真火袪邪，淫梦弗作，精不固而自固尔。乃麝脐辟恶通幽之品，假以为使，其千里之驹乎，特本材名散，曰妙香。虽然梦遗别名幽媾，即妄亦真。凡远莫寄言，近难践约，去不能再来，藉得通其殷勤，宣泄情郁。是故今夜邯郸，明夜巫山，睡过三生亦喜欢。此人梦缘既种，盟可重寻，一枕黑甜，迷离惝恍。又或灯火渐昏，寒衾独拥，雨蕉风竹，纷聒无眠。牡丹亭上，花神摄合谁来？蝴蝶圆中，月老逗留何处？蓦然心伤，恨服此散。

诗曰：

妙香木麝两氤氲，人静神凝益远闻，芪宿授殊详药草，风鸣桔梗志无分。

加减巩堤丸四

山药打糊为丸，芡实大，朱砂飞净作衣，封固听用

人参　附片　肉桂　小茴　韭子一两　地黄　当归　黄芪　龟胶　枸杞　羊肾炙，三两　五味　故纸　胡巴　巴戟　益智仁　鹿茸二两

病患火症泄利太过，小水不禁，目暗，此方主之。

溲溺惟宜，形气治也。不禁则病矣。因药过利且目暗，其形气大虚可知。故宜鹿茸、当归、龟胶、羊肾、地黄、枸杞味厚之属以补形，附子、肉桂、故纸、小茴、胡芦巴、巴戟天、人参、黄芪、家韭子、益智仁辛温之品以补气。曰巩堤者，欲水藏巩固如堤。故复以山药、朱砂为糊为衣，益以滋培水土，百川东障，此丸其近之。

诗曰：

戟天参逾巴地桂，龟羊鹿并杞茴味，附芪补骨韭归阳，不但巩堤还益智。

大补黄芪汤五

黄芪　人参　苁蓉　山茱萸　白术　当归　肉桂　五味子　甘草　芎䓖　防风　茯苓　地黄

大病后，目昏自汗，此方主之。

有因而汗，虽汗无伤；无因而汗，则阳虚矣。曰：大病后自汗且目昏，此克伐太过，阴阳俱虚。乃用十全大补加苁蓉、五味、枣皮，生津液而收耗气，不用白芍用防风者，脏腑无恙，但皮毛之间微有病，而欲平也。间虚不受补，宜牡蛎、黄芪、麻黄根、浮小麦煎服。陈来章曰：汗乃心之液，心有火则出不止，宜牡蛎、浮小麦之咸凉，以去烦热。阳为阴之卫，阳气虚则卫不固，宜黄

芪、麻黄根之甘温，而实肌表。

诗曰：

大补黄芪汤，元本十全意，蓉味枣皮加，致精销阴翳。出芍入防风，相畏特相使。

当归六黄汤六

当归　生地黄　熟地黄二钱　黄芪四钱　黄连五分　黄芩　黄柏一钱

阴虚有火，鬼门不闭，盗汗，此方主之。

汗孔，谓之鬼门。盗汗，睡而自出也，责在阴虚。所以然者，阴虚人睡去，则卫外之阳乘隙陷入阴中，扰动津液而表失所固，故泄而为汗。既觉，则阳用事，卫气复出于表，表实汗即止。是以鬼门不闭，久久令人丧魄。治宜兼补真阳，不独论阴虚也。今曰：阴虚有火，尚有目红面赭，口干便赤，脉数等症，理宜当归、二地以养阴，黄芩、连、柏以泻火，倍用黄芪以固表。若大病后及失血，新产盗汗，此为虚脱，急用参、芪、归、茸、白术、五味、枣仁、枸杞大剂温服，倘以六黄处方，下喉随毙。

诗曰：

当归六黄，生地熟地，连柏芩芪，此方谁制，不可无一，不可有二。

宁志丸七

合甘露饮二方

人参　茯神　远志　柏仁　当归　琥珀　乳香　枣仁　黄芪　地黄　五味各等分　朱砂减半，为衣

因惊失志，怔忡不宁，梦乱无寐，遗精盗汗，此方主之。

淡泊明志，宁静致远，治心之验也。因惊失志，寸衷不可自

问矣。故怔忡无寐，寐而梦乱，盗汗遗精。精遗，五味、地黄滋以固之；盗汗，黄芪、人参补而敛之；梦乱睡不熟，神不宁而火动，和以柏仁、远志、茯神；惊悸失志，神已怯而魂离，安以乳香、朱砂、琥珀。饵此丸外，更早眠晏起，专内视而简外事，间或焚香烹茶，弹琴看剑，潜逍坐驰。如此数月，不惟病却，觉天机活泼，直欲与造化论锱铢也。率暴心痛，烦躁，发热，吐血，便血，皆可出入是方。

诗曰：

宁志参芪琥珀神，远归枣地饵闺人，谩言唇血朱砂艳，乳味香逾柏子仁。

如脾肾亏损，不能收摄精液，及带浊、经淋、虚滑不固，须菟丝、石枣、肉蔻、故纸、归、地理其肾，参、芪、术、草、莲子、山药、五味益其脾，茯神、朱砂、远志交通君相，沉香、附子、肉桂升降水火，则滑者秘涩，而固者通利，精液治矣。此景岳固阴煎，苓术菟丝丸加减而变此方。屡施屡验，爰命名甘露饮云。

诗曰：

桂沉莲蔻天香妙，术草萸朱药味好，当道故人附地仙，发丝神志超耆老。

秘真丸八

人参　地黄　枣皮　山药　远志　柏仁　枣仁　五味　甘草　菟丝　金樱子　当归　牡蛎　龙骨

一切滑泄带浊，淋遗多汗，及经水不固，致目暗羞明，此方主之。

精、气、神，真元之体也。神役气，气役精，真元之用也。一为情欲所伤，则体用乖张，故得上项诸症。是方也，有人参、山药、甘草立胎顾母，则万汇咸宁；有枣仁、远志、柏子仁交通心肾，则淫火不作；有当归、地黄、山萸、五味、菟丝滋培水木，则源泉不断；其金樱子、龙骨、牡蛎者，涩可收脱，以诸药偕之，乃所以秘固真元，不为阴邪所耗耳，故曰秘真。

诗曰：

真人地远不思归，柏枣成仁药菟丝，龙骨草甘栖牡蛎，金樱啖尽味山茱。

二气左归丸九

白党参　黄芪　沙苑　鹿胶　龟胶　五味　枣皮二两　地黄　当归　枸杞　苁蓉　葳蕤仁　山药三两　夏枯草　肉桂　楮实子一两　防风　菊花　茺蔚子五钱

无时泪出，此方主之。

泪之化液也，源于肾；泪之成水①也，由于肝。肝窍不密，虚风内作，无时泣出，法宜肝肾同治。故用人参、山药、夏枯草、肉桂、黄芪、防风、白菊、茺蔚子、楮实升发肝中阳气，且以疏内风而实窍窦；地黄、当归、枸杞、苁蓉，山茱萸、龟鹿胶、蕤仁、五味子、沙苑，顾养肾中阴血，自可滋泛火而通化源。曰二气左归者，阳气归肝，阴气归肾，肝肾位左，以故名之。是丸成，宜龙眼、荔枝、大枣、姜煎汤，不时送下二三钱。

诗曰：

二气药归参杞枣，黄芪楮地茺枯草，防风沙苑菊苁蓉，龟鹿蕤仁桂味好。

九仙丸十

人参　款冬花　桑皮　桔梗　五味　贝母　乌梅　罂粟壳

---

① 水：原作“木”，据文义改。

阿胶

久咳不已，白睛微红生眵，此方主之。

新咳易愈，久咳难愈。所以难愈者，病邪传变而深入也。是故咳久，目因红而眵生焉。乃特汇一体九物以治肺。然经曰：五脏皆令人咳。则治肺又落第二义耳。临斯症，其慎之毋执。

诗曰：

九仙参贝款冬花，桔梗桑皮五味佳，尚有乌梅罂粟壳，阿胶丸就献当家。

金锁固元丸十一

人参　白术　干姜　甘草　附子　乌梅　五味　枸杞子　肉豆蔻　诃黎勒　地黄　山药

病目攻，散太过，下利肌脱，睛陷，或睑复胀起，此方主之。

散久伤气，攻多损血，理也。攻、散太过，则肠胃虚寒，自然下元不固，肌脱睛陷。或复睑胀者，因虚而湿气乘之也。是方干姜、附子、白术、甘草理中散寒也，肉蔻佐之，又能暖下膈而治滑利；枸杞、地黄、五味、山药安肾气也，人参佐之，亦可畅脾神而消虚肿。再有乌梅之酸以致液，燥者可使之润；诃子之涩以固脱，通者可使之塞，故曰金锁固元。顾名思义，此方有神验者欤。

诗曰：

固元雅重地黄杞，附子理中药五味，肉蔻乌梅黎勒偕，不须金锁神门闭。

白菊清金散十二

人参　山药　当归　五味　地黄　甘草　天冬　白菊花　紫菀　黄芪　百合

眵泪不禁，此方主之。

眵泪，肺邪也。久流不住，则肺金甚矣。龠虚则补其母，故用人参、山药、炙草；子能令母实，故用地黄、当归、五味。其白菊、天冬、紫菀、黄芪、百合五物，肺经主药，兼补泻而用之，乃所以驱邪扶正云。

诗曰：

菊酒味甘性醇善，耆英日饮身合健，参山采药天冬归，满地黄云寒紫菀。

养阴清燥汤十三

生地　玉竹　百合　百部　石斛　麦冬　石枣　淡竹叶　当归　人参　五味子　甘草　山药

漏睛，痼疾也，不治不变，治亦鲜愈。然无夜无明，血泪沾襟，风仪实不可观，不得不勉为燮理，以尽医职。故主是方，以清金润燥为首务。生地、百部、百合、玉竹、淡竹叶、麦冬、石斛，清燥者也；当归、人参、五味、甘草、石枣、山药，养阴者也。阴足则气治，水自上升；燥去则血荣，火随下降。水升火降，而睛漏如初，术其终穷已乎。

睛漏久则必有管，当以庆云丹透净浊液，此汤乃效。

诗曰：

养阴清燥石枣肉，百合百部金钗斛①，麦门参地味酸甘，淡叶还当饶玉竹。

因　阵

病有不同，药无大异，穷原应变，临症圆通。汇因方。

保婴丸一

郁金　雄精　天竺黄　滑石　使君子取净肉　蝎梢　蟾蜍去肠

① 斛：原作“槲”，当为“斛”之误。

杂，炙酥。各二钱　轻粉　牛黄　朱砂各一钱　巴豆去净油，取霜　麝香各六分

浓煎二陈汤，调绿豆粉，蒸糊，丸如梧子大，阴干，飞石青为衣，铅罐收藏，听用。

小儿饮食失宜，冷热蕴蓄，阻塞太阴传送之路，致清浊不分，时泄时止。尔时不善为调护，必加目青面惨，肌退肢热，似疳非疳而甚于疳。将谓投以和剂，则不着痛痒；投以热剂，则实实而耗气；投以寒以补，均非对症，术其穷矣。不尘为处此方，活者颇众，故谬曰保婴。或问故，曰：轻粉、竹黄、石青、丹砂镇风热、坠顽痰之品也，益以滑石，兼能解肌行水，而火不内燔；郁金、雄黄、牛黄破结气，散恶血之品也，益以二陈、绿豆，或更清胃扶脾而谷气稍复；少佐巴豆、麝香者，盖癖积沉寒，法当以热下之。且妙有诸药监制，则威而不猛。初则通幽，继而止泻，固、攻、散之和剂也。且蟾蜍、蝎梢、使君子，总以积郁生虫，从而杀之，法制始备。雏嫩而弱者，不可过饵。经曰：大积大聚，其可犯也，衰其半而止，过则死。

诗曰：

郁金巴豆赤雄精，滑石丹砂粉白轻，天竺牛黄蟾蝎麝，使君丸好保孩婴。

六一散二

滑石六两　甘草一两

暑月身热烦渴，水溺不利，主此方者。滑石性寒而淡，寒能清热，淡则利水，少佐甘草者，恐石性过寒，用以和中尔。散名六一，非因方中铢两起见，盖取天一生水，地六成之之义，故河间又名天水散。本方加朱砂五钱，名益元散；加薄荷名鸡苏散；加青黛名碧玉散，治同。本方加红曲五钱，饭丸名清六丸，治赤

痢；加干姜名温六丸，治白痢；本方加生柏叶、生藕节、生车前名三生益元饮；本方以吴茱萸代甘草，治湿热吞酸，名茱萸六一散；以黄芪代滑石，治盗汗消渴，名黄芪六一散；以生石膏代滑石，名玉泉散，治阳明内热，烦渴头痛。

十味香薷饮三

香薷　人参　橘皮　黄芪　白术　扁豆　甘草　厚朴　茯苓　木瓜

暑月身倦，神昏头重，吐利，目复欲作，此外感而兼内伤，当主是方。其义维何？暑能伤气，故身体倦怠，神思昏沉，人参、黄芪、木瓜以益之；暑为阳邪，并于上，故头重，目复欲作，厚朴、橘皮、香薷以散之；暑邪干胃，必渴而引饮；湿热相搏，故既吐且利，白术、茯苓、扁豆以安之。如此调理，病不除而目复能为害，未之前闻。

诗曰：

暑天却病尚香薷，扁豆参苓术亦宜，独怪瓜州甘氏子，厚煎陈橘饮黄芪。

清暑益气汤二首四

人参　白术　橘皮　黄芪　升麻　甘草　当归　麦冬　五味　干姜　葛根　青皮　苍术　神曲　泽泻　黄柏

长夏湿热炎蒸，神体倦怠不宁，身热气高，二便赤黄，渴而自汗，脉虚者，此方主之。

暑令行于长夏，则兼湿令矣，乃有上项诸症。故东垣处此方，兼而治之。盖五味、当归、麦冬、人参、黄芪，所以宁神致液，而益既伤之气；二术、二皮、神曲、姜、草，所以调中破滞，而胜复伤之湿；余湿未除，清气不升，葛根、升麻发而解之；余热未退，浊气不降，黄柏、泽泻导而泄之。

诗曰：

清暑益气补中得，外增苍术葛姜泽，麦冬五味雅相宜，去柴何取青曲柏。

酷暑烁肺金，兼湿又伤胃土，应神不宁，脉虚自汗，药用补中益气是也。且暑燥，滋以五味、麦冬；湿溽，疏以曲、术、姜、葛，均合医理。外此他经无症，故出柴胡。知出柴胡，奈何以青皮、泽泻、黄柏克伐厥阴、太阴？庭镜实不能解。是有诗之中末句云云。

人参　白术　茯苓　甘草　黄芪　五味　麦冬　当归　山药　扁豆　知母　白芍

暑月目病，攻散已退，寻复发热胀痛，此方主之。

目既攻散，则阳邪无有，奈何再作？此表里俱虚，气不归元，而阳浮于外，所以发热，非火毒未尽也。只五味、芍药、麦冬、知母，凉且收敛其燥；归、芪、山、豆、参、术、苓、草，补而和平其胃。一服而再，再而三，则暑清气治，会收阳于内，推病而出。浅人遇此，必寒且散，不败不已。是方进而奏效，不尘其医医乎。元虚人，即初得上症，本方加石膏、淡竹叶、滑石。不合，除归、芪、五味准好。

诗曰：

归芪四君合生脉，扁豆淮山芍药白，知母仍名益气汤，清暑或加膏竹石，顽医至死宝李方，务出青皮与黄柏。

保胎流气饮五

附正气天香汤

当归　贝母　羌活　甘草　厚朴　干艾　黄芪　荆芥　枳壳　芍药　菟丝　芎藭

因胎目病，此方主之。

胎气宜固，兼散非理也。然目病暴作，不得不暂与治标。故以羌活、芎䓖、荆芥、枳壳、贝母、厚朴疏风热而劫虚痰；黄芪、当归、甘草、芍药、菟丝、艾叶护元神而平幽郁。夫郁舒风自息，痰去神乃宁，神宁则气流血行，胎其保而病亦潜除。经曰：有故无损，非无损也。① 此方之谓与。如血热气不和，四五月胎动，除羌活、荆穗、芎䓖、枳壳，用藿香、紫苏、黄芩。或依绀珠正气天香汤：乌药、干姜、橘皮、紫苏、香附尤稳。

诗曰：

保胎流气药须知，枳朴芎归及菟丝，少佐草荆干艾叶，活羌贝母到黄芪。

又诗：

正气天香汤，台乌蜀白姜，橘苏香附子，明目保胎良。

蜡子丸六

木香　干姜　百草霜一两　肉豆蔻　丁香一两五钱　杏仁一百四十粒，去皮　巴豆七十粒，去皮膜，熨净油

共为细末，用好黄蜡四两，清茶油一两，同蜡熔化，重绢滤过，乘热调为丸，绿豆大，每服三十丸，姜汤下。

肥疳冷积，久伤脾胃，致休息泻利，欲盲双眼。用此丸而明者，盖丁香、肉蔻、干姜、巴豆破寒宣滞，立使关格通而阳复；木香、杏仁、草霜、黄蜡导气和中，自然水谷化而年延。《医贯》谓此方神妙不可言，信乎！

诗曰：

蜡子丸，丁木香，肉蔻杏仁百草霜，巴豆去油黄蜡滤，方中还有白干姜。

---

① 有故无损非无损也：《素问·六元正纪大论》作“有故无殒，亦无殒也”。

蜡矾丸七

黄蜡二两　白矾一两

先将蜡熔化，退火，入矾和匀为丸，赤豆大，朱衣。以金银花五两，甘草一两，醇酒一升，重汤煮出味。每下十丸、二十丸，加至百丸。酒亦三杯、五六杯，渐饮至尽量，则有效。倘被毒虫蛇犬所伤，加雄黄五钱，乳香三钱，没药二钱。

一切疮疡觉发，便服此方。得奇效者，盖黄蜡甘温，白矾酸涩，能护膜托里，使毒不内攻；乳香辛温，没药苦平，能止痛和气，使火不上炎；再有金银花、雄黄清热辟邪；甘草、醇酒扶胃养血。游刃毒所，恢恢乎有余力矣。

托里消毒饮八

一方无连翘，有桔梗、皂刺，治同

人参　白术　茯苓　甘草　当归　芎䓖　白芍　黄芪　连翘　白芷　忍冬花

《机要》曰：治疮须明托里、疏通脏腑、调和荣卫三法。内之外者，其脉沉实，发热烦躁，外无焮赤，痛甚于内，其邪深矣，当疏通脏腑，以绝其源；外之内者，其脉浮数，焮肿在外，恐邪极而内行，当先托里；外无焮恶之气，内亦脏腑宣通，知其在经，当和荣卫。用此三法，虽未必即瘥，决无变症。此方其兼备欤。

外科方症，至为繁杂，且各有专家，未能多识。缘有因毒一款，姑择数方以应缓急。引申触类，属望于后之学者。

诗曰：

托里消毒饮，四君加归芪，芷芎翘芍忍，五物力相如。

仙方活命饮九

忍冬藤即金银花　贝母　甘草节　天花粉　橘皮　当归　防风

白芷　乳香　没药　皂角刺　穿山甲

一切痈疽，及不知名恶疮初得，此方主之。

痈疽皆由气血逆于肌理，加寒与湿凝，风共火搏乃发。红肿尖痛，为阳为痈；深硬黑陷，为阴为疽。势大身发热，食日减，晓夜不安眠，其症则重而险。入手，醇酒煎服。盖忍冬花、甘草节、天花粉、贝母、橘皮清热解毒，兼能利湿除痰；当归、防风、白芷、乳香、没药活血疏风，更可定痛护膜；乃皂角刺、穿山甲引前药直达病所，以决壅破坚。酒煎者，欲其通行周身，使邪速散云尔。服而活命，非仙方如何？

诗曰：

仙方没药粉加餐，乳母归宁未忍还，芷橘甘草年可引，采芝防刺莫穿山。

神授卫生汤十

羌活　防风　白芷　穿山甲　沉香　红花　连翘　忍冬花　皂角刺　花粉　熟大黄　石决明　乳香　当归　甘草

痈疽初起，焮肿赤痛，顶高根活，皮薄而光，脉浮大有力，活命饮不应，主此方。方解前已悉，其所以不应者，倏增身热头痛，二便秘结。故去贝母、橘皮、没药，用羌活、沉香内升外发，逼邪从表出；大黄、连翘小清大利，俾毒随便下。其石决、红花，以肿系血凝，脓由痰化。进二三剂，未成则散，已成则溃。署名卫生是已，神授恐未必然。

诗曰：

药剂十五九前方，为贝非川橘没香，羌选红花沉石决，大黄翘办卫生汤。

屠苏酒十一

拣净金银花五两　甘草二两　醇酒一升

重汤煮出味。如疡色平硬，加黄芪三两，酒不足，可量添入。

大小疡毒初见，进此酒。金银花寒能清热，甘能疗虚，芬芳能醒脾；甘草化毒和中，虚实无忌。均属外科圣药。煮酒一壶，昼夜徐徐饮尽，药力到矣。到则以前方先后煎服，病许顿灭。量不胜者，亦须拚①醉毋辞。

珠珀蜡矾丸十二

黄蜡四两　白冬蜜二两　白明矾二两　琥珀　明雄黄　珍珠各一两

如无珠，用朱砂亦得。

先将四药碾极细，用铜杓熔蜡与蜜，离火俟少凝，入前末搅匀，众手急丸赤小豆大。每下三十丸，病甚者日进三服，乃得。

凡痈疽及恶蛇、疯狗伤，毒盛且急，不能外出，必致内攻。先进兹丸护心，贞吉无咎。盖人心清虚中正，邪不易受，亦不敢令邪犯。以故痈疡内陷，蛇犬外伤，毒气攻入寸中，命必倾矣。是方蜡、蜜甘温润；矾石酸涩祛汗，护膜托里，推此居最；再有气味辛厉之雄黄，辟邪而杀百毒；性质精灵之珠珀，镇火以定惊魂。毒纵盛纵急，无能为害。徐对症度量处方，计日可决痊期。

诗曰：

银花草酝屠苏酒，加芪阴毒化无有，护心古制蜡矾丸，珠珀雄黄新方好，缺珠丹砂尽可充，蜜丸金衣真活宝。

内托千金散十三

肉桂　当归　黄芪　人参　忍冬花一两　芎䓖　没药　天花粉　白芷五钱　乳香　桔梗　甘草七钱　芍药　防风三钱

---

① 拚：同“拼”。《正字通》：“本从手从弃，作（扌弃），省作拚。”拚今作拼。

恶疮未成不消，已成不溃，此方主之。

疮之恶者多矣，未能枚举。不消不溃，乃精血大虚，不能作气成脓。切莫纯用凉药，致肌肉冰寒，益难收局。须甘温补而兼和之品，助气活血，以速其起顶溃脓，庶无变症。上方人参、黄芪、甘草、乳香，补气者也，且以健脾生津；当归、肉桂、没药、芎䓖，理血者也，更能益荣行瘀；忍冬花、天花粉、桔梗专主解毒排脓，脓出则少用；白芷、防风、芍药允足除湿敛口，湿去可勿施。用屠苏酒调者，亦虚不厌补、补不嫌多之意。语云：方在灵不在多，医在圆通不在信守，其斯之谓欤。

诗曰：

千金内托尚参芪，桂草天花桔芷归，再入忍冬芎芍乳，宁防没药病难驱。

痈疽之患，盖由情欲戕贼真元。真元损，则眉宇纵可观，身子空空如也。凡百乖厉客气，易于感召。感召之际，较他人另深，是以毒作。丹溪谓阴阳相滞而生，理不外是。但滞字未得病情，当谓阴阳互相牵累，积郁而致。如邪中气分，津液稠浊，为痰为饮，积久渗入脉中，血为之餧①，此阳累于阴也；邪郁血分，隧道淹沮，或溢或结，积久渗出脉外，气为之乱，此阴累于阳也。其毒大小浅深，随人之禀赋，感召以为轻重。初见用活命饮，继用卫生汤。俟成症知名，验看顶高，根活，色赤，焮肿，疼痛，皮光薄，势欲溃及溃，脓厚，鲜黄不臭，进托里消毒饮，腐肉自托，焮肿随消。倘顶平根散色黯，不热不疼肿，虽坚不作脓，不溃腐或腐溃肿痛仍不消减，脓水清稀，新肉弗长，形恶气奇秽，须内托千金散，再则十全养荣、八物回生等汤，大补气血，稍逆转为顺，渐次略带消解，十亦可愈五六。必曰死、曰不治，听渠堕败，

① 餧（wěi 伟）：饲，喂。

大失作医之道。

隔蒜灸法：凡毒现形，取大蒜切片置顶中，艾丸子灸三壮一换，不拘数目，以痛灸至不痛，不痛灸至痛乃止。无蒜时，切生姜亦可。倘阴毒及焮肿不见顶，用湿纸刷上，先干处即是。笔识之，再铺纸，干如前，不问一处、二三处，无妨总灸，灸毕，依次服药，准效。此疮科起手第一要着。经曰：知其要者，一言而终。学者免诸。

外科以膏药为首务，汤剂、丹丸次之。揆其因有三：曰便、曰醒、曰捷。便者，非要即有，毒初萌，凉其蕴热，祛其游风，潜伏而内消之谓也；醒者，非教病家警觉，毒即见，遏抑势焰，静观转应，得以驱除之谓也；捷者，非使人乐从，毒方炽，明知善恶，防其变迁，急拔而出之谓也。故便而方药两劣，则痛不少减，而红肿弥加；醒而不详审究，则祸烈而溃腐无期；捷而听其至业，则病变多端，而败坏莫测。三者兼备，庶从事有济，厥方于以知名。如太乙膏、玉红膏，诸书具载，远近遍传。是已考其药，太乙之元地、肉桂、当归、乳香、没药行血止痛；白芷、元参、大黄、赤芍、黄丹清火散风；再润以麻油，毒从中化。玉红之当归、血竭、紫草、轻粉去瘀生新；白芷、甘草、白蜡、麻油理肌敛口，自然肉好如初。其它万灵、万应，品汇纵多，总不外个中消息，吾徒欲兼精是道。尽有名言，无妨博搜远采。

太乙膏十四

白芷　当归　赤芍　元参　肉桂　大黄　大元地二两　乳香　没药五钱　麻油一斤　黄丹六两

将前七味油浸十余日，慢火熬至浮起，滤净，下黄丹搅匀。俟略冷，入乳、没再搅。过硬添油，软加丹，务以得中适用为度。倾入磁罐藏好，勿泄气。

诗曰：

太乙铅丹乳没药，当归元参京赤芍，大黄白芷桂麻煎，膏成不怕疮疡恶。

玉红膏十五

当归　紫草　白蜡各二两　甘草一两五钱　白芷五钱　血竭研细　轻粉飞。各四钱　麻油一斤

将前五件油浸四五日，慢火熬微焦，滤净。复煎沸，下血竭少停，下白蜡熔化，退火，投轻粉搅匀藏用。

诗曰：

粉草油油芷叶长，佳人帘卷日当阳，蜡红衫子鲜如血，映得花容紫玉光。

五苓散十六

白术　茯苓　猪苓　泽泻　肉桂

因湿眼肿，并水泻，小便不利，此方主之。

经曰：诸湿肿满。又曰：湿胜则濡泄。水道不利者，湿并于大肠故也。经曰：淡味渗泄为阳，咸味涌泻为阴，二苓、泽泻之功用也；脾土健顺，则能制湿，膀胱气化，则能利水，白术、肉桂之功用也。大凡邪入太阳，目病头痛，发汗不愈，小便虽利而渴，亦宜五苓引而竭之，使邪从下出。然无恶寒症，不可用桂。故本方除桂名四苓散；本方加茵陈，名茵陈五苓散，治湿热睛黄，便秘烦渴；本方合四君子，名春泽汤，治病瘥后便涩而渴；本方合平胃散，名胃苓汤，又名对金饮子，治中暑伤湿，停饮夹食，腹痛泄泻，及口渴便秘；本方合黄连香藿饮，治伤暑泄泻，发热口渴及疟疾热多寒少，口燥心烦。不效，再合小柴胡，名柴苓汤，治之准的。

诗曰：

四苓散，白术起，猪苓泽泻茯苓止，热因热用肉桂增，除渴

还能利小水。

疏凿饮子十七

羌活　秦艽　商陆　槟榔　泽泻　木通　花椒目　大腹皮　茯苓皮　赤小豆

姜皮佐煎。

遍身水肿，喘呼烦渴，大小便秘，目赤痛，此方主之。

外而一身尽痛，内而喘渴便秘，再目赤痛，此上下表里俱病，务必分清其势乃瘥。羌活、秦艽疏表药也，水邪之在表者，触之由汗而泄；泽泻、腹皮、苓皮渗利药也，水邪之在里者，触之由溺而泄；水毒壅塞，商陆、槟榔以攻之；水气蒸溽，椒目、赤豆以熯之。如此立法，非神禹疏江凿河之理乎？于以名方，未为过实。

诗曰：

疏凿槟榔合商陆，苓皮姜皮花椒目，赤豆羌艽大腹毛，水泽何愁泻不速。

大顺散十八

甘草　杏仁　干姜　肉桂

此方非治暑，乃治暑月受伤之脾胃尔。夫脾胃喜燥恶湿，喜温恶寒。时虽夏月，引饮餐凉，过于寒湿，则阴阳互逆，必致霍乱吐泻。乃用干姜、肉桂之爽利以顺性；甘草、杏仁之温腻而顺气，故曰大顺。

诗曰：

散名大顺，药止四味，四味维何，杏草姜桂。

桂苓甘露饮十九

五苓散加滑石、石膏、寒水石，仍斟酌分两，作散为妙。

夏月引饮过多，太阳受伤，致小便不利，湿热上攻眼目。亟用三石以清热，五苓以利湿。河间此方，诚为甘露。张子和加人参、甘草，因脉虚而补气；加木香、干葛，欲化湿以除烦。

诗曰：

寒水流滑石，猪术沾膏泽，桂苓活火煎，甘露清炎热。

六和汤二十

木瓜　厚朴　扁豆　茯苓　砂仁　半夏　杏仁　白术　人参　甘草　藿香

六和者，和六气也。盖风寒暑湿燥火，夏月杂感为多。先于脾胃调之，此知务之医也。药之为性，香能醒脾，藿香、厚朴是也；辛能暖胃，半夏、砂仁是也。四君之用，酷暑横流，必伤金水，扶其所不胜也。乃杏仁、木瓜清燥生津之品，合以前药，正六气之和剂也。伤冷加干姜，温散阴逆；伤热加香薷，发越暑气也。缩脾饮用砂仁、干葛、草果、乌梅、扁豆、甘草，治九夏伏热，更伤酒食。理脾清暑，同而异、异而同者也。

诗曰：

六和藿朴杏砂并，半夏人参赤茯苓，扁豆木瓜甘草术，煎增姜枣气清宁。

羌活胜湿汤[1]二十一

羌活　独活　藁本　甘草　芎䓖　蔓荆子　黄芪　防风

外伤于湿，头痛，一身尽痛，此方主之。

脾胃虚弱，湿从内生，二陈、平胃之类主之；水停于膈，湿胜濡泄，六一、五苓之类主之；水渗皮肤，肢肿黄胀，五皮、茵陈之类主之。今头痛，一身尽痛，乃湿流关节，决非上件[2]所宜。

---

① 羌活胜湿汤：原作“羌活胜温汤”。

② 上件：指上述药物。

经曰：无窍不入，惟风为能。爰用黄芪、甘草率诸风药升而散之。或曰：药既属风，何以又能胜湿？盖风动气满，湿则潜消。譬衣初浣濯，当风高悬，不终日水自去矣。此汤除黄芪，汪氏谓可治伤风头痛，亦近理。

诗曰：

羌活胜湿尚防风，黄芪藁本蔓荆芎，外加独活天麻桂，寒湿升头痛不攻。

平胃散二十二

苍术五钱　橘皮　厚朴三钱　甘草二钱

湿淫于内，满闷呕泻及山岚障气，不服水土。主此方者，苍术本辛烈，加以橘皮则燥湿而利气；厚朴微苦温，和以甘草则宽中而散满。四药泻中有补，凉中有温，直令胃土和平，永无湿郁之患，故曰平胃。又经曰：谷气通于脾。山岚障气，谷气也，人受之不服水土，而腹胀不食。盖土湿太过，故用苍术以燥之，甘草以和之，橘皮、厚朴宽中利气以行之。本方加麦芽、神曲，名加味平胃散，治宿食不消，吞酸嗳气。本方加藿香、半夏，名不换金正气散，治腹痛呕吐及瘴疫湿疟。加草果、姜、枣煎，名对金饮子，治疟疾。饮内再加人参、茯苓、乌梅，名人参养胃汤，治外感风寒，内伤生冷及夹食停痰发为痎疟。本方合小柴胡汤，名柴平汤，治湿疟。湿疟者，疟发时一身尽痛，手足沉重，寒多热少，脉濡是也。

升消平胃散二十三

芎䓖　紫苏　橘皮　白芷　姜炒厚朴　蜜炙甘草　砂仁　麦芽　藿香　山楂　苍术　香附

目已病，忽头痛腹痛，吐泻交作，此感寒停食。主是方者，盖芎、苏、橘、芷散虚风而逐阴寒，砂、藿、楂、芽正乖戾而消滞腻。再有调中之姜、朴、蜜、草，和气之香附、苍术，大剂煎投，自当立效。是故痘疹发热，腹急痛，或呕或泄，症既相符，因应无异，进此散仍佳。

诗曰：

平胃橘皮苍草朴，升消增芷芎苏藿，山楂麦附缩砂仁，觉校本方殊老作。

升阳除湿汤二十四

升麻　柴胡　防风　甘草　苍术　泽泻　猪苓　神曲　橘皮　麦芽

脾虚不治，湿胜濡泄，视昏而惑，此方主之。

清气在下，则生飧泄，故用升麻、柴胡提而降之。又曰：湿胜则濡泄，故用苍、防、苓、泽散而通之。但泄虽云蕴湿，多从饮食而得，又须曲麦以消食，甘、橘以利饮。进此汤短睡半晌，徐徐压以美膳，昏惑自消。

诗曰：

升阳柴胡橘，除湿猪苓术，曲麦附升麻，防风生草泽。

活血散二十五

当归　赤芍　芎䓖　紫草　红花五钱　木香　血竭二钱

痘中气血凝滞，欲作目疾，速用芎䓖、木香、当归行其滞，紫草、红花、赤芍、血竭消其凝。服此不愈，再加橘皮、升麻疏痰利饮；木通、甘草导热和中，更名消毒旨哉。

诗曰：

痘中红赤上双睛，活血芎归紫木能；不愈通加升橘草，别名消毒服之灵。

调元化毒汤二十六

红花　木通　荆芥　鼠粘子　紫草茸　白芍药　甘草　桔梗

前胡　生地黄　黄连　当归　黄芪　防风　蝉蜕　山楂　人参　黄芩　连翘

痘疹，前人皆谓心火炎盛而发，盖子之孕母腹也，母呼亦呼，母吸亦吸。呼吸者，阳也，阳化气，而动作生焉。母食生精，母饮生血。饮食者，阴也，阴成形而体质生焉。阴足阳足，十月而诞。所受胎毒，遇岁会、天符，天时亢热乘心，心热则散，一齐并发。故七日齐，七日盛，三七火数尽而谢。小儿耳尖冷，欠伸，睡中惊嚏，双眼含泪，壮热，知其必作。放点起胀时，目即病者，乃毒气上攻。稍失检点，为祸不测。收靥落痂时，暴赤肿痛，虽为余毒，险急一同，统与前汤。若痘中夹斑、夹疹，尤为得旨。盖防风、荆芥、前胡、蝉蜕升发阳气者也，亦可祛诸风邪；牛蒡、连翘、山楂、桔梗解利邪毒者也，亦可散诸郁结；无湿不疹，除以木通、甘草；无热不斑，降以黄芩、黄连；气不上下，人参、黄芪以通之；血不流行，红花、生地、紫草、归、芎以顺之。如此化裁，功非独能于目，即专事痘科，用治紫黑而干，亦良剂也。东垣谓痘疮从寒水逆流克火而致，初则膀胱壬水，夹脊流而克小肠丙火，故颈已上先见；次则肾经癸水，又克心经丁火，故胸已上次见；终则二火炽盛，反制寒水，故腹已下后见。夫火受水克，既不能为祸，酿成痘毒，安得炽盛，反制寒水。且寒水值制，便当壮水灭火，乃又消斑化毒、攻散处方，岂不雪上加霜？立言如此，医名何自而得。

痘疹之原，世谓咽下血饼，有落地即挖净，更用黄连、甘草抹儿口以解之。后不惟无痘，竟以痘死。谓非此血所致，何人人不免？必岁会、天符，气满则发，何里中传染无休？必痘神种子，择地流布，何在处？人工可种，果其胎毒耶？有公孙母女同作者，果其蕴热耶？疮疡常弥月数举，此生身不再见。造物渊微，诚非管蠡能测。腐儒一经品题，不是理学，便是数学，谈天说地，溯往穷来，俨然身历目见，凿凿可据。问以身历目见，如痘疹等事，直若鼾声梦呓，不自知其所出。子弟有当值者，偏惑于妖医奸觋①，夜词晓祝，旷达者面鄙之，恬不为怪。今古一辙，可胜悼叹。

诗曰：

楂地参芪紫草茸，不甘荆桔梗连通，翘芩芍药红花发，蝉鼠当前叫午风。

苏合香丸二十七

沉香　丁香　乳香　檀香　麝香　安息香　香附　白术　冰片　荜茇　诃子　朱砂　犀角　苏合香油各等分

因风、因厥，眼盲，睛斜，喉中痰沫壅盛，水饮难通，非辛香温热，不能开窍还阳，故集上项诸药。必用朱砂、诃子、犀角者，防温热之过燥而耗心血，辛香之走散真气，以敛肺液尔。中寒中恶，用亦适宜。然终能耗元神，而动内风，备以救急可也，慎毋令人多服。

诗曰：

苏木丁沉乳麝脐，片檀安息荜沾泥，都来香附诃梨勒，油合丹砂即画犀。

抱龙丸二十八

胆南星二两　天竺黄一两　朱砂五钱　琥珀　珍珠　雄精三钱　檀香　人参二钱　麝　木香　沉香一钱　甘草

煎膏为丸，芡实大，金衣。

小儿一切惊搐，致辘轳转关诸症，主此方者，宝气可以镇惊，金珠、琥珀、雄精是也；香气可以散搐，沉、檀、木、麝、竺黄是也；惊搐因风虚，人参、甘草扶其元；风虚生痰火，南

---

① 妖医奸觋：指从事迷信活动的巫医。

星、牛胆清其热。抱龙二字义未详，或者龙为肝火，定风镇惊之谓与。

诗曰：

天竺星珠独夜光，丹砂珀酒人雄黄，木沉檀麝香初热，席抱龙须卧石床。

升解散二十九

芎藭　生地　芍药　黄芩　木通　升麻　朱砂　茯苓　甘草各等分

小儿痘已现形，暴发惊搐，目赤，畏光，泣出，此方主之。

痘形既见，热应渐退，复发而惊搐，兼得目病，明系木火两盛。爰用芎藭、生地、芍药凉血而平木；黄芩、升麻、木通导赤以泄火；朱砂、苓、草三物，特以镇惊收泪耳。然此症来势险甚，服一二次不减，须养精神。

诗曰：

痘见目随红，急需芩草通，朱芎苓芍地，升解不无功。

五积散三十

当归　芎藭　桔梗　茯苓一钱五分　干姜　肉桂　半夏　苍术　厚朴　芍药　甘草一钱　麻黄　白芷　橘皮　枳壳六分

此方能治寒积、食积、气积、血积、痰积，故名五积。究其义，麻黄、白芷精专解表；甘草、芍药德合和里；苍术、厚朴平胃中之敦阜；橘皮、枳壳发膜原之蕴藏；姜、桂、芎、归入血分，兼祛寒湿；半夏、苓、桔逐浮饮，更豁顽痰，盖阴阳表里通用之剂也。外感风寒，内伤生冷，身热无汗，头痛目暴发，服亦准。元气素虚人，出麻黄、苍术、枳壳，入参、术。再肢冷自汗，加附子、生黄芪。

诗曰：

五积枳橘陈成壳，芷芎姜桂苍于朴，麻黄半夏采苓归，草梗删除看芍药。

天保采薇汤三十一

人参　黄芪　当归　地黄　甘草　白芍　谷精草　黄连　山楂肉　葳蕤仁　黄芩　木通　桔梗　前胡　连翘　紫草茸　麦门冬　大力子即鼠粘子

此清毒活血、攻补兼施之方也。痘中目暴发，明知邪干风木，然痘色淡而浆空，主气血大虚，却不敢骤补。盖补则痘利，决害于目，目赤疼而翳生，变幻多端。仍不能寒散，寒散则目宁，有伤于痘。当家殊觉棘手，谩言庸劣。上方人参、黄芪、地黄、当归、甘草滋益真元者也；真元济，则黄芩、黄连、木通、大力可施其克伐；芍药、谷精、山楂、蕤仁、紫草，调和荣卫者也；荣卫调，则桔梗、前胡、麦冬、连翘可靖其妖氛。夫如是，症虽异而药参同契，两不相妨。曰天保采薇者，借言吉人荷天保安，俾单厚[①]戬谷[②]，厥药用无不宜，病莫不兴兴矣。益曲尽其情，敬司乃事，毋使病起而忘护持。人谓金不利，冶弗良；医无恒，术不精。作此方者，其思全省疚，寡尤寡悔之师乎。夏禹铸[③]亦有此汤名，药品大相悬绝，不知何所取义，且无论症之顺逆，总教人按方煎服，尤不可解。

诗曰：

天保采薇汤，翘芩连地黄，归芪参大力，甘桔芍通方，紫草饶鲜色，蕤仁有密香。前胡云谷麦，性质等楂凉。

附夏方：

枳桔二陈药，升酒犹芎藿，柴葛前饮酣，羌苍独谨朴。

---

① 单厚：诚厚，敦厚。

② 戬谷：尽善，吉祥语。

③ 夏禹铸：清康熙医家夏鼎，字禹铸，著有《幼科铁镜》。

达原饮三十二

槟榔　知母　芍药　黄芩　厚朴　草果　甘草

热疫蒸烁神膏，痛不能耐。但治其疫，目自宁。上方槟、朴辟瘴恶，且疏通岁运；草果发伏邪，而不损天和；热甚伤形故痛，知母、黄芩以清之；热久销阴则痓，芍药、甘草以平之。夫疫，乃天地非常之气，其中人不由经络表里，舍于夹脊，附近于胃，即《针经》所谓横连膜原①者是。得此汤而直达之，重者渐轻，轻者顿解。

诗曰：

槟芩芍药蔻，知母难消受，炙草厚而甘，达原宜急就。

清平丸三十三

槟榔四两　苍术　厚朴　半夏曲三两　草果仁　广橘皮　山楂肉　香附　白芍药　黄芩　知母二两　柴胡　干葛　藿香梗　紫苏叶一两五钱　青皮　枳实　甘草一两

生姜汁调六神曲，净粉打糊为丸，弹子大。每用一丸，噙化，缓缓咽下。如精神稍爽，照药品作汤剂，仍加神曲，并扭生姜汁对服。

上方专治重痢噤口，饮食不入，入即吐，及一切时行传染，内外壮热，无汗口渴。盖天地乖戾客气，随人呼吸入胃，正不胜邪，登时疾作。头腹急痛，已而发热，或吐或泻，水浆不能下咽。槟榔、草果、苍、朴、姜、曲、甘草、半夏可达原而平胃；橘皮、苏叶、藿梗、楂肉、柴胡、干葛，可解肌而正气；热毒上格，故凡物不纳，白芍药、黄芩、知母以凉之；厉气中结，故滞下不顺，

---

① 针经所谓横连膜原：《素问·疟论》：“其间日发者，由邪气内薄于五脏，横连募原也。”

香附子、枳实、青皮以利之。病骤形实，沉困自当顿苏。再就是验症增删，无人不起，乃名其丸曰清平。

诗曰：

清平首选达原方，平胃香苏散合襄，再入葛柴楂枳曲，青皮瘦骨复天常。

童　跋

上濰川黄先生笔乘《目经》三卷，证治具备，方注加详，名固专家，实医贯也。且文词隽爽，老妪能解。凡吉凶悔吝，有关性命者，莫不谆谆劝戒。而异端伪学，辟之尤力，不啻等身，风雅兼赞，翼名教者也。或谓先生丰神英俊，肝胆澄彻，故能高出手眼，勘入性灵。清夜读之，恍若重离之照，上下昭明，化溥仁风，飘扬遐迩，医教其兴欤。或谓先生里居裕如，卓荦[1]好奇，伎学九鵰，无所短长，乃博及群书，造成绝艺。自序培风山人一段，盖子虚耳！皆知其然，不知其所以然也。方今风会日新，而士习日下，知名之子不过留心帖括，博科名，收利禄云尔。求其体皇仁，恤民生，行世既远，树德无穷，代有几人！先生其勇以自立，特藉此而发其所寄乎。高山在望，仰止兴思，伊人岂独移我情哉？敦不敏，谨受斯业，谅先生古道照人，将更阐其元秘，不特亹亹于纸上成言已也。

杉阳门人童德敦百拜跋

① 卓荦：卓越，突出。

校注后记

一、黄庭镜生平里籍及学术传承

（一）生平

黄庭镜，字燕台，号不尘子（取“目如明镜，镜不染尘”之义），据《建宁县志》又名黄必昌，福建濉川人。生于清康熙四十三年（1704）。卒年不详，当在乾隆三十九年（1774）之后。其里籍，据笔者查考，应为今福建三明市建宁县里心镇芦田村。黄庭镜为清代中期雍、乾时著名眼科医家，著有眼科医著《目经大成》四卷，一、二、三卷每卷又分上下，另有卷首“形图”一卷。《目经大成》向来与《秘传眼科龙木论》《银海精微》《审视瑶函》等眼科名著并称，堪称中医眼科四大经典之一，对后世中医眼科有着深远的影响。

黄庭镜出身于书香门第，攻读经史，以儒为业。幼时颖敏过人，气质则器宇轩昂、超凡脱俗，人誉之“轩轩霞举”。黄庭镜自幼深受其父喜爱，耳提面命，寝处与俱，逐事提训，一一理会，悉心加以指点。及长，则研习古文经史学问，乃父因沉溺于酒，遂将应酬笔墨皆交付给年幼的黄庭镜。黄父以此认为黄庭镜能继承其志向，遂对其期望更厚，希望其子能参加科举考试，走科举为官的道路。然而此后，青年黄庭镜参加科举考试，却遭遇失败。不久，黄父又因病辞世。黄氏科考受挫，又遭逢慈父病故的双重打击，以致悲伤过度、哀毁于情，而损其双目，罹患目疾。由此，黄庭镜乃放弃科举，放浪形骸，淡泊名利，悠游山水，每于花辰月夕，与二三知己，或扁舟，或名园，或溪桥山寺，携酒具、茶具、文具、丝竹乐器，啸傲其间。常常弃家远游，连家人也莫测其所往。

由于黄庭镜已放弃科举，又身患目疾，于是渐渐对医学产生了浓厚的兴趣。黄氏二十多岁时，忆先儒之言“虚度岁月，无恩泽及人，直造化中赘物”，顿时恍然大悟，对数年间放浪形骸的行为深为自悔。乃广泛购求医书，苦读习医，尤其是在眼科方面，学力尤勤，期以救己度人、修德补过。经过几年的学习，黄庭镜医术有成，医技上甚至超过了当地一些有名望的老医生。但是，在内障、头风等病的治疗上，尤其是眼科针砭之术，黄庭镜自感尚未取得大的突破。据黄氏自述，一次，有人告诉他有个名叫培风山人的隐者善治眼科内障等病，愿意为他引见。黄庭镜恳请求见，以此得见培风山人，拜于其门下，虚心求教。培风山人亦毫不隐瞒，将其眼科心法要诀尽数传予黄庭镜，黄庭镜由此习得金针拨障术等眼科内障诊治之法。

黄庭镜以眼科为业，在其一生的行医过程中，医德高尚，为人正直，疾恶如仇，且“不爱钱”。时名士大儒魏定国（字步于，号“慎斋”，康熙时进士，乾隆曾赠魏定国“耆年清望”匾额，敕封魏定国为“天官一品”）曾为《目经大成》作序，对黄庭镜“不爱钱”的高尚品格深为赞赏，并大书“八闽高士”四字以赠黄庭镜。

黄庭镜后人及门人众多，可考的门人有邓学礼、童德敦等人。

（二）著作

黄庭镜医术既高，游艺江湖，又得眼科秘技，于是声名鹊起，但他喜好交游，挥霍钱财，家用为之不继。在他三十四岁之时（公元1737年），经其兄长规劝，黄氏改弦易张，外出经商行医，自豫而吴，五载方才归家。在这段时间里，黄氏于乾隆辛酉六年（1741）春雨洽旬之季，检所笔乘症治，分汇成卷，撰著了眼科名著《目经大成》初稿，将其眼科心得尽数辑录其间。其后曾多次修改增删，经过三十余年，最终于乾隆甲午三十九年（1774）定稿成书为《目经大成》。《目经大成》一书主体内容分三卷，另有卷首一卷。卷首为“形图”，乃各种图式。正文则分为三卷，各卷又分为上下卷。卷之一为医论部分；卷之二为证治部分；卷之三为方剂部分，收录了眼科常用内治方228首，并对收录的方剂进行了主治、方义的解析。

黄氏出身儒门世家，是一位儒医，其《目经大成》文采华丽。更难得的是，黄氏在中医眼科基础理论上研究甚为深入，将元代朱丹溪学说、明代张景岳等温补学说引入了眼科专科范畴，倡导儒医太极、命门、相火之说。其次，黄氏在眼科金针拨障术方面也有杰出贡献，对金针拨障术的手术方法、宜忌、术后调护的记载远比前代眼科专著详细。《目经大成》在眼科病名诊断上也有一定贡献。如黄液上冲一症，在黄庭镜之前本名黄膜上冲，包括《审视瑶函》中都命名为黄膜上冲，黄氏经过临床实践观察，认为是液非膜，将本症病名订正为黄液上冲，更加符合临床实际。

《目经大成》于乾隆甲午年（1774）定稿后，并未立即刊行，而是用于授子课徒。黄庭镜去世后，弟子邓赞夫（邓学礼）“盗刻”《目经大成》，将《目经大成》改换书名为《目科正宗》，并删除凡例，改易移植篇章，署上自己的名字，于嘉庆十年（1805）刊刻为《目科正宗》。后黄庭镜之孙黄璧峰见邓氏行“齐丘盗书”之事，遂出家藏旧本，加以校订，于清嘉庆二十二年至二十三年（1817～1818）将《目经大成》由达道堂刊刻行世。

二、《目经大成》版本概况

《目经大成》经黄璧峰据家藏旧本进行校订，去伪存真，恢复《目经大成》原名，在江西上饶同宗黄氏香泉先生的支持下，于嘉庆二十二年（1817）至清嘉庆二十三年（1818）刊行，遂得以流传。该书在清代曾被多次刊刻，目前保存有多个刻本，现代也曾多次整理出版。《全国中医图书联合目录》(下文简称《联目》）所载的《目经大成》主要版本有8个，《中国中医古籍总目》（下文简称《总目》）所载则有10个。

笔者于2010年至2011年先后多次走访山东省图书馆、河南省图书馆、上海中医药大学图书馆、上海市图书馆、成都中医药大学图书馆、山东大学图书馆、辽宁省图书馆等全国多家图书馆，对《目经大成》几个重要版本进行了实地调研。通过对《目经大成》达道堂刻本、两仪堂刻本、文馨堂刻本、述古堂刻本、宏道堂刻本各个版本字体、版框版式的比对，5个版本的字体、版框大小均相同。因此，两仪堂刻本、文馨堂刻本、述古堂刻本、宏道堂刻本应都是以初刻本达道堂本为底版，属同一个版本系统。

笔者对黄庭镜弟子邓学礼（赞夫）冒名盗刻《目经大成》的《目科正宗》版本也进行了调研。上海市图书馆馆藏的《目科正宗》南城邓氏家刻本，保存完整、字迹清晰、刻工较好，全书共十册、十六卷、首末各一卷。《目科正宗》正文内容基本出自《目经大成》，唯将《目经大成》各卷各篇顺序颠倒相错，可视为与《目经大成》同书异名的另一个版本系统。

三、《目经大成》学术源流

《目经大成》全书近20万字，是古代篇幅较长、内容较丰富的一部眼科学专著。该书不仅继承了清代以前《秘传眼科龙木论》《原机启微》《银海精微》《审视瑶函》等眼科学专著，还引入了历代各家学说，将李东垣、朱丹溪、张介宾、李中梓等一些名家学术思想引入了眼科专科。

（一）对前代眼科专著的批判继承

黄庭镜青年患眼病而习医，深入研习了前代眼科专著。《目经大成·凡例》中说："眼科古无善本，名家亦绝少发挥。行世者，惟《龙木论》《七十二症》《良方》《银海精微》诸俗刻。《原机启微》仅通，然太容易。《审视瑶函》系抄汇成书，疵弊多端。至时师症方串歌，尤鄙俚不足道也。"可见，黄庭镜是批判地继承了前代眼科学的成就。

1.《秘传眼科龙木论》

《秘传眼科龙木论》，又名《秘传眼科龙木总论》《秘传眼科龙木论集》《眼科龙木论》，是我国现存最早的一部眼科专著。学者认为现存的《眼科龙木论》有可能是宋元医家在《龙树眼论》基础上增补编纂而成。《眼科龙木论》全书将眼科分为七十二证，对后世影响颇深，明清不少眼科专著或综合性医书中的眼科专篇，皆从《眼科龙木论》中脱胎而来。《目经大成》中也继承了不少《眼科龙木论》的内容，如对眼科病名的命名上，《目经大成》虽有不少创见，但也有不少病名的来源可追溯到《眼科龙木论》，譬如"五风变"，"暴风客热"，"混睛障"，"花翳白陷"（《目经大成》作"花白翳陷"），"胬肉侵睛"（《目经大成》作"胬肉攀睛"）等。另外，《眼科龙木论》书中关于五轮八廓理论、眼科金针拨障术和钩、割、针、镰等眼科术式，也为《目经大成》所继承发扬，而论述和记载又远比《眼科龙木论》更为详细。眼科疾病的病因病机方面，《目经大成》的论述较《眼科龙木论》更为深入，甚或纠正了《眼科龙木论》中一些不全面或偏颇的认识。

2.《原机启微》

《原机启微》为元代眼科名家倪维德（字仲贤，号敕山老人）所撰，对后世眼科学的发展有很大影响。病证研究方面，《原机启微》将眼科分为"十八病"。黄庭镜对《原机启微》"十八病"并不完全认同，认为“十八病”不过仅通，而且太过简略，并对《原机启微》一些病因病机的阐述提出了看法。如“瞳神缩小”一病，《原机启微》中作“强阳抟实阴之病”，倪维德认为本病乃因手厥阴心包络相火所致，故治疗上选用抑阳酒连散、还阴救苦汤等苦寒剂清泻相火。黄庭镜反对倪维德的看法，他认为本病乃因精血劳伤而生虚火，阴阳两虚所致，治疗上当“大补气血，略带开郁镇邪，使无形之火得以下降，有形之水因而上升，其血归元，而真气不损”。

3. 《银海精微》

《银海精微》为古代又一眼科名著，署名孙思邈所著，但笔者前些年曾经考证指出，该书成书年代可能应该在明代前中期，署名孙思邈当为托名。关于眼科的病种，《眼科龙木论》将眼科分为七十二症，后世眼科书多从之，明末清初《审视瑶函》又分一百一十六症。而《银海精微》分为八十一症，开创了眼科“八十一症”的分法。《目经大成》在眼科病种的命名上虽与《银海精微》不尽相同，但也采用了“八十一症”分法，将眼科疾病分为了81种。

4. 《审视瑶函》

《审视瑶函》又名《眼科大全》，为明末清初眼科名著，对后世中医眼科的发展有着巨大的影响。黄庭镜青年时学习眼科，也曾认真钻研此书。然而，就是因为后来成为眼科大家的黄庭镜对《审视瑶函》再熟悉不过，使得黄庭镜对《审视瑶函》的弱点和错谬了然于胸。黄庭镜的《目经大成》，从一方面来说，是对以《审视瑶函》为代表的前代眼科专书错谬的纠正，为一部纠偏之作。《审视瑶函》在黄庭镜看来系“抄汇成书”，加之傅氏“晓医而昧儒”，以致“牵强不达病情”，从而导致该书“种种疵弊，指不胜屈”。不过，黄庭镜的看法相对也较为客观，一定程度上还是肯定了《审视瑶函》的价值，认为《审视瑶函》“眼科之能事毕矣”，是一部空前的眼科集成之书。

（二）对名家学术思想的发挥

《目经大成》发挥了历代中医名家的学术，用批判的继承的眼光和态度将这些中医名家的学术思想（不局限于眼科的中医学术思想）引入中医眼科范畴中来，这是《目经大成》鲜明的特点之一。历代医家的学术思想、医论、临证经验是《目经大成》重要的学术源头。

1. 张仲景

张仲景为医圣，《伤寒杂病论》也被誉为“方书之祖”。黄庭镜对仲景学说研究颇为深入，十分推崇仲景学说。首先，在脉诊上，黄庭镜多以仲景脉法为据。其次，在用方上，黄庭镜推崇仲景经方。他说：“仲景为医方宗匠，良有特识。”在《目经大成》眼科方剂八阵中，黄氏也引录了大量仲景经方，并对所引经方方义进行了深入阐述。

黄庭镜不仅在《目经大成》中引录仲景经方，在临证时对经方的运用也非常广泛，在《目经大成》卷二的眼科病证及附录黄氏眼科医案中便可窥见一斑。如治友人艾秀瞻“凝脂翳变”一案中，在前医投补中、四物、六味地黄等汤无效反而增剧的情况下，黄庭镜大胆投以大承气汤下三黄丸五钱，下之而愈。又如治表兄余兆文次子“气翳”一案，黄庭镜投以附子理中汤加归、芪而愈。一些眼科病证主治方上，黄氏也多选用经方，如天行气运主方选用了桂枝汤、麻黄汤、大青龙汤、大柴胡汤、小柴胡汤等方，大小雷头风选用了大承气汤等方，瘀血贯睛选用了抵当汤，睑黡选用了真武汤、大建中汤、小建中汤等。黄庭镜《目经大成》在眼科范畴内，如此大量地引录及运用仲景经方治疗眼科疾患，在古代眼科医籍中可谓空前。

2. 刘完素

金代名医刘完素，字守真，号通玄处士，为中医河间学派鼻祖，是金元四大家中的第一家。刘完素学术思想对黄庭镜有较大影响。《目经大成》“暑火燥热异同论”“十二因·因风”“青盲”诸篇都对刘完素的医论有所引用，还选录了刘完素地黄饮子、六一散、桂苓甘露饮、三花神佑丸、双解散等方。《目经大成》还对刘完素“玄府学说”进行了发挥。《目经大成·青盲》中说：“元府者，河间谓十二经皆有之，乃神气出入升降之道路门户也。元府热郁，则闭塞不通，五官四末，有时不用。由是言之，青盲即暴盲，经脉即元府，关格即闭塞，悬而似近，异而实同矣……盖经系手足三阴三阳之经，脉乃通五官四末之脉，元府则脉中流行、不舍昼夜之气血。譬诸花木：根干，经也；枝叶，脉也。雨露滋荫，有如元府。”黄氏认为玄府即脉中流行的气血，若玄府郁闭，目珠不能受到气血的滋养，则生出各种目疾。

3. 李东垣

李东垣，原名李杲，字明之，号东垣老人，世称李东垣，为金元四大家之一，中医易水学派重要代表人物。《元史·方技》中，有李东垣传，评述说李东垣“其学于伤寒、痈疽、眼目病为尤长。”《目经大成》对东垣阴火论、脾胃内伤思想进行了继承与发挥。《目经大成·五行存疑》中明确指出“火有阴有阳”，阴火与阳火的区别是：“阳火者，天日之火也。六气为暑病，即伤暑中热，可以凉水沃之，可以苦寒解之；阴火者，灯烛之火也，须以膏油养之，不得杂一滴水气，得水即灭矣。”黄氏对阴火的认识是阴火与阳火相对，阴火不可以用苦寒凉药治之，认为治阴火当用补法。在脾胃内伤病机方面，黄庭镜也十分重视，《目经大成》常用补中益气汤等调补脾胃的方药治疗眼科杂症，如治疗暴风客热用补中益气汤加蔓荆子、防风；治疗眵泪不禁用补中益气汤加附子、防风、五味子、白芍等。在其病案中也多有用补中益气汤取效的眼科病例，如治疗孔某氏妇“疔翳”病案，用补中益气汤合加味逍遥散、归脾汤加附子防风治疗而愈。《目经大成》对东垣医方的运用也非常广泛，如冲和养胃汤、补中益气汤、升阳除湿汤、胃风汤、升阳散火汤、清暑益气汤、羌活除湿汤、升阳除湿汤等。

4. 张景岳

张介宾，字会卿，号景岳，别号通一子，为明代著名医家，温补学派的代表人物。张景岳是黄庭镜最为推崇的医家之一，《目经大成》对景岳医学思想的继承发挥颇多，主要有如下两点：

第一，继承了张景岳“方剂八阵”的思想。古人云：用药如用兵。故景岳先生在《景岳全书》中，仿兵法排兵布阵，依照治则治法将方剂分为八阵，每阵均体现了不同的治法。黄庭镜发挥了这一思想，《目经大成》卷一即有“增易景岳补和攻散寒热固因八阵小引”一篇，全篇摘引自《景岳全书·新方八略引》，并加入黄氏自己的心得体会。另外，《目经大成》整个卷三为方剂部分，全卷将两百多首历代名方与眼科方按照景岳“八阵”分类，分别是补阵、和阵、攻阵、散阵、寒阵、热阵、固阵、因阵。《目经大成》眼科方剂八阵每一阵之前还有小序，系录自《景岳全书·古方条序》，稍加改动而成。

第二，运用景岳先生新方治疗眼科杂病。张景岳创制了不少名方，录于《景岳全书·新方八阵》中，传于后世，备受推崇。《目经大成》卷三就录有不少景岳方，如大补元煎、左右合归丸、理阴煎、麻桂饮、大温中饮等。卷二眼科病证部分则广泛采用了景岳几首经典的方剂。如大小雷头风、目血、睛凸、电光夜照等病症均用到了大补元煎，睑黡、瞳神缩小用到理阴煎，迎风落泪用到左归饮，气翳用到左右合归丸，火胀大头用到麻桂饮、大温中饮等。

5. 古代其他医家

除上述医家外，张子和、朱丹溪、赵献可、李中梓等名家也对黄庭镜有一定影响。如黄庭镜在《目经大成》中对张子和“目不因火则不病”这一著名论断进行了发挥和评述，并引申出了寒凉降火、补水配火、添油济火、填灰养火、滋阴制火、培木生火、抽薪退火、沃水灭火、升阳散火、砭针出血以夺火、灼艾分痛以移火等，扩大了“目不因火则不病”的内涵，在一定程度上纠正了后世医家对“目不因火则不病”的片面认识。对丹溪学说，黄庭镜则主要发挥了丹溪气、血、痰、火、湿、食六郁说及丹溪一些临证证治经验。赵献可对黄庭镜的影响，则主要表现在《目经大成》中命门学说及对“龙雷之火”的认识上。李中梓对黄庭镜的影响也较大，《目经大成》卷一的部分医论如“乙癸同源说”“水火说赞”“五脏苦欲补泻解”“辨病治病疑难说”“行方志圆心小胆大解”“人情论”等篇章即摘引自李中梓《医宗必读》《删补颐生微论》等医著。

四、《目经大成》学术思想与临证特色

（一）崇尚温补

黄庭镜《目经大成》能够超越前人，不落窠臼，对于当时眼科医界陋习敢于针砭时弊，尤其是对时医抱定“目不因火则不病”的教条而滥用寒凉降火的现象予以指斥，倡导张介宾、赵献可诸家温补之说，在眼科温热治法一途独树一帜，成为中医眼科温补派的第一家。

1. 阐发命门学说，益火之源

眼科作为中医学重要的专科之一，其理论一直伴随着中医基础理论的发展而发展。在黄庭镜《目经大成》之前，包括《秘传眼科龙木论》《原机启微》《银海精微》《证治准绳·目》《审视瑶函》

等眼科名著，对命门理论的论述和应用不多。而到了黄庭镜时期，由于明代温补诸家巨大的影响，命门学说的内涵开始向眼科范畴扩展，黄庭镜便是全面将命门学说引入眼科的第一家。

《目经大成》卷首与卷一有多篇医论论及命门，如卷首中有“太极阴阳动静治病”图表，卷一中有“内景图说”“水火说赞”“治病必求其本论”等篇。《目经大成·内景图说》云：“命门即在两肾曲并中间，主持诸气，陶养真火……赵养葵全部医书，以真火为宗旨，而加意于命门。”在眼科临床证治方药上，命门学说便具有了指导性意义。如“近视”一症，黄氏便认为与命门元阳不足有关，并以七言诗云：“双睛近觑是生来，不是生来却祸胎，真火不明真气弱，真阴一点亦危哉。瞳神远见足元阳，视短孤阴自葆光。”治疗上则明确当以“益火之源，以消阴翳”。黄氏除在病证论述上引入命门学说外，在八味肾气丸、六味丸、九转丹等方剂的方义阐发中亦注意应用命门学说，这在古代眼科文献中是不多见的。

2. 擅用温补治法，反对寒凉

眼科疾病，历来认为火热证多、虚寒证少。如金代名医张子和亦善治眼科疾患，曾总结眼病特点说：“目不因火则不病。”受张子和“目不因火则不病”的著名论断与历代眼科医著的影响，后世眼科医家往往各承家技，不加辨证，抱定“目不因火则不病”的教条，盲目地将眼科各证皆断为火热，凉药杂投，滥施清降。黄庭镜有感于当时一般眼科医生滥施寒凉的现象，在其著《目经大成》中，将张介宾、赵献可等温补学派名家温补心法引入眼科，辨证施治，广泛应用。黄庭镜在《目经大成·制药用药论》中指责不加辨证而滥用寒凉的医者说：“今之庸医，但见目病，即作火治。或难之，谬引非热不发、非寒不止之说为据，讵知本科有许多阴亸阳衰、假热假寒，当用甘温滋养之属，曷可独言是火而概施寒剂也?”实是对当时眼科滥用寒凉陋习的当头棒喝，这种针砭时弊、实事求是的精神当属难能可贵。

3. 眼科八阵类方，温补为首

《目经大成》卷三为附方部分，则几乎全盘依照张介宾古方八阵、新方八阵之例，将眼科常用方剂分为补、和、寒、热、攻、散、固、因等八阵。八阵中，黄氏尤其重视补、热两阵，将补阵列于卷三上部之首，将热证列于卷三下部之首，补阵之方在八阵中方剂数量最多、篇幅最长，足见黄庭镜对眼科温补类方剂的重视程度。黄庭镜在临证中亦常用景岳左归、右归、理阴煎、七福饮、大补元煎等补益新方，如治疗迎风落泪用左归饮，治疗无时泪下用二气左归丸，治疗气翳用左右合归丸，治疗睑黡、瞳神缩小用理阴煎，治疗目暗、痰核用七福饮，治疗睛凸、电光夜照、目血、雷头风用大补元煎等。

（二）金针拨障

白内障是眼科常见病，是指随着年龄增长而晶珠（晶状体）逐渐混浊，视力缓慢下降，终致失明的眼病。黄庭镜在《目经大成》中，将本病称为“内障”，载于卷二下中，并有圆翳、滑翳等之分。

在古代，白内障历来为疑难病症，药物治疗较为困难，但少数临床眼科医生掌握了金针拨障这一眼科手术，这是当时治疗白内障最为有效的治疗方法。中医眼科医著对金针拨障术多有记载，其中最为详细的当数黄庭镜的《目经大成》。金针拨障术的方法和过程，黄庭镜将具体的操作概括为审机、点睛、射覆、探骊、扰海、卷帘、圆镜、完璧等“八法”，成为古医籍中对金针拨障术最详细的记载。直到20世纪80年代，金针拨障术在白内障的临床治疗中仍广泛使用，并由著名中医眼科学家唐由之先生对其进行了改良。黄庭镜《目经大成》对发扬和推广金针拨障术做出了巨大的贡献。

五、《目经大成》对后世的影响

《目经大成》刊刻问世后，由于该书具有较为完备的眼科证治体系、鲜明的学术风格，故对后世眼科的影响日渐深远。最主要的影响如下：

第一，《目经大成》对一些眼科疾病证候特点的描述和对病因病机的见解为后世医家所接受。如晚清眼科医家陈善堂的《眼科集成》便大量引录了《目经大成》的原文，在暴发火眼症、脓泪时流症、漏睛症、混睛障症、眦帷赤烂症、瞳人缩小症、神光夜现症、目流血症等病证中都直接引用了黄庭镜的观点，并附有《黄庭镜雷头风痛方论》等篇章。

第二，《目经大成》一些新订正的病名为后世医家所沿用。如前文所谈到的"黄液上冲"病名已为后世中医眼科学所通用。又如今日中医眼科所通用的"宿翳"这一病名，也首见于《目经大成》卷之二下"冰壶秋月"一证中。另外，如近视、远视皆自《目经大成》始称，已为今日眼科学所通用。

第三，《目经大成》方药、眼科术式对后世的影响。《目经大成》所收录的医方较广，不仅收录了大量历代眼科专科方，还收录不少临证各科通用方、名方、内科方等。按照八阵类方的方法也对后世有所启发。眼科术式方面，《目经大成》对"金针拨障术"的记载在古代医籍中最为详细，"针拨八法"对"金针拨障术"手术过程的描述和概括具有历史总结性意义。

第四，黄庭镜开启了广泛运用温热法、温补法治疗眼科疾病的先河，破除了部分医家对"目不因火则不病"论断的盲从，堪称为"眼科温补派"（或"眼科扶阳派"）第一家。

另外，如黄庭镜对《审视瑶函》的批判，对眼科病因学说的研究，都对后世有着深远的影响。

总之，《目经大成》为一部既集大成又富创新的眼科著作，是古代眼科晚期的一部里程碑式的名著，对后世中医眼科学的发展有着深远的影响，学术价值和临床实用价值较高。该书虽非完美之作，但瑕不掩瑜，书中深刻的见解、独特的思想、丰富的临证经验，都值得后世学者深入研究运用。

总书目

医　　经

内经博议

内经精要

医经津渡

灵枢提要

素问提要

素灵微蕴

难经直解

内经评文灵枢

内经评文素问

内经素问校证

灵素节要浅注

素问灵枢类纂约注

清儒《内经》校记五种

勿听子俗解八十一难经

黄帝内经素问详注直讲全集

基础理论

运气商

运气易览

医学寻源

医学阶梯

医学辨正

病机纂要

脏腑性鉴

校注病机赋

松菊堂医学溯源

脏腑证治图说人镜经

内经运气病释

藏腑图书症治要言合璧

淑景堂改订注释寒热温平药性赋

伤寒金匮

伤寒考

伤寒大白

伤寒分经

伤寒正宗

伤寒寻源

伤寒折衷

伤寒经注

伤寒指归

伤寒指掌

伤寒点精

伤寒选录

伤寒绪论

伤寒源流

伤寒撮要

伤寒缵论

医宗承启

伤寒正医录

伤寒全生集

伤寒论证辨

伤寒论纲目

伤寒论直解

伤寒论类方

伤寒论特解

伤寒论集注（徐赤）

伤寒论集注（熊寿诚）

伤寒微旨论

伤寒溯源集

伤寒启蒙集稿

伤寒尚论辨似

伤寒兼证析义

张卿子伤寒论

金匮要略正义

金匮要略直解

高注金匮要略

伤寒论大方图解

伤寒论辨证广注

伤寒活人指掌图

张仲景金匮要略

伤寒六书纂要辨疑

伤寒六经辨证治法

伤寒类书活人总括

订正仲景伤寒论释义

伤寒活人指掌补注辨疑

诊　　法

脉微

玉函经

外诊法

舌鉴辨正

医学辑要

脉义简摩

脉诀汇辨

脉学辑要

脉经直指

脉理正义

脉理存真

脉理宗经

脉镜须知

察病指南

四诊脉鉴大全

删注脉诀规正

图注脉诀辨真

脉诀刊误集解

重订诊家直诀

人元脉影归指图说

脉诀指掌病式图说

脉学注释汇参证治

紫虚崔真人脉诀秘旨

针灸推拿

针灸全生

针灸逢源

备急灸法

神灸经纶

推拿广意

传悟灵济录

小儿推拿秘诀

太乙神针心法

针灸素难要旨

杨敬斋针灸全书

本　草

药征
药鉴
药镜
本草汇
本草便
法古录
食品集
上医本草
山居本草
长沙药解
本经经释
本经疏证
本草分经
本草正义
本草汇笺
本草汇纂
本草发明
本草发挥
本草约言
本草求原
本草明览
本草详节
本草洞诠
本草真诠
本草通玄
本草集要
本草辑要
本草纂要
识病捷法
药征续编
药性提要
药性纂要
药品化义
药理近考
炮炙全书
食物本草
见心斋药录
分类草药性
本经序疏要
本经续疏证
本草经解要
分部本草妙用
本草二十四品
本草经疏辑要
本草乘雅半偈
生草药性备要
芷园臆草题药
明刻食鉴本草
类经证治本草
神农本草经赞
艺林汇考饮食篇
本草纲目易知录
汤液本草经雅正
神农本草经会通
神农本草经校注
分类主治药性主治
新刊药性要略大全

鼎刻京板太医院校正分类青囊药性赋

方　书

医便

卫生编

袖珍方

内外验方

仁术便览

古方汇精

圣济总录

众妙仙方

李氏医鉴

医方丛话

医方约说

医方便览

乾坤生意

悬袖便方

救急易方

程氏释方

集古良方

摄生总论

辨症良方

卫生家宝方

寿世简便集

医方大成论

医方考绳愆

鸡峰普济方

饲鹤亭集方

临证经验方

思济堂方书

济世碎金方

揣摩有得集

亟斋急应奇方

乾坤生意秘韫

简易普济良方

名方类证医书大全

南北经验医方大成

新刊京本活人心法

临证综合

医级

医悟

丹台玉案

玉机辨症

古今医诗

本草权度

弄丸心法

医林绳墨

医学碎金

医学粹精

医宗备要

医宗宝镜

医宗撮精

医经小学

医垒元戎

医家四要

证治要义

松厓医径

济众新编

扁鹊心书

素仙简要

慎斋遗书

丹溪心法附余

方氏脉症正宗

世医通变要法

医林绳墨大全

医林纂要探源

普济内外全书

医方一盘珠全集

医林口谱六法秘书

温　病

伤暑论

温证指归

瘟疫发源

医寄伏阴论

温热论笺正

温热病指南集

瘟疫条辨摘要

内　科

医镜

内科摘录

证因通考

解围元薮

燥气总论

医法征验录

医略十三篇

琅嬛青囊要

医林类证集要

林氏活人录汇编

罗太无口授三法

芷园素社痎疟论疏

女　科

广生编

仁寿镜

树蕙编

女科指掌

女科撮要

广嗣全诀

广嗣要语

广嗣须知

宁坤秘籍

孕育玄机

妇科玉尺

妇科百辨

妇科良方

妇科备考

妇科宝案

妇科指归

求嗣指源

茅氏女科

坤元是保

坤中之要

祈嗣真诠

种子心法

济阴近编

济阴宝筏

秘传女科

秘珍济阴

女科万金方

彤园妇人科

女科百效全书

叶氏女科证治

妇科秘兰全书

宋氏女科撮要

节斋公胎产医案

秘传内府经验女科

儿　　科

婴儿论

幼科折衷

幼科指归

全幼心鉴

保婴全方

保婴撮要

活幼口议

活幼心书

小儿病源方论

幼科百效全书

幼科医学指南

活幼心法大全

补要袖珍小儿方论

外　　科

大河外科

外科真诠

枕藏外科

外科明隐集

外科集验方

外证医案汇编

外科百效全书

外科活人定本

外科秘授著要

疮疡经验全书

外科心法真验指掌

片石居疡科治法辑要

伤　　科

正骨范

伤科方书

接骨全书

跌打大全

全身骨图考正

眼　　科

目经大成

目科捷径

眼科启明

眼科要旨

眼科阐微

眼科集成

眼科纂要

银海指南

明目神验方

银海精微补

医理折衷目科

证治准绳眼科

鸿飞集论眼科

眼科开光易简秘本

眼科正宗原机启微

咽喉口齿

咽喉论

咽喉秘集

喉科心法

喉科杓指

喉科枕秘

喉科秘钥

咽喉经验秘传

养　　生

易筋经

山居四要

寿世新编

厚生训纂

修龄要指

香奁润色

养生四要

养生类纂

神仙服饵

尊生要旨

黄庭内景五脏六腑补泻图

医案医话医论

纪恩录

胃气论

北行日记

李翁医记

两都医案

医案梦记

医源经旨

沈氏医案

易氏医按

高氏医案

温氏医案

鲁峰医案

赖氏脉案

瞻山医案

旧德堂医案

医论三十篇

医学穷源集

吴门治验录

沈芊绿医案

诊余举隅录

得心集医案

程原仲医案

心太平轩医案

东皋草堂医案

冰壑老人医案

芷园臆草存案

陆氏三世医验

罗谦甫治验案

周慎斋医案稿

临证医案笔记

丁授堂先生医案

张梦庐先生医案

养性轩临证医案

养新堂医论读本

祝茹穹先生医印

谦益斋外科医案

太医局诸科程文格

古今医家经论汇编

莲斋医意立斋案疏

医　　史

医学读书志

医学读书附志

综　　合

元汇医镜

平法寓言

寿芝医略

寿身小补

杏苑生春

医林正印

医法青篇

医学五则

医学汇函

医学集成

医学辩害

医经允中

医钞类编

证治合参

宝命真诠

活人心法

家藏蒙筌

心印绀珠经

雪潭居医约

嵩厓尊生书

医书汇参辑成

罗氏会约医镜

罗浩医书二种

景岳全书发挥

新刊医学集成

胡文焕医书三种

铁如意轩医书四种

脉药联珠药性食物考

汉阳叶舟丛刻医集二种